DIE IMMUNITÄTSFORSCHUNG

ERGEBNISSE UND PROBLEME
IN EINZELDARSTELLUNGEN

HERAUSGEGEBEN VON
PROF. DR. R. DOERR
BASEL

BAND VIII

ALLERGIE

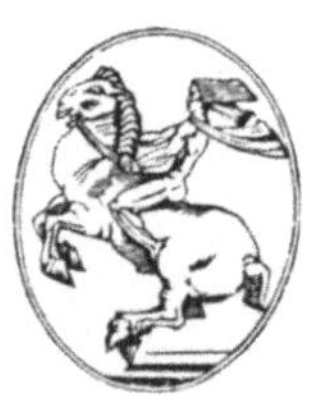

Springer-Verlag Wien GmbH
1951

ALLERGIE

VON

R. DOERR
BASEL

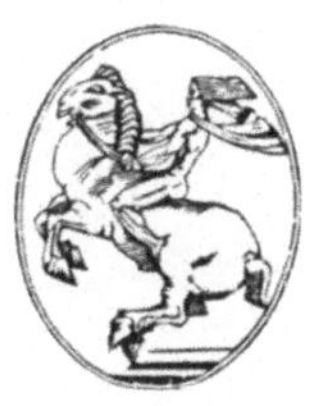

Springer-Verlag Wien GmbH
1951

ISBN 978-3-662-24582-8 ISBN 978-3-662-26733-2 (eBook)
DOI 10.1007/978-3-662-26733-2

Ursprünglich erschienen bei Springer-Verlag in Vienna 1951.

MEINER LIEBEN FRAU
GEWIDMET

Vorwort.

„Geschrieben steht: ‚Im Anfang war das *Wort*!‘
Hier stock’ ich schon! Wer hilft mir weiter fort?
Ich kann das Wort so hoch unmöglich schätzen,
Ich muß es anders übersetzen,
Wenn ich vom Geiste recht erleuchtet bin,
Geschrieben steht: ‚Im Anfang war der *Sinn*!‘
Bedenke wohl die erste Zeile,
Daß deine Feder sich nicht übereile!
Ist es der *Sinn*, der alles wirkt und schafft?
Es sollte stehn: Im Anfang war die Kraft!
Doch, auch indem ich dieses niederschreibe,
Schon warnt mich was, daß ich dabei nicht bleibe.
Mir hilft der Geist! auf einmal seh’ ich Rat
Und schreibe getrost: ‚Im Anfang war die *Tat*!‘“

Als ich in hohem Alter und durch Krankheit schwer behindert den Entschluß faßte, mich noch einmal wie schon so oft zuvor an das Allergieproblem heranzuwagen, kamen mir diese Verse vor Augen, die Goethe seinen Faust sprechen läßt, und es eröffnete sich mir die Einsicht, daß auch ich nichts anderes, vielleicht auch nichts Besseres tun könnte, als vom Wort zum Sinn, vom Sinn zur Kraft und von der Kraft zur Tat fortzuschreiten.

Basel, am 1. Dezember 1951.

R. Doerr.

Inhaltsverzeichnis.

Der Rahmen.

I. Vom Wort zum Sinn.

Clemens v. Pirquet wollte unter dem von ihm vorgeschlagenen Fremdwort Allergie (= ἄλλη ἔργεια = veränderte Reaktionsfähigkeit) nicht mehr verstanden wissen, als die klinische Änderung der Reaktionsfähigkeit des Organismus in zeitlicher, quantitativer oder qualitativer Beziehung. In seiner bekannten, 1910 erschienenen Monographie verwahrte sich v. Pirquet ausdrücklich gegen „jede vorgefaßte Meinung" oder, wie es an einer anderen Stelle heißt, gegen „jedes bakteriologische, pathologische oder biologische Vorurteil". Es ist indes klar, daß durch diese Auffassung ein Begriff entstehen müßte, der sich sowohl in logischer wie in physiologischer Hinsicht durch einen außerordentlich großen Umfang unter korrespondierender Verarmung seines Inhaltes charakterisieren würde. Daß dies in der Intention Pirquets lag, geht daraus hervor, daß er in seinen letzten Lebensjahren eine Abhandlung „Die Allergie nach Alter und Geschlecht" verfaßte, in der sein Wille, jede Reaktionsänderung seinem Allergiebegriff zu unterstellen, unverhüllt zum Ausdruck kam. Aber im ersten Anlauf hat sich v. Pirquet noch nicht zu dieser Absolutierung des Allergiebegriffes verstiegen. Er schränkte die Definition der Allergie ein, indem er den Geltungsbereich des Ausdrucks auf jene Änderungen der Reaktionsfähigkeit einengte, welche durch das Überstehen einer Krankheit, durch die Vorbehandlung mit bakteriellen Produkten und anderen körperfremden Substanzen in gesetzmäßiger Weise zustande kommen. Wie R. Doerr (1925) ausführte, waren in dieser Abgrenzung trotz der Absicht Pirquets biologische Komponenten verwoben, nämlich erstens die Forderung, daß die abnorme Reaktivität individuell erworben werden muß, zweitens die Spezifität des Zustandes und drittens die immunisatorische oder antigene Funktion des allergieerzeugenden Agens, des Allergens. Ohne diese Einschränkung hätte der Allergiebegriff kein Interesse erweckt und wäre aus dem biologischen Gesichtskreis spurlos verschwunden.

II. Vom Sinn zur Kraft.

Die von Pirquet nicht direkt gewollte, aber durch ihn verursachte Einordnung der Allergien unter die Immunitätsphänomene hatte schon in statu nascendi mit einer Schwierigkeit zu kämpfen, welche in der auf die Antitoxine zurückgehenden teleologischen Auffassung der Immunität als eines durch spezifische Antikörper bedingten Schutzes ihren Grund hatte. An dieser Auffassung festhaltend, mußte es natürlich einen unlösbaren Widerspruch bedeuten, daß den Allergien, die sich klinisch als krankhafte Erscheinungen darstellten, der Charakter von „Immunitätsphänomenen" zuerkannt werden sollte. Nun hatten aber P. Portier und Ch. Richet (1902) die Anaphylaxie entdeckt, seit M. Arthus (1903) wußte man, daß sie dieselbe Art der Spezifität aufwies wie die Immunitätsreaktionen in vitro, und der passiv anaphylaktische Versuch [M. Nicolle (1907), R. Otto (1907), U. Friedemann (1907), F. P. Gay und E. E. Southard (1907)] beseitigte jeden Zweifel, daß es sich um eine Antigen-Antikörper-Reaktion in vivo handeln müsse. Man stand also zur Zeit, als die Allergie auf den Plan trat, bereits vor der Notwendigkeit, die Verkettung von Antikörper und Schutzwirkung als eine unzulängliche Idee aufzugeben, und sie angesichts der Tatsachen durch das Zugeständnis zu ersetzen, daß man unter Immunitätsphänomenen nichts anderes zu verstehen habe als Antigen-Antikörper-Reaktionen. Dazu konnte man sich jedoch nicht entschließen. Vielmehr wurden bis in die neueste Zeit „Immunität" und „Überempfindlichkeit" im Sinne von Geschütztsein und Schutzlosigkeit in Gegensatz gebracht, woran vielleicht der Umstand mitbeteiligt war, daß es fast ausschließlich Männer der ausübenden Heilkunde waren, welche das Beobachtungsmaterial heranschafften und sich mit seiner theoretischen Verwertung befaßten.

Daß es pathogene Antigen-Antikörper-Reaktionen gibt, war durch die experimentelle Analyse der Anaphylaxie bewiesen. Man wollte jedoch dieses Paradigma für die Allergien nicht gelten lassen, ohne hiefür einen zwingenden Grund anzugeben. Aber trotz aller Versuche, die „spezifischen Überempfindlichkeiten" — schon dieser Name war eine perennierende Quelle des Irrtums — durch verschiedene Unterteilungen in „Systeme" zu bringen und so das Zusammengehörige auseinanderzureißen, war doch das Potential der weiteren Entwicklung vorhanden und konnte sich kraftvoll auswirken.

III. Von der Kraft zur Tat.

Zwei Probleme waren zu lösen, wenn alle Konflikte, welche einer Synthese der Phänomene im Wege standen, hinweggeräumt werden sollten:

Es mußte zunächst die Kluft zwischen Anaphylaxie und Allergie überbrückt und zweitens untersucht werden, in welchem Ausmaß sich die dynamische Unterscheidung zwischen Toxin und sensibilisierendem Eiweißantigen (Anaphylaktogen) bzw. zwischen Antitoxin und anaphylaktischem Antikörper rechtfertigen läßt.

Die erste Aufgabe schien mir leichter zu sein. Eine kritische Analyse der Idiosynkrasien (so nannte man seinerzeit die Allergien) führte mich zur Erkenntnis, daß diese Reaktionsformen durch eine Trias von Symptomen ausgezeichnet sind, welche sich gegenseitig zu widersprechen schienen. Die Idiosynkrasiker sind gegen ganz bestimmte Substanzen empfindlich und diese Spezifität der reaktionsauslösenden Wirkung muß durch ihre chemische Struktur bedingt sein, was sich bei Stoffen von einfachem und bekanntem Bau wie Jodoform, Chinin, Aspirin leicht und sicher nachweisen ließ. Die ausgelösten Symptome sind aber von der chemischen Beschaffenheit der auslösenden Substanzen ganz unabhängig, sie haben mit der Wirkung, welche die gleichen Stoffe im Körper normaler Menschen entfalten, keine Ähnlichkeit. Drittens können die Idiosynkrasiker auf die verschiedensten Stoffe, sofern sie gegen dieselben spezifisch empfindlich sind, in völlig gleicher Weise reagieren. Die gleiche sonderbare Kombination kannte man bereits; auch bei der Anaphylaxie ist die geänderte Reaktivität streng spezifisch, und zwar chemospezifisch auf eine bestimmte Substanz eingestellt, auch hier wirken die auslösenden Stoffe ganz anders als auf das normale Tier, auch hier erzeugen verschiedene Stoffe — bei der gleichen Tierart — identische Symptome. Bei der Anaphylaxie wußte man über die Ursache des widerspruchsvollen Verhaltens Bescheid. Die auslösende Substanz wirkt nicht als solche pathogen, pathogen ist ihre Reaktion mit dem infolge der vorangegangenen Präparierung entstandenen Antikörper. Es schien mir [R. DOERR (1921)] geradezu notwendig, denselben Mechanismus auch für die Idiosynkrasien, die späteren „Allergien", gelten zu lassen, d. h. auch hier anzunehmen, daß „die auslösenden Stoffe nicht unmittelbar auf die Zellen einwirken, sondern mit einer spezifisch abgestimmten, an oder in den Zellen fixierten Komponente in stets gleicher Weise abreagieren und daß erst diese Reaktion Zellreizung oder Zellschädigung bedingt".

Die Existenz dieser Komponente war eine „konstruktive Hypothese". Kaum war aber die Hypothese aufgestellt, wurde sie durch C. PRAUSNITZ und H. KÜSTNER (1921) beglaubigt, indem gezeigt werden konnte, daß man mit dem Serum idiosynkrasischer Individuen die Haut normaler Personen derart umstimmen kann, daß die nachfolgende, an gleicher Stelle ausgeführte Injektion des Stoffes, auf den der serumspendende Idiosynkrasiker reagiert, eine typische lokale Urticaria erzeugt. Wer auch diesen Test, der nur eine lokale, aber keine allgemeine Reaktion hervorrief, nicht als vollwertigen Beweis anerkennen wollte, mußte seine passive Resistenz infolge der sich häufenden Erfahrungen aufgeben, denen zufolge die Transfusion größerer Blutmengen von idiosynkrasischen (allergischen) Individuen bei normalen Empfängern ein getreues Abbild des Zustandes, unter dem der Blutspender litt, hervorrief (Kasuistische Literatur bei BR. RATNER, 1943, S. 572f.). Schließlich hat M. H. LOVE-

LESS (1941) 400 bis 1000 ccm Blut von Heufieberpatienten drei normalen Versuchspersonen transfundiert und festgestellt, daß diese schon wenige Stunden nach der Transfusion auf die Berührung der Conjunctiva und der Nasenschleimhaut mit den spezifischen Pollen so reagierten wie die Heufieberkandidaten und einen positiven Kutantest gaben.

Damit war dieses Problem grundsätzlich erledigt, zumal noch als viertes Bindeglied die Notwendigkeit der Sensibilisierung hinzukam. Das Meerschweinchen wird gegen Pferdeserum nicht anaphylaktisch, wenn es nicht vorher mit Pferdeserum präpariert wurde. So wird auch der Mensch nur durch den Kontakt mit einer bestimmten Substanz gegen diese allergisch. Nur ist hier der ätiologische Zusammenhang zwischen Ersteinwirkung und einer davon abhängigen spezifisch induzierten Reaktivität nicht immer so überzeugend nachzuweisen wie im anaphylaktischen Versuch. Das ist nicht weiter merkwürdig. Hat man doch festgestellt, daß Individuen, welche gegen Jodoform überempfindlich waren, auch auf Bromoform reagierten, so daß sich die spezifische Überempfindlichkeit gegen das Methylradikal oder schärfer präzisiert gegen das an ein Halogen gebundene Methylradikal zu richten schien. In Fällen von Chininidiosynkrasie erstreckte sich nach den Beobachtungen von W. T. DAWSON und F. A. GABADE (1930) die Reaktivität auf die linksdrehenden Alkaloide Äthylhydrocuprein und Cinchonidin, aber nicht auf die rechtsdrehenden isomeren Verbindungen Chinin und Cinchonin. Wenn Menschen gegen Aspirin empfindlich sind, findet man Individuen, welche nur auf die Acetylgruppe, andere, welche auf Salicylate, und andere, welche auf zwei oder drei dieser chemischen Verbindungen reagieren. Wenn sich die Verhältnisse schon bei so einfachen chemisch wohl definierten Stoffen in dieser Weise komplizieren, begreift man leicht, daß es schwer, ja praktisch unmöglich werden kann, den sensibilisierenden Faktor zu ermitteln, wenn es sich beispielsweise um Nahrungsmittel oder um pflanzliche oder tierische Kontaktsubstanzen von hochmolekularer oder hochkomplexer Zusammensetzung handelt. Die Aussage, daß die Berührung mit einem Stoff, gegen welchen ein Mensch allergisch ist, nicht stattgefunden haben kann, ist daher a priori wertlos bzw. der Reichweite anamnestischer Erhebungen entrückt. Entscheiden können hier nur statistische Untersuchungen und experimentelle Ergebnisse.

In statistischer Beziehung hat es sich gezeigt, daß wiederholte Einwirkungen von Substanzen, welche zunächst reaktionslos vertragen werden, zu klinisch typischen Idiosynkrasien führen können und daß diese Idiosynkrasien dann spezifisch auf die Kontaktsubstanzen eingestellt sind. So werden Getreidehändler, Bäcker und Müller gegen Mehlstaub, Arbeiter in Serumfabriken gegen Pferdeserum, Apotheker gegen Ipecacuanhapulver, Fellfärber gegen Ursol, Friseure, Perückenmacher, Pelzhändler und Tierwärter gegen bestimmte Haararten empfindlich (sogenannte Berufsidiosynkrasien, s. Tab. 1). Die Häufigkeit der Nahrungsallergien ist der relativen Häufigkeit der Aufnahme der allergisch wirkenden Nahrungsmittel proportional [H. J. Rinkel (1944, 1950)]. Arzneiidiosynkrasien stellen sich oft erst nach längerem Gebrauch der Medikamente ein, Heufieber nach längerem Aufenthalt in einer mit

Tab. 1. Berufsidiosynkrasien.

Auslösende Substanzen	Betroffene Berufe
Baumwolle	Pflanzer, Händler, Weber, Schneider
Federn	Geflügelhändler, Händler und Reiniger von Bettfedern, Modistinnen, Präparatoren in zoologischen Museen
Haare	Tierzüchter, Pferdeknechte, Kutscher, Pelzhändler, Filzarbeiter, Perückenmacher und Friseure, Pinselmacher, Berufe, die sich mit Schafwolle befassen (Scherer, Händler, Weber, Schneider), Präparatoren
Mehl	Müller, Getreidehändler, Bäcker
Pflanzen	Gärtner, Blumenhändler, Arbeiter in Gemüsekonservenfabriken
Pharmazeutische Präparate	Arbeiter in Fabriken, Apotheker, Drogisten
Stoffe, welche in der Metall- und Maschinenindustrie Verwendung finden	Arbeiter in Vernickelungsanstalten, Ingenieure, Maschinenarbeiter
Ursol	Fellfärber

bestimmten Pollenarten geschwängerten Luft [Clarke, J. A. und H. L. Leopold (1940), E. W. Phillips (1940a, b)]. Aus diesen Erfahrungen geht klar hervor, daß bei der Allergie dieselbe Identitätsbeziehung zwischen sensibilisierender und reaktionsauslösender Substanz besteht wie im aktiv anaphylaktischen Experiment.

Die experimentelle Erzeugung der Allergien, d. h. die Umwandlung beliebiger normaler Individuen in Idiosynkrasiker ist gelungen und konnte in bestimmten Fällen wie bei der Primelidiosynkrasie durch Isolierung des wirksamen Prinzips (des Primulins[1]) bis zum hundertprozentigen Erfolg gesteigert werden [Br. Bloch und A. Steiner-Wourlisch (1926), s. auch H. Dannenberg (1927)]. Auch beim allergischen Ursolekzem und Ursolasthma sind solche gesetzmäßige Sensibilisierungen von R. L. Meyer (1928) festgestellt worden.

---

[1] Bruttoformel: $C_{14}H_{18}O_3$ oder $C_{14}H_{20}O_3$.

Auf Grund solcher Erwägungen hat sich der Verfasser unentwegt auf den Standpunkt gestellt, daß der Zusammenhang zwischen Anaphylaxie und Allergie unter allen Umständen aufrechterhalten werden muß, soll nicht wesentliche Erkenntnis preisgegeben werden [R. DOERR (1929b, 1933, 1946a, b)]; er kämpfte auf verlassenem Walle. Warum? Die Frage ist nicht schwer zu beantworten. Das Wissen um die Allergie ist mindestens zu neun Zehntel Kasuistik — man lese nur das Werk „Allergy" von E. URBACH und PH. M. GOTTLIEB (1946) — und der bescheidene Raum, der theoretischer Forschung eingeräumt wird, kommt wenig, zum Teil auch gar nicht zur Geltung. Die Allergiespezialisten sind, fast möchte man sagen naturgemäß, die Detaillisten der Immunphänologie geworden. Wie dabei die begriffliche Erfassung zu kurz kam, soll durch die folgenden Hinweise beleuchtet werden.

In seinem „Fundamentals of Immunology" hat W. C. BOYD (1943) auseinandergesetzt, daß der Begriff „Allergie" in der PIRQUETschen Fassung zweideutig sei. Die Aussage, ein Individuum reagiere allergisch, könne ebensowohl bedeuten, daß es gesund bleibe, während es bei normaler Reaktivität erkranken würde, wie auch umgekehrt, daß es erkranke statt gesund zu bleiben. Das sei für den Arzt untragbar und daraus ergebe sich die Notwendigkeit der Trennung von Immunität und Allergie. R. DOERR (1946a) hat gegen diese Ausbootung der Immunität (im Sinne der Schutzwirkung) Einsprache erhoben, da es seit der Entdeckung der passiven Anaphylaxie (1907) feststeht, daß ein und derselbe Prozeß, nämlich die Auslösung der Antikörperproduktion durch ein spezifisches Antigen sowohl eine antitoxische oder antiinfektiöse Immunität wie auch eine gesteigerte Empfindlichkeit hervorrufen kann. Jüngst hat sich auch M. B. SULZBERGER (1950) dafür eingesetzt, zu der PIRQUETschen Definition der Allergie zurückzukehren. Es wird an anderer Stelle gezeigt werden, daß und warum die Restaurierung des Allergiebegriffes in seiner ursprünglichen Fassung berechtigt war. Die Bedürfnisse des ärztlichen Sprachgebrauches, denen BOYD in so entgegenkommender Weise Rechnung trug, behielten aber die Oberhand und so denken heute wohl nur wenige daran, daß auch die gesteigerte Empfindlichkeit infolge einer vorangegangenen Sensibilisierung ein „Immunitätsphänomen" ist. Man kannte zwar in der Anaphylaxie ein gut analysiertes Paradigma eines derartigen Prozesses, aber den intimen Konnex mit der „Allergie" wollte man nicht anerkennen und so kam man notgedrungen zu einem resoluten Verzicht auf jede Definition. Als im November 1929 das erste Heft des „Journal of Allergy" erschien, hielten sich zwar die Herausgeber für verpflichtet, die Bedeutung des Begriffes „Allergy" festzulegen, um das Programm der neu gegründeten Zeitschrift zu umschreiben. Sie konstatierten jedoch, daß dem Worte im wissenschaftlichen Gebrauch keine allgemein anerkannte Definition entspreche, daß es aber von den Klinikern übereinstimmend auf Zustände spezifischer Überempfindlichkeit mit Ausschluß der Anaphylaxie niederer Tiere angewendet werde. Die völlige Haltlosigkeit dieser Einstellung wurde von R. DOERR (1950, S. 14f.) aufgezeigt. Anderseits fanden sich doch Autoren, welche zwar von dem Gedanken eines prinzipiellen Gegensatzes zwischen „Immunität" und gesteigerter Empfindlichkeit beherrscht waren, aber dem Konnex zwischen Anaphylaxie und Allergie Rechnung tragen wollten. So schlug A. F. COCA (1920) vor, Anaphylaxie und Allergie unter dem Begriff der „Überempfindlichkeit" zu subsumieren. Das war ein Fehlgriff, denn „weder das anaphylaktische Tier noch der allergische Mensch reagiert in rein quantitativem Sinne stärker als ein normales Individuum seiner Art; sie reagieren anders, und zwar ganz anders, sie sind nicht empfindlicher, sondern andersempfindlich, in des Wortes eigentlicher Bedeutung allergisch" [R. DOERR (1946a, S. 475f.)]. Angesichts der bis 1946 geleisteten Arbeit könnte man entmutigt werden, wenn man konstatiert, daß solche wichtige Erkenntnisse immer wieder in Erinnerung gebracht werden müssen. 1943 hat sich A. F. COCA zu der Konzession entschlossen, daß man besser von gesteigerter Empfindlichkeit als von Überempfindlichkeit sprechen sollte, was natürlich dasselbe und daher ebenso falsch ist.

Es ist allerdings richtig, daß zwischen der Anaphylaxie und der Allergie (diesmal im Sinne pathologischer Reaktivität) Differenzen bestehen, auf die wir noch zurückkommen werden. Es erhebt sich dann, wie so oft in der Biologie und besonders in der medizinisch orientierten Biologie die Frage, was man höher bewerten soll, die trennenden Unterschiede oder das Gemeinsame in der Erscheinungen Flucht. Das soll hier nicht erörtert werden; es ist Sache der geistigen Einstellung, die jedem Autor Grenzen des Erkennens und seiner Werturteile vorschreibt. Dagegen darf auf Fehlerquellen hingewiesen werden, welche die Objektivität der Aussagen in Frage stellen. So hat man hervorgehoben, daß sich der aktiv anaphylaktische Zustand bei manchen Tierspezies mit großer Regelmäßigkeit erzielen läßt, wie z. B. beim Meerschweinchen, während die Frequenz der induzierten Idiosynkrasien (Allergien) unter Umständen sehr niedrige Werte annehmen kann. Dieser von vielen Autoren für prinzipiell gehaltene Gegensatz tritt indes nur in Erscheinung, wenn man beiderseits lediglich Extremfälle der Beurteilung zugrunde legt. Selbst beim Meerschweinchen liefert das anaphylaktische Experiment inkonstante Resultate, wenn man zur Präparierung minimale Antigenmengen verwendet [s. R. DOERR (1950, S. 22)], und im passiv anaphylaktischen Experiment sah man sich genötigt, zum Auskunftsmittel der „Dosis letalis 50" zu greifen, d. h. jene Dosis des passiv präparierenden Antiserums zu wählen, welche mindestens die Hälfte der Meerschweinchen so präpariert, daß sie auf die Erfolgsinjektion des Antigens mit akut letalem Schock reagieren. Auch ist es wohl bekannt, daß man beim

Hund, beim Kaninchen, bei der Taube, bei der Schildkröte und anderen Versuchstieren auch unter optimalen Bedingungen mit einem oft erheblichen Prozentsatz von Versagern zu rechnen hat. Die Frequenz der induzierten Allergien schwankt anderseits innerhalb weiter Grenzen und hängt — wie auch bei der aktiven Anaphylaxie — von der Natur der sensibilisierenden Stoffe ab. Von Arbeitern in Chininfabriken werden nur 2% gegen Chinin allergisch [H. Dold (1925)], von Fellfärbern 10% gegen Ursol, die Überempfindlichkeit gegen Toxicodendronarten trifft man in Gegenden, in welchen diese Pflanzen vorkommen, bei 60% aller Erwachsenen [W. C. Spain und R. A. Cooke (1927)] und die Nickelkrätze entwickelt sich bei allen Individuen, welche genügend lange in Vernickelungsanstalten beschäftigt sind [Schittenhelm und Stockinger (1925)]. Ferner berichtete G. Ancona (1922, 1926), daß fast alle Menschen Asthma bekommen, wenn sie längere Zeit mit dem Staub von Getreide zu tun haben, welches durch die Larven von Pediculoides ventricosus verunreinigt ist.

Zunehmende Sachkenntnis und wohl auch erstarkende Objektivierung des Urteils hat hier, wie man erkennt, eine asymptotische Annäherung des allergischen an das anaphylaktische Geschehen gezeitigt. Der gleiche erkenntnistheoretische Prozeß vollzog sich auf einem anderen nicht minder wichtigem Gebiete. Ursprünglich war es unbestritten, daß ein vollwertiges Anaphylaktogen, d. h. ein Stoff, welcher im aktiv anaphylaktischen Versuch sowohl präparierend (antikörperbildend) als auch reaktionsauslösend wirkt, ein hochmolekulares Protein sein müsse. Die Substanzen, welche allergische Reaktionen hervorrufen, sind dagegen zum Teil chemisch definierte und oft sehr einfach gebaute Körper (Jod, Jodkalium, Jodoform, Formalin, Salvarsan, Aspirin, Antipyrin, Barbiturate, Chinin, Morphin, Nickelsalze, Hg-Verbindungen usw.); daß diese Stoffe auch sensibilisierende Eigenschaften besitzen müssen, konnte auf Grund mancher Formen von Berufsidiosynkrasie und ärztlicher Erfahrungen über das Zustandekommen der Arzneiidiosynkrasien nicht bezweifelt werden; kommt doch die Allergie gegen das Barbiturat Nirvanol mit solcher Regelmäßigkeit zustande, daß B. de Rudder (1926) diese Form der Allergie als Nirvanolanaphylaxie bezeichnete.

Dieser Gegensatz ist von zwei Seiten her überbrückt worden. Zunächst durch die Feststellung, daß die reaktionsauslösende Fähigkeit vorhanden sein kann, auch wenn die antikörperbildende Funktion vollständig fehlt. K. Landsteiner (1921) hat auf Grund von Untersuchungen am Forssman-Antigen solche Zustandsformen festgestellt und für dieselben die Bezeichnung Haptene in die Nomenklatur der Immunologie eingeführt. Später haben J. Tomcsik (1927) und J. Tomcsik und T. J. Kurotschkin (1928) sowie R. C. Lancefield (1928), O. T. Avery und W. S. Tillet (1929) und W. T. J. Morgan (1932) aus Bakterien

Polysaccharide hergestellt, welche im anaphylaktischen Versuch wie Haptene wirken, indem sie zwar nicht zu sensibilisieren vermochten, wohl aber bei passiv präparierten Meerschweinchen noch in sehr kleinen Mengen den akut letalen Schock hervorriefen. Nehmen wir aber an, daß die oben genannten chemisch definierten und nicht-proteiden Substanzen Haptene sind, so wäre die bedeutungsvolle Frage, warum sie auch sensibilisierend wirken können, noch immer unbeantwortet. Nun hat K. LANDSTEINER (1921) [s. auch K. LANDSTEINER und S. SIMMS (1923)] festgestellt, daß die alkoholischen Extrakte aus Pferdeniere, welche das Forssman-Antigen in Haptenform enthalten, in Vollantigene umgesetzt werden können, wenn man sie mit artfremdem Serum einfach vermischt. Ein — auch für Landsteiner — unerwartetes Ergebnis. Aber es wurde bestätigt und von R. DOERR und C. HALLAUER (1926) dahin ergänzt, daß arteigenes Serum für die Umwandlung des Haptens in ein Vollantigen untauglich ist. Der Mechanismus dieser Umwandlung wurde allerdings nicht ganz befriedigend aufgeklärt [s. R. DOERR (1948, S. 51f.)]; aber die Tatsache der Haptenaktivierung durch ein Vollantigen blieb bestehen. Die in ihr steckende Idee hatte einen Vorläufer in A. WOLFF-EISNER (1907).

WOLFF-EISNER stellte die Hypothese auf, daß die sogenannten Arzneiidiosynkrasien auf einer Sensibilisierung des Organismus mit Substanzen beruhen könnten, die zwar keine Antigene sind, die aber durch die Reaktion mit körpereigenem Eiweiß die Eigenschaften eines chemospezifischen Antigens erwerben können. Zu dieser Annahme gelangte WOLFF-EISNER durch die klassischen Untersuchungen von FR. OBERMAYER und E. P. PICK (1906), aus denen hervorging, erstens, daß man natürlichen Eiweißantigenen durch chemische Eingriffe eine Spezifität aufprägen kann, welche durch die Art der chemischen Operation bestimmt wird, und zweitens, daß arteigenes Serum durch solche Eingriffe die Fähigkeit der Antikörperbildung erwirbt und sich dann so verhält wie artfremdes, der gleichen chemischen Behandlung unterworfenes Serum.

Der experimentelle Beweis dieser Hypothese war K. LANDSTEINER und seinen Mitarbeitern vorbehalten, welche zeigten, daß gewisse, sehr einfach gebaute Substanzen, wie mit Cl oder NO_2 substituierte Benzole, Acylchlorid und Picrylchlorid[1], wenn sie Meerschweinchen intrakutan

---

[1] K. LANDSTEINER meint in der letzten Auflage seines bekannten Werkes über die Spezifität der serologischen Reaktionen (1945, S. 202), daß eigentlich kein grundsätzliches Bedenken bestehe, solche Stoffe als Antigene zu bezeichnen, da sie in jeder Hinsicht typische Antikörper erzeugen, wenn auch vermutlich nur, nachdem sie sich an das körpereigene Eiweiß des Versuchstieres gekoppelt haben. Nur im Interesse einer für das Laboratorium nützlichen Betriebssprache empfehle es sich, den Ausdruck „Antigene“ für Substanzen von hohem Molekulargewicht zu reservieren und die einfachen Stoffe, welche sensibilisierend wirken, als „Allergene“ zu bezeichnen.

injiziert wurden, nicht nur eine allgemeine Sensibilität der Haut gegen den Kontakt mit diesen Substanzen, sondern auch die Entstehung von Präzipitinen und anaphylaktischen Antikörpern, welche sich passiv auf normale Meerschweinchen übertragen ließen, hervorrufen [K. LANDSTEINER und J. JACOBS (1936), LANDSTEINER und W. M. CHASE (1937, 1940, 1941)]. Einen eindrucksvollen experimentellen Beitrag zu dieser Frage, der aber nichts grundsätzlich Neues brachte, lieferten P. G. H. GELL, C. R. HARRINGTON und R. P. RIVERS (1946) durch ihre Untersuchungen über die Antigenisierung der Azide in vivo. Schließlich gelang es K. LANDSTEINER und VAN DER SCHEER (1938) mit reinen Azofarbstoffen anaphylaktische Reaktionen hervorzurufen, unter Umständen, welche eine Kupplung der Farbstoffe mit Eiweiß unter Entstehung von Azoproteinen auszuschließen erlaubten.

Man kann dieser Darstellung den Vorwurf machen, daß sie sich über entgegenstehende Einzelergebnisse hinwegsetzt. Aber man kann, weniger wie anderwärts, Weg und Ziel des führenden Gedankens nicht erfassen, wenn man nicht den Ballast von hunderten oder vielmehr tausenden Publikationen beiseite schiebt, um Rückschau und Aussicht auf die fernere Entwicklung freizumachen.

An dieser Einsicht festhaltend, wenden wir uns nun dem zweiten Problem zu, der Antithese von Toxin und sensibilisierenden Eiweißantigen (Anaphylaktogen) und ihrer Konsequenz, dem Gegensatz zwischen Antitoxin und anaphylaktischen Antikörper.

Die Exotoxine der Bakterien sind Proteine und zweifellos Vollantigene, da sie einerseits Antikörper (die Antitoxine) erzeugen und anderseits durch diese Antikörper in vitro und in vivo gebunden werden. Ferner hatte G. RAMON (1922) gezeigt, daß in Mischungen von Diphtherietoxin mit antitoxischem Pferdeserum Flockungen auftreten, die in jeder Hinsicht den Präzipitationen entsprechen, welche anaphylaktogene Eiweißkörper mit ihren Immunsera geben; dies ließ den Schluß auf den anaphylaktogenen Charakter der Toxine zu, um so mehr, als man die Anaphylaxie seinerzeit geradezu als eine Präzipitation in vivo bezeichnet hatte [E. FRIEDBERGER, vgl. hiezu R. DOERR (1950, S. 79 bis 81)]. Ein Umstand, der allerdings erst relativ spät exakt festgestellt wurde, war das relativ niedrige Molekulargewicht der Toxine. Das Molekulargewicht des Diphtherietoxins wurde 1939 von H. P. LUNDGREN, A. M. PAPPENHEIMER und J. W. WILLIAMS mit zirka 70000 bestimmt, stand also auf derselben Stufe wie die Molekulargewichte des Hämoglobins und des Albumins, welche im aktiv anaphylaktischen Versuch eine geringe Aktivität bekunden [s. R. DOERR (1948, S. 218f. und S. 44f.)]. Außerdem weiß man aus den Versuchen von K. LANDSTEINER und VAN DER SCHEER (1938), welche Rolle das Molekulargewicht bei den

Azoproteinen sowohl hinsichtlich der präparierenden als auch der schockauslösenden Funktion spielt. Es war demnach zu erwarten, daß sich die Toxine, wenn überhaupt, nur als Anaphylaktogene von geringer Aktivität erweisen würden. So war es auch; aber diese Erkenntnis wurde erst spät errungen und auch dann dauerte es erst noch geraume Zeit, bis sie experimentell fixiert war. R. Doerr (1950, S. 177ff.) hat diesen Werdegang eingehend geschildert, so daß wir uns hier mit einer kurzen Rekapitulation begnügen können.

St. Bächer hatte 1927 berichtet, daß man Meerschweinchen mit Diphtherieformoltoxoid sensibilisieren und durch intravenöse Reinjektion dieses Toxoids oder auch einer nativen Diphtherietoxinbouillon einen schweren, ja tödlichen Schock hervorrufen kann. J. M. Neill und seine Mitarbeiter wiesen, an St. Bächer anknüpfend, nach, daß sich Meerschweinchen mit Diphtherietoxin aktiv präparieren lassen, so daß sie auf eine intravenöse Erfolgsinjektion typisch anaphylaktisch reagieren, und konnten es durch eine Reihe von Hilfsversuchen wahrscheinlich machen, daß das Toxin bzw. Toxoid tatsächlich als dominantes Anaphylaktogen fungierte; ferner stellten sie fest, daß Meerschweinchen auch passiv durch homologes antitoxisches Serum sensibilisiert werden können [J. M. Neill, J. V. Sugg und L. V. Richardson (1930, 1932), Sugg und Neill (1930), Sugg, Richardson und Neill (1932)]. Schließlich konnten H. Sherwood Lawrence und A. M. Pappenheimer jr. aus Bouillonkulturfiltraten des C. diphtheriae zwei Proteine isolieren, welche sowohl durch die Präzipitation wie auch durch den anaphylaktischen Versuch als zwei immunologisch differente Antigene erkannt wurden. Das eine entsprach dem Toxin bzw. Toxoid, das andere, die sogenannte P-Fraktion, war atoxisch und lieferte bei der Immunisierung kein das Toxin neutralisierendes Antiserum („Antitoxin"). Die mit den beiden Proteinen von Kaninchen gewonnenen Antisera waren „schwache Präzipitine", indem sich ihr Flockungsbereich auf Antigenverdünnungen von 1 : 8 bis höchstens 1 : 128 erstreckte. Diesem niedrigen Titer der Präzipitine entsprach auch das passive Präparierungsvermögen. In den Versuchen von Lawrence und Pappenheimer wurden die Meerschweinchen mit 1 bis 3 ccm Antiserum intraperitoneal passiv präpariert und mit 1 bis 2 ccm Antigenlösung intravenös zwecks Auslösung eines Schocks injiziert, wobei zu bedenken ist, daß Immunsera von Kaninchen besonders geeignet sind, Meerschweinchen passiv zu präparieren, und zwar schon in Dosen von 0,05 bis 0,1 ccm.

Damit wäre in grobem Umriß der Werdegang des Allergiebegriffes von seiner Entstehung bis zu seiner gegenwärtigen Bedeutung gezeichnet. Nun muß noch dieser Rahmen ausgefüllt werden, nicht bloß durch Berücksichtigung der Kasuistik, sondern auch durch die Erörterung theoretischer Probleme, die in die vorausgehende Darstellung, um die Erfassung des

Ganzen nicht zu stören, nicht eingeordnet werden konnten. Daß sich dabei Wiederholungen nicht vermeiden ließen, lag in der Natur des Gegenstandes.

Die Ausfüllung des Rahmens.

I. Die genetischen Bedingungen der Allergien.

A. Die individuelle Anlage.

„Daß von einer bestimmten Anzahl Menschen, welche unter annähernd gleichen Bedingungen leben und gleichen Einwirkungen ausgesetzt sind, nur ein gewisser relativ geringer Prozentsatz idiosynkrasisch wird, kann nicht anders gedeutet werden, als daß am Zustandekommen der Anomalie eine besondere Disposition beteiligt ist, und daß diese relativ seltene Disposition in manchen Generationsfolgen gehäuft auftritt, spricht dafür, daß es sich um eine konstitutionelle vererbbare Anlage handelt". [R. DOERR (1944, S. 346).] Die beiden Aussagen lassen sich — die „Idiosynkrasie" zeitgemäß in „Allergie" abändernd — aufrechterhalten, aber nicht ohne einen ausführlichen Kommentar. Zunächst sei betont, daß im folgenden unter Idiosynkrasie oder Allergie nur die gegenüber der Norm pathologisch veränderte Reaktivität verstanden werden soll.

Nun kennen wir eine bestimmte, gut analysierte Reaktionsform dieser Art, nämlich die Anaphylaxie. Die Nachkommen von anaphylaktischen weiblichen Meerschweinchen kommen anaphylaktisch zur Welt. Doch handelt es sich in diesen Fällen nur um eine passive oder aktive Immunisierung in utero durch den im Blute des Muttertieres kreisenden Antikörper oder um den Übertritt von Antigen aus der mütterlichen in die fetale Zirkulation. Eine Vererbung der Anaphylaxie liegt nicht vor, da man durch Paarung aktiv anaphylaktischer männlicher Meerschweinchen mit normalen Weibchen keine anaphylaktischen Nachkommen erzielt [R. OTTO (1907), RATNER, JACKSON und GRUEHL (1927)]. Aber „etwas" wird doch beim Meerschweinchen im Erbgang übertragen, allerdings nicht als erworbene, sondern als speziesspezifische Eigenschaft, als Artmerkmal, und das ist die Summe der eigenartigen Bedingungen, an welche beim Meerschweinchen das Zustandekommen einer aktiven oder passiven Anaphylaxie gebunden ist [R. DOERR (1950, S. 21 bis 23 und S. 61)].

Halten wir uns an dieses Paradigma und fragen wir uns, wie wir dasselbe für die Allergie nutzbar machen können, so leuchtet es sofort ein, daß die Sensibilisierbarkeit, d. h. der Erwerb der pathologischen Reaktivität bei der Anaphylaxie und bei der Allergie der beide Phänomene umspannende Faktor sein muß, und daß bloß die Differenzierung der artspezifischen in eine individualspezifische Sensibilisierbarkeit den Gegenstand der Erörterung bilden kann. Erst wenn die Phänologie dieser individualspezifischen Sensibilisierbarkeit, soweit das die Verwertung der Beobachtungen gestattet, festgestellt ist, kann man an die Frage der Vererbung, präzis formuliert, der Vererbung der Sensibilisierbarkeit, herantreten. Denn daß ein Mensch allergisch wird, ohne vorher eine spezifische Sensibilisierung erfahren zu haben, ist nicht bewiesen und wäre in Anbetracht der spezifischen Einstellung jeder Allergie kaum verständlich. Reduzieren wir das eben Gesagte auf eine konkrete Ausdrucksweise, so könnten wir fragen: Warum wird das Meerschweinchen immer anaphylaktisch, wenn es durch ein Anaphylaktogen beeinflußt wird, und warum werden nur „auserwählte" Menschen allergisch, wenn sie mit Allergenen Bekanntschaft machen? Diese Frage wäre jedoch nicht korrekt gestellt. Die artspezifische Sensibilisierbarkeit des Meerschweinchens hängt von der Aktivität des Anaphylaktogens und bei aktiven Antigenen von ihrer Dosierung ab; bei anderen Tierarten ist das Zustandekommen der anaphylaktischen Reaktivität überhaupt unregelmäßig, selbst wenn es sich um aktive Anaphylaktogene handelt, und man kann nicht sagen, wovon die negativen Resultate abhängen. Verhält sich dies bei den Allergien ebenso? Genau so nicht, aber sehr ähnlich. Daß die vorhandenen Differenzen nur beim Menschen vorkommen, ist jedoch sicher unrichtig; denn Tiere können nicht nur experimentell in den anaphylaktischen Zustand versetzt werden, sondern erkranken auch so wie der Mensch an den verschiedenen Formen der Allergie [vgl. R. Doerr (1950, S. 14f.)].

Um systematisch vorzugehen, wird man sich drei Fragen vorlegen müssen, nämlich: erstens ist die spezifische Sensibilisierung durch ein bestimmtes Allergen notwendig, damit sich eine auf dieses Allergen eingestellte Allergie entwickeln kann; zweitens: warum wird ein Mensch gegen bestimmte Allergene allergisch und gegen andere, mit welchen er gleichfalls in Kontakt kommt, nicht, und drittens: warum ist die allergisierende Kraft (die allergogene Aktivität) verschiedener Allergene so außerordentlich verschieden?

ad 1. Es wurde gesagt, daß eine Verneinung dieser Frage in Anbetracht der spezifischen Einstellung jeder Allergie kaum verständlich wäre und man könnte sich daher auf den Standpunkt stellen: Argumenta non sunt multiplicanda praeter necessitatem. Man verlangt aber Beweise und ist hier sogar im Recht. Man kennt ja „natürliche" Antikörper, d. h. Stoffe, welche sich im Blutserum des Menschen und der Tiere durch serologische Reaktionen nachweisen lassen, die aber nicht infolge der Einwirkung eines Antigens auf den Organismus entstehen oder bei denen diese Entstehungsursache nicht nachgewiesen werden kann (s. R. Doerr, Antikörper II, 1949, S. 28ff.]. In der gleichen zwiespältigen Lage stehen wir den Allergien gegenüber, da die Möglichkeit besteht, daß die natürlichen Antikörper ein Pendant in natürlichen Reaginen haben.

Es ist freilich nicht bewiesen, daß ein Mensch ohne spezifische Sensibilisierung allergisch wird (s. oben). Man sollte aber eigentlich sagen, daß es schwer, ja nahezu unmöglich ist, die vorausgegangene Sensibilisierung auszuschließen. Es hängt dies zum Teil damit zusammen, daß es sich in den meisten Fällen nicht um „Substanzen“ im Sinne des Chemikers, sondern um Gemenge handelt. Eine Allergie gegen Pyribenzamin kann sich einstellen, wenn dieses Antihistaminicum in Form von Tabletten eingenommen wird; aber die Allergie muß sich nicht gegen das Pyribenzamin, sondern kann sich gegen den Tragant richten, welcher den Tabletten als Bindemittel zugesetzt wird [H. H. GELFAND (1949)]. Wird eine bestimmte Fleischspeise nicht vertragen, so kann das Fleisch ganz nebensächlich sein und irgendeine Zutat (Gewürz, Fett usw.) die Symptome hervorrufen. Solche „kryptogenetische“ Allergien sind den Spezialisten geläufig. Es kann sich aber auch um chemisch wohl definierte Substanzen handeln, aber die Allergie erstreckt sich nicht auf das ganze Molekül, sondern nur auf eine in demselben vorhandene Atomgruppe, so daß die Sensibilisierung durch eine Substanz bewirkt worden sein könnte, welche mit der reaktionsauslösenden nicht identisch ist, aber mit derselben die maßgebende Atomgruppe gemein hat. Die Jodoformallergie soll nach BR. BLOCH in den meisten Fällen nicht auf einer Allergie gegen Jod, sondern gegen das Radikal CH_3 beruhen, die Aspirinidiosynkrasie kann sich auch gegen das Acetylradikal oder gegen die Salicylsäure richten.

Dazu kommt der Umstand, daß die Sensibilisierung schon während der intrauterinen Existenz auf diaplazentarem Wege erfolgen kann. A. KRYNSKI (1932) beobachtete bei einem neun Wochen alten Kinde nach der auf mehrere Tage verteilten Einnahme von 1,2 g Kalziumbromid das Auftreten von zahlreichen erbsengroßen Knoten von lividroter Farbe im Gesicht (Abbildung bei URBACH und GOTTLIEB, S. 49) und konnte feststellen, daß die Mutter während des vierten Schwangerschaftsmonates große Mengen eines bromhaltigen Medikamentes eingenommen hatte. Ferner können Sensibilisierungen in die ersten Jahre der Kindheit fallen oder bei Brustkindern durch die Muttermilch vermittelt werden [H. H. DONALLY (1930)]. Schließlich können Sensibilisierungen durch sehr kleine Allergenmengen zustande kommen oder auf einmaligen oder nicht oft wiederholten Kontakten beruhen. Es ist begreiflich, daß man auf solche Dinge nicht achtet und daß auch eine „intensive“ Anamnese, die übrigens die Gefahr der Suggestion in sich birgt, nichts zutage fördert [W. BERGER und K. HANSEN (1940, S. 224f.)].

Für die Notwendigkeit einer Sensibilisierung sprechen erstens: die zahllosen Einzelbeobachtungen, aus denen hervorgeht, daß den auslösenden

Kontakten der in manchen Fällen sehr seltenen Substanzen Einwirkungen vorausgingen, welche keine klinische Reaktion zur Folge hatten; zweitens: die Berufsidiosynkrasien (s. S. 5); drittens: die Möglichkeit, Allergien experimentell zu erzeugen und viertens: Beobachtungen, denen zufolge in einer Umgebung, in welcher ein bestimmtes Allergen nicht vorkommt, keine gegen dasselbe gerichtete Allergie entstehen kann [H. J. HARA (1939), P. HEINBECKER (1938), W. PHILLIPS (1940a, b)].

ad 2. In der Entstehung spezifischer Allergien tritt ein eigentümlicher Gegensatz zutage, der nur zur Hälfte verständlich ist.

Auf der einen Seite stehen jene Allergieformen, welche durch häufige, oft auch quantitativ intensivierte Einwirkungen des Allergens zustande kommen, wie die Berufsallergien, die Nahrungsmittelallergien, das Heufieber und manche Allergien gegen Arzneimittel. Anderseits ist es bekannt, daß die Sensibilisierung in vielen Fällen durch ein Allergen erfolgt, daß vor vielen anderen, mit welchen das Individuum in Berührung kommt, nichts voraus zu haben scheint, oder hinter ihnen sogar hinsichtlich der Gelegenheit sensibilisierend zu wirken ganz erheblich zurücksteht. In dieselbe Kategorie, welche R. DOERR (1944) als „freie Allergenselektion" bezeichnet, gehört auch die Tatsache, daß von den vielen Allergenen, mit welchen ein Mensch in Beziehung tritt, nicht alle, sondern nur einer oder einige wenige zur sensibilisierenden Auswirkung gelangen, oder daß die verschieden spezifizierten Allergien eines Menschen nicht zur gleichen Zeit in Erscheinung treten, sondern in langen Zeiträumen nacheinander manifest werden. So war der Verfasser vom 20. Lebensjahr an zunächst gegen Hühnereiereiweiß, dann gegen Himbeeren, Süßwasserfische, Kalbsniere und Kalbsleber, Langusten, Algen des Süßwassers [vgl. hiezu H. A. HEISE (1949)] allergisch, ohne daß sich für diese bizarre Aufeinanderfolge irgendein Grund ausfindig machen ließ, ebensowenig wie für die im Laufe der Zeit erfolgte spontane Rückbildung dieser Spezialallergien. Naturgemäß ist man in derartigen Fällen stets geneigt, eine erbliche Anlage verantwortlich zu machen; aber in der Aszendenz und Deszendenz des Verfassers waren kaum Anhaltspunkte für diese Annahme vorhanden, es wäre denn, daß man die bei einer Cousine als einzige Allergieform aufgetretene Unverträglichkeit gegen den Blütenstaub von Palmen als Beweis betrachten wollte.

ad 3. Über die verschiedene Aktivität der Allergene wissen wir besser Bescheid, aber nur in tatsächlicher, kaum in ursächlicher Beziehung. Nach J. JADASSOHN kann man die Allergene in eine Reihe einordnen, beginnend von jenen, welche fast auf jeden Menschen sensibilisierend wirken, bis zu jenen, die nur ausnahmsweise ihre Aktivität bekunden.

Das Entstehen einer Allergie gegen Chinin wird nach H. DOLD (1925) nur bei 2% aller in Chininfabriken beschäftigten Arbeiter beobachtet, das Ursolasthma tritt bei 10% der Fellfärber auf [H. CURSCHMAN (1921)], die Allergie gegen die amerikanischen Rhusarten erreicht 60 bis 65% aller Erwachsenen [W. SPAIN und R. A. COOKE (1927)] und der annähernd hundertprozentige Befall wird bei der Nickelkrätze [A. SCHITTENHELM und W. STOCKINGER (s. S. 8), beim Getreideasthma [C. FRUGONI und A. ANCONA (1927)] und bei der Nirvanolallergie [B. DE RUDDER (1926)] erreicht.

Worauf diese Aktivitätsdifferenzen beruhen, läßt sich nicht so eindeutig beantworten wie bei den Antigenen im anaphylaktischen Versuch, da bei den Allergenen nachweislich andere Faktoren den Erfolg bestimmen, so vor allem die Wiederholung der Kontakte, die aber auch bei der Anaphylaxie in Betracht kommt [R. DOERR (1950, S. 23 und 27)], die Dauer der Sensibilisierungsperiode usw., worauf wir an anderer Stelle zurückkommen werden. Dagegen kann das Sensibilisierungsvermögen der Allergene durch einen nur für sie in Betracht kommenden Umstand graduell beeinflußt werden. Viele chemospezifische, einfach gebaute Allergene gewinnen ihre sensibilisierende Wirksamkeit dadurch, daß sie sich mit Eiweißkörpern der tierischen Gewebe verbinden (s. S. 9). K. LANDSTEINER und J. JACOBS (1936) konnten durch vergleichende Versuche mit nitrierten und durch Halogene substituierten Benzolen nachweisen, daß die Fähigkeit einfacher chemischer Verbindungen, Meerschweinchen spezifisch zu sensibilisieren und Antikörper zu produzieren, durch den Besitz von lose gebundenem Cl oder NO_2 bedingt ist, welcher die Reaktion mit organischen Stoffen erleichtert oder ermöglicht; das kam dadurch zum Ausdruck, daß die wirksamen Verbindungen mit Anilin Substitutionsprodukte gaben und in alkalischer Lösung Halogen abspalteten. Benzolderivate, welche nicht sensibilisierten, verhielten sich in beiden Beziehungen negativ. Für die im Organismus erfolgende Umsetzung in Vollantigene müssen somit einfache chemische Stoffe disponiert sein und es ist leicht einzusehen, daß diese Eignung nicht absolut sein muß, sondern graduell abgestuft sein kann, im besonderen hinsichtlich der Reaktionsgeschwindigkeit mit organischen Substanzen und der Beständigkeit der entstehenden Konjugate. Die von GELL, HARRINGTON und RIVERS (1946) untersuchten Azide stellen in dieser Hinsicht wohl ein experimentelles Optimum dar.

Aber die von WOLFF-EISNER aufgestellte und von K. LANDSTEINER und seinen Mitarbeitern experimentell fundierte Konjugationshypothese läßt sich nicht auf alle Allergene anwenden [vgl. LANDSTEINER (1945, S. 201)], und noch viel weniger kann davon die Rede sein, daß die Stufenleiter der sensibilisierenden Aktivität der Allergene auf Grund dieser Hypothese dem Verständnis erschlossen wurde. Unter diesen Umständen wollen wir uns wieder der phänologischen Analyse des Sensibilisierungsprozesses zuwenden, und zwar den zeitlichen Bedingungen der natürlichen Sensibilisierungen.

Die allergischen Zustände sind in der Regel bei der Geburt noch nicht vorhanden, sondern treten erst später, und zwar nicht in einer bestimmten, sondern in jeder beliebigen Epoche vom 1. bis zum 70. Lebensjahre auf. Auf Grund eigener passiver Erfahrungen muß ich diese Aussage in vollem Umfange bestätigen und befinde mich hier in Übereinstimmung mit Br. Ratner, Silberman und Greenburgh (1941). Wenn man den Einfluß der Sensibilisierung anerkennt, wird es eo ipso unwahrscheinlich, daß sie an ein bestimmtes Alter gebunden ist, und die Erfahrungen sprechen ja auch eindeutig dafür, daß die Sensibilisierung von der intrauterinen Existenz angefangen bis in das Senium stattfinden kann. Daß sie im höheren Alter seltener erfolgt, beweist, selbst wenn die statistischen Erhebungen umfassend und richtig sind, nichts.

Leider ist über die für eine natürliche Sensibilisierung erforderliche Zeit wenig bekannt. Man ist auf die Berichte von G. Piness und H. Miller (1930) sowie namentlich auf die Angaben von E. W. Phillips (1940a, b) sowie von J. A. Clarke und H. C. Leopold (1940) und schließlich auf einige experimentelle Ergebnisse angewiesen.

In einem Distrikt von Arizona (Phönix) wurde die Kultur der stark stäubenden Zuckerrübe, welche früher in dieser Gegend unbekannt war, 1936 eingeführt. Im ersten Jahre des Anbaues wurden keine Untersuchungen angestellt. Im zweiten Jahre gaben allergische Personen (Heufieberpatienten anderer Spezifität), welche den Pollen der Zuckerrüben exponiert waren, in erheblichem Prozentsatz (21 bis 29%) positive Hautreaktionen mit diesem Antigen, die aber noch nicht besonders stark waren, und klinische Manifestationen waren noch nicht zu konstatieren. Im dritten Jahre waren die Hautreaktionen sehr intensiv und eine erhebliche Zahl der unter Beobachtung stehenden Personen war unter schwerer Pollinosis erkrankt, wobei Individuen, welche schon früher an einer Allergie gegen die Pollen anderer Chenopodiaceen gelitten hatten, bevorzugt schienen. Es waren also drei Blütezeiten erforderlich, um bei disponierten Leuten eine klinisch manifeste Pollenallergie zu erzeugen [E. W. Philipps (1940a)]. J. A. Clarke und H. C. Leopold (1940) verglichen in Amerika geborene Heufieberpatienten (Ambrosiapollen) mit aus Europa eingewanderten, wobei in der ersten Gruppe das Alter registriert wurde, in welchem die Anfälle zuerst aufgetreten waren, in der zweiten die vom Zeitpunkt der Einwanderung bis zum Ausbruch der Krankheit verstrichene Zeit. Es ergaben sich für beide Gruppen gleiche Verhältnisse, d. h. es war nicht das Lebensalter maßgebend, sondern die Dauer des sensibilisierenden Kontaktes, die für die weitaus überwiegende Mehrzahl der Personen 5 bis 15 Jahre bzw. Blüteperioden des Ambrosiagrases betrug. Von E. W. Phillips (1940b) stammt noch ein weiterer Bericht, demzufolge in Arizona an einer Grasart (Holcus chalepensis) vorher unbekannte Spaltpilze (Sphacelotheraarten) auftraten; es dauerte wenigstens fünf Jahre (Vegetationsperioden), bevor sich bei den Einwohnern kutane Allergien und klinische Krankheitserscheinungen entwickelten, welche auf einer Sensibilisierung durch die Sporen der genannten Pilze beruhten.

Diese langen Zeiträume, welche erforderlich waren, um eine werdende Allergie in den klinisch manifesten Zustand überzuführen, könnte man entweder mit der Natur der Pollenallergene oder damit in Zusammenhang bringen, daß die Sensibilisierung diskontinuierlich in mehreren durch lange Intervalle getrennten Etappen (Blüteperioden) erfolgte. Solchen Annahmen widersprechen indes andere Erfahrungen. Lange Sensibilisierungszeiten beobachtet man nämlich auch bei Arbeitern, welche in bestimmten Betrieben, z. B. in Vernicklungsanstalten, Chininfabriken, Fellfärbereien usw. kontinuierlich beschäftigt sind. Anderseits scheint es nicht nur vom Allergen, sondern auch von der Individualität der Menschen abzuhängen, ob die Sensibilisierung kürzere oder längere Zeit beansprucht; die Ekzeme der Bäcker können sich bei manchen Personen schon nach Wochen, bei anderen erst nach Jahren zeigen [H. Gottron (1939)]. Das entgegengesetzte Extrem repräsentiert das Nirvanol ($\gamma\gamma$-Phenyläthylhydantoin), welches nicht nur sehr sicher sensibilisiert, sondern auch in der kurzen Frist von 9 bis 12 Tagen klinische Erscheinungen hervorruft.

Kurzfristige Sensibilisierungen konnten ferner von K. Landsteiner und M. W. Chase (1939) in Versuchen an Meerschweinchen festgestellt werden. Wurde eine zirkumskripte Stelle der Haut mit dem Extrakt von Rhus toxicodendron bepinselt und nach verschiedenen Zeitintervallen exzidiert, so entwickelte sich eine allgemeine Kontaktallergie der Haut nur, wenn die Exzision nicht früher als 8 bis 12 Stunden nach der Applikation des Rhus-Extraktes vorgenommen wurde.

Eine interessante Ergänzung erfuhren diese Versuche durch G. Miescher (1941), welcher zeigte, daß nicht nur die Dauer der Einwirkung, sondern auch die Konzentration des Allergens die Entwicklung einer allgemeinen Kontaktdermatitis beeinflussen kann. Miescher bepinselte die Haut von Meerschweinchen mit alkoholischen Lösungen von Dinitrochlorbenzol, die entweder 2,5 oder 0,5 pro mille dieser Substanz enthielten. Durch die höhere Konzentration wurde eine Sensibilisierung hervorgerufen, auch wenn sich die Einwirkung nur auf eine kleine Hautstelle beschränkte, während die schwächere Lösung auch dann wirkungslos war, wenn die ganze Hautoberfläche bestrichen wurde und die Gesamtmenge des aufgetragenen Dinitrochlorbenzols erheblich größer war als die in den Versuchen mit der konzentrierten Lösung aufgewendete Menge. Analoge Resultate erzielte Miescher mit intrakutanen Injektionen von Neosalvarsan, was noch bedeutungsvoller ist, weil das Ergebnis direkt auf die parenterale Sensibilisierung von Meerschweinchen mit minimalen und optimalen Antigendosen im aktiv anaphylaktischen Versuch hinweist [R. Doerr (1950, S. 21f.)].

B. Die Eintrittspforten der Allergene.

Allergeninvasion und -expansion.

Es ist sehr wahrscheinlich, daß sich am Zustandekommen einer spezifischen Sensibilisierung Vorgänge an den Eintrittspforten der Allergene, z. B. das Vorhandensein oder Fehlen von Epithelschutzvitaminen, die Mitwirkung eines „spreading Factor" von der Art der Hyaluronidase und wohl auch andere noch unbekannte Einflüsse maßgebend beteiligen, sei es im absoluten Sinne einer Verhinderung oder Ermöglichung der Allergeninvasion oder als beschleunigende bzw. retardierende Momente. Da aber keine systematischen Untersuchungen über den Mechanismus der Allergeninvasion vorliegen, wenn man von den schon im vorigen Kapitel erwähnten Daten über die für natürliche und experimentelle Sensibilisierungen erforderliche Zeit absieht, ist man auf die Verwertung der Tatsachen angewiesen, die sich aus der Erfahrung unmittelbar ergeben. Sie sind sonderbar genug.

Sensibilisierungen können durch jede beliebige Art der Zufuhr eines Allergens zustande kommen. Unter natürlichen Verhältnissen sind aber die Haut, die Conjunctiva, die Schleimhäute der Respirationswege und der Verdauungstrakt den Berührungen mit körperfremden Stoffen besonders ausgesetzt und diesem Umstande ist es wohl zuzuschreiben, daß sich die allergische Reaktivität so häufig an diesen Stellen lokalisiert oder gar auf eines der genannten Organe beschränkt bleibt, in welchem Falle dann auch meist die Art der reaktionsauslösenden Zufuhr fixiert ist und mit dem Sensibilisierungsmodus in einem leicht verständlichen Zusammenhang steht. Doch existieren hier zwei Möglichkeiten. Die Sensibilisierung kann sich auf ein Gewebskontinuum, z. B. auf die Haut oder die Respirationsschleimhaut, erstrecken oder sie bleibt wie bei der Haut oder zuweilen auch bei der Mundschleimhaut auf jene oft scharf begrenzten Bezirke beschränkt, welche dem sensibilisierenden Einfluß des Allergens unmittelbar unterworfen waren (Lokalisation der Nickelkrätze auf unbedeckten Körperteilen, zirkumskripte Allergie gegen Meerschweinchenhaare an den früher von Meerschweinchen berührten Hautstellen).

Wirkt ein Allergen primär auf zwei oder mehrere natürliche Kontaktgewebe ein, so kann sich eine Allergie mit multipler Lokalisation, charakterisiert durch die pathologische Reaktivität mehrerer Gewebe, entwickeln.

Außer der Sensibilisierung von Kontaktflächen aus, gibt es eine sekundär oder primär hämatogene Sensibilisierung. Die Allergene können resorbiert werden und entfalten dann ihre Aktivität in Organen, welche von den primären Eintrittspforten entfernt sind. Es kommt auch vor, daß nur entfernte Organe empfindlich werden, während die primären Kontaktgewebe normal bleiben. Die Symptomatologie der hämatogen induzierten Allergien unterscheidet sich nicht prinzipiell von jener der Kontaktallergien; hier wie dort stößt man auf die Tatsache, daß nicht alle allergischen Organe oder Gewebe allergisch werden müssen, sondern oft nur eines oder mehrere. Das gilt auch für den Fall, daß auch der auslösende Kontakt durch den Blutkreislauf vermittelt wird. Verschluckte Arzneien können bei einem Individuum Asthma, beim zweiten Exantheme, beim dritten Ödeme des Unterhautzellgewebes hervorrufen und es kann sogar vorkommen, daß sich eine hämatogen entstandene und hämatogen ausgelöste allergische Reaktion auf bestimmte Hautbezirke beschränkt. Solche „fixe Exantheme“ sind von O. NÄGELI (1927) nach Einwirkung von Antipyrin, Atophan, Emetin, Chinin, Pyramidon, Veronal, Hg- und Salicylsäureverbindungen usw. festgestellt worden. In späterer Zeit haben sich E. URBACH und B. SIDAVARICIUS (1930), O. NÄGELI, F. DE QUERVAIN und W. STALDER (1930), F. C. KNOWLES, H. B. DECKER und R. P. RANDLE (1936), E. W. ABRAMOWITZ und M. H. NOUN (1937), L. CHARGIN und W. LEIFER (1940), ABRAMOWITZ und J. J. RUSSO (1940), F. WISE und M. B. SULZBERGER (1933), A. B. LOVEMAN (1934) und J. J. SIEVERS, G. R. MOREY und M. SAMTER (1949) mit den fixen Arzneiexanthemen beschäftigt. Wodurch sie bedingt sind, ist unbekannt. Man hat in manchen Fällen prädisponierende Momente, mechanische, chemische oder durch Belichtung hervorgerufene Schädigungen der später allergisch gewordenen Hautstellen verantwortlich gemacht. Es ist jedoch nicht nur die Haut, die ja allen möglichen Traumen in extremem Maße ausgesetzt ist, welches das Phänomen der zirkumskripten Allergie zeigt. Bei mir selbst stellten sich im Alter von 56 Jahren Symptome ein, welche durchaus eindeutig auf ein Pyloruscarcinom hinwiesen. Die röntgenologische Untersuchung in anfallsfreier Zeit lehrte, daß keine Verengerung des Magenausganges vorlag, aber die Symptome, die jeweilig nach den Mahlzeiten einsetzten, blieben bestehen, bis sich schließlich herausstellte, daß eine Allergie gegen Süßwasserfische, die sonst in meiner Speisekarte nicht vertreten waren, vorlag; die Ausschaltung dieses Allergens brachte die vollständige Heilung. An einer anderen Stelle wird von diesen gefährlichen fixen Darmallergien nochmals die Rede sein.

Überblickt man die Erfahrungen, welche die genetischen Bedingungen und die Lokalisierung der auf Allergenwirkungen beruhenden pathologischen Reaktivitäten betreffen, so kann man einmal mehr an dem ätiologischen Konnex zwischen Allergie und Anaphylaxie zweifeln. Man braucht sich aber nur an die Verschiedenartigkeiten der Schockorgane verschiedener Versuchstiere zu erinnern, um inne zu werden, worin die

Differenz eigentlich zu suchen ist. Bei ein und demselben Versuchstier ist das Schockorgan konstant oder es besteht kein Anhaltspunkt, daß es unter gleichen Versuchsbedingungen — das ist eine wichtige Einschränkung — variieren könnte. Beim Menschen, der allergisch wird, sind die reagierenden Organe und Gewebe, selbst wenn das gleiche Allergen im Spiel ist, verschieden; aber wir kennen die Bedingungen, an welche das Zustandekommen der Allergie geknüpft ist, nur sehr unvollkommen und wissen auch nicht, wie es in dieser Beziehung mit den Allergien der Haustiere bestellt ist. Wir denken auch nicht daran oder wollen uns nicht gegenwärtig halten, daß es mehrere Versuchstiere gibt, bei welchen zwar nicht das Schockorgan von Individuum zu Individuum variiert, wohl aber das Ergebnis des aktiv anaphylaktischen Experimentes. Auf dieser unzulänglichen Basis sind die Fragen entstanden, warum nicht alle Menschen, in deren Umgebung ein bestimmtes Allergen vorkommt, gegen dasselbe allergisch werden, und zweitens, warum ein Mensch, wenn er allergisch wird, nicht „panallergisch“ wird, sondern nur Reaktivitäten, welche gegen eine Auswahl der für ihn in Betracht kommenden Allergene gerichtet sind, entwickelt. Diese beiden Fragen, werden meist mit einem kühnen Sprung über das alle Immunitätsphänomene integrierende Phänomen der Spezifität, in die eine zusammengezogen: „Warum werden nicht alle Menschen allergisch?“

C. Die Erblichkeit der Allergieanlage.

Die nächstliegende Antwort auf diese Frage lautet, daß das Individuum, welches allergisch wird, eine besondere Anlage, eine Disposition für die Erwerbung der pathologischen Reaktivität besitzen muß. Allerdings eine „besondere“ Anlage, da sich die erworbene Allergie zwar häufig gegen Stoffe richtet, mit denen das betroffene Individuum in oft wiederholten und innigen Kontakt kommt, da aber nicht minder oft Sensibilisierungen stattfinden, deren Spezifität auf Substanzen eingestellt ist, welche vor anderen Allergenen weder die Frequenz noch die Intensität der Einwirkung voraus haben (sogenannte „freie Allergenselektion“). Auch in Beziehung auf die Alterslage der allergisch werdenden Menschen zeigt die fragliche Anlage einen eigenartigen Charakter, d. h. die Allergie kann in jedem Alter erworben werden, von der intrauterinen Existenz angefangen bis in die Zeit der Vergreisung. Man hat statistisch erfaßbare Gesetzmäßigkeiten feststellen können, welche die Beziehungen zwischen dem Zeitpunkt des Manifestwerdens der Allergien und dem Alter und Geschlecht der Menschen betreffen.

Nach den Angaben von R. A. Cooke und van der Veer (1916) sowie von W. C. Spain und R. A. Cooke (1924) sollte sich die Anlage zur Allergie um so früher realisieren, je stärker die erbliche Belastung, d. h. das Auftreten von Allergien bei den Eltern, ist. Bei bilateraler Belastung soll sich die Anlage meist schon in den ersten 5 bis 10 Lebensjahren, bei unilateral Belasteten zwischen dem 10. und 15. Jahr realisieren, während bei Individuen mit negativer Familiengeschichte das Maximum der Frequenz erst zwischen dem 20. und 25. Jahre erreicht wird. Die statistischen Erhebungen, auf welchen diese Aussagen beruhen, wurden jedoch von B. RATNER, SILBERMANN und GREENBURGH (1941) angefochten. T. NELSON (1934) und G. W. BRAY (1939) konstatierten, daß fast alle Allergieformen zwischen der Geburt und dem 15. Jahr bei Männern häufiger sind als bei Frauen und daß sich im 15. bis 45. Jahr dieses Verhältnis umkehrt; NELSON und BRAY machen dafür nicht die Anlage, sondern unbekannte, mit der Pubertät zusammenhängende Einflüsse verantwortlich. B. COHEN und L. E. ABRAM (1949) kamen auf Grund von Untersuchungen an 5563 allergischen Patienten zu dem Schluß, daß zwischen 0 und 12 Jahren Knaben erheblich stärker betroffen waren als Mädchen, daß zwischen 12 und 20 Jahren kein ins Gewicht fallender Unterschied der Geschlechter zutage trat und daß zwischen 20 und 40 Jahren die Frauen überwogen (Verhältnis der Frauen zu den Männern 2 : 1). COHEN und ABRAM fordern die Allergiespezialisten auf, psychischen Einflüssen („emotional components") größere Beachtung zu schenken. Die Angaben von COHEN und ABRAM beziehen sich mehrheitlich nicht so sehr auf den Zeitpunkt des ersten Auftretens der Allergie als auf das Alter, in welchem männliche und weibliche, von allergischen Zufällen heimgesuchte Individuen die Sprechstunde des Arztes aufsuchen; sie unterstützen jedoch den Eindruck, daß nicht die „Anlage" die Allergogenese entscheidend beeinflußt.

Wie konnte sich auf dieser Grundlage die Idee der erblichen Bedingtheit der Allergien entwickeln? Um hier zu einem Urteil zu kommen, wollen wir vorerst die ins Treffen geführten positiv orientierten Argumente an uns vorüberziehen lassen, unter tunlicher Vermeidung des Verlierens ins Detail.

Wie in allen Fällen, in welchen der Weg der willkürlichen Zuchtwahl nicht eingeschlagen werden kann, ist man auf zwei statistische Methoden angewiesen, nämlich 1. auf die Frequenz der Allergien in gemischten Bevölkerungen und 2. auf die Untersuchung einzelner Stammbäume. Beim Menschen kommt als dritte Forschungsmöglichkeit der Vergleich zwischen eineiigen und zweieiigen Zwillingen hinzu.

Die Ergebnisse der sub 1. genannten Methode werden hinsichtlich ihrer Verwertbarkeit dadurch beeinträchtigt, daß meist nur die ausgeprägten Formen der Allergien berücksichtigt werden, welche ihren Trägern bewußt sind, ihnen erhebliche Beschwerden machen und Gegenstand ärztlicher Behandlung werden. Da aber auch Allergien geringeren Grades vorkommen [W. T. VAUGHAN (1935)] und man auch nicht weiß, ob sie sich in der Folgezeit aggravieren werden, oder ob sich als negativ befundene Personen in Allergiepatienten verwandeln werden, haben die Erhebungen der Allergien in gemischten Bevölkerungen wenig Wert, da sie einen Querschnitt darstellen, der sich in der Folgezeit bei derselben Population ändern kann, unter anderem auch durch das Auftreten neuer industrieller oder medikamentöser Allergene.

Das Studium der Stammbäume ist von diesen Fehlerquellen in weit geringerem Grade beeinflußt als die Feststellung der Frequenz der Allergien in gemischten Bevölkerungen. Vor allem könnte hier der Einfluß der erblichen Belastung weit deutlicher zum Ausdruck kommen. Aber das Studium dieser Stammbäume hat gelehrt, daß die Spezifität der Allergien in der Regel ebensowenig vererbt wird wie der klinische Reaktionstypus. Die Eltern können z. B. an Urticaria nach Genuß von Erdbeeren, die Kinder an einem durch Aspirin auslösbaren Asthma leiden. Es kommt zwar auch vor, daß in einer kürzeren oder längeren Generationsfolge dieselbe spezifische Einstellung und der gleiche Reaktionstypus auftritt [G. Laroche, Richet fils et St. Girons (1919), E. Hanhart (1940), J. A. Clarke, Donally und Coca (1928) u. a.]. R. Doerr (1944, S. 348) meint, daß das Überwiegen hereditärer Einflüsse in solchen Fällen deutlicher zutage tritt und die oft sonderbaren Spezifitäten (z. B. gegen bestimmte Käsesorten oder gegen Lauchpflanzen) verständlicher macht, als wenn Spezifität und Reaktionstypus in einer Generationsfolge in unberechenbarer Weise variieren. Aber diese für erbliche Einflüsse sprechenden Beobachtungen sind in der Minderzahl und man steht daher vor der Wahl, ob man nur sie gelten lassen will oder ob auch jene Generationsfolgen als Argumente für die Heredität herangezogen werden sollen, in welchen sich die beiden phänologischen Kriterien der Allergie beständig ändern. Tatsächlich haben sich alle Autoren, welche die Entstehung der Allergien auf ererbte Anlagen zurückführen wollten, für die zweite Alternative entschieden. Das ließe sich übrigens damit begründen, daß die phänologische Übereinstimmung von Allergien bei Eltern und im Hause aufwachsenden Kindern psychisch induziert sein könnte; wenn die Eltern beispielsweise nach dem Genuß eines bestimmten Nahrungsmittels mehr oder minder schwer erkranken, sehen dies die Kinder und es entsteht ein familiäres Tabu, das für eine vorhandene Anlage spezifisch bestimmend wird oder vielleicht sogar die Allergie ohne besondere Disposition entstehen läßt.

Die Beobachtung, daß die bilaterale Belastung die Entstehung von Allergien in höherem Grade begünstigt als die unilaterale und die zahlenmäßige Erfassung der Differenz hat zuerst R. A. Cooke und van der Veer (1916) sowie W. C. Spain und R. A. Cooke (1924) veranlaßt, einen mendelnden Erbgang der Allergien anzunehmen, der auf der Weitergabe eines einfachen, nicht geschlechtsgebundenen, dominanten Gens beruhen sollte. Zahlreiche andere Autoren [R. BALYEAT (1930), E. HANHART (1934, 1937), L. SCHMIDT-KEHL (1933), G. W. BRAY (1931), R. S. KUNKEL (1935), C. S. BUCHER und C. E. KELLER (1934), D. SPAICH und M. OSTERTAG (1936)] haben sich dieser Auffassung angeschlossen. JUNE ADKINSON (1920) sowie WIENER, ZIEVE und FRIES (1936) sind jedoch dafür eingetreten, daß das idiosynkrasische (allergische) Gen rezessiven Charakter hat; bezeichnenderweise konnten WIENER und seine Mitarbeiter aus Publikationen, in welchen die Dominanz des Gens behauptet worden war, Bestätigungen ihrer gegenteiligen Ansicht herauslesen. Für jede unvoreingenommene Kritik steht also die Sache so, daß der Erbgang bisher nicht mit Sicherheit ermittelt werden konnte. Es ist zumindest möglich, wenn nicht gar wahrscheinlich, daß die Annahme eines Allelomorphenpaares von der Form „allergisch-nichtallergisch bzw. normal" an sich unrichtig ist [R. DOERR (1926, 1929a, b), G. W. BRAY (1931) u. a.].

Mit dem Verhalten eineiiger Zwillinge (EZ) und dem Vergleich mit zweieiigen Zwillingen (ZZ) haben sich COOKE und VAN DER VEER (1916), J. ADKINSON (1920), SPAIN und COOKE (1924), E. URBACH (1933), SPAICH und OSTERTAG (1936), E. HANHART (1937), W. P. BUFFUM und B. FEINBERG (1940), L. H. CRIEP (1942) beschäftigt. Das Material ist aber naturgemäß klein geblieben. E. URBACH und P. M. GOTTLIEB (1946) fassen die bis zum Erscheinen ihrer Monographie vorliegenden Berichte zusammen, welche sich auf nicht mehr als 23 eineiige Zwillingspaare erstreckten; die errechneten Prozentzahlen, in welchen das unterschiedliche Verhalten der EZ und ZZ zum Ausdruck kommen soll, sind daher als durchaus unzuverlässig zu betrachten. Die absoluten Ziffern können sich auf die grundsätzliche Konkordanz bzw. Diskordanz, d. h. auf das Auftreten der Allergie bei einem Zwilling und das Fehlen jeder Allergieform bei dem anderen beziehen oder nach den beiden phänologischen Kriterien (dem Reaktionstypus und der Spezifität) gesondert angegeben werden. Grundsätzliche Diskordanz konnte auch bei eineiigen Zwillingen festgestellt werden, wenn auch seltener als bei zweieiigen. Die Spezifität war bei 11 EZ gleich, bei 3 verschieden und wird bei 2 Paaren nicht erwähnt. Auch der Reaktionstypus war bei EZ nicht immer identisch; eine Ausnahme machte nur das Asthma, welches unter 23 Paaren nur einmal bei einem Partner fehlte, während der andere befallen wurde. SPAICH und OSTERTAG meinten, „daß für das Zustandekommen des Asthmas äußere (sensibilisierende) Faktoren eine größere Rolle spielen als bei den übrigen allergischen Krankheiten". Es ist aber wahrscheinlich, daß für den konkordanten asthmatischen Reaktionstypus der EZ andere konstitutionelle Einflüsse maßgebend sind, welche mit der Sensibilisierbarkeit nichts zu tun haben. Dafür spricht die Erfahrung, daß das Asthma viel häufiger im frühen Kindesalter auftritt als das Heufieber, wofür man offenbar nicht eine Verschiedenheit der Allergene oder eine höhere Sensibilisierbarkeit verantwortlich machen kann, sondern nur den Umstand, daß eine entstehende Allergie in diesem Alter besonders leicht als Asthma manifest wird, wenn die konstitutionelle Disposition für das Asthma (nicht für die Allergie) vorhanden ist. Hat doch J. R. FRIEDJUNG (1937) Asthma bei Kindern von 3 bis 6 Wochen beobachtet.

Auch die Zwillingsforschung hat also auf diesem Gebiete die in sie unverkennbar gesetzten Erwartungen enttäuscht. Wie soll man also die idiosynkrasische oder allergische Veranlagung definieren? Bevor man die Frage beantwortet, muß man sich vor Augen halten, daß eine ererbte Anlage keine notwendige Bedingung für die Entwicklung von Idiosynkrasien darstellt, ein Schluß, der sich aus der Häufung solcher Reaktionsformen in bestimmten Berufen (Mehlasthma, Gewerbeekzeme) sowie aus der Tatsache ergibt, daß man gewisse Formen (Primelidiosynkrasie) experimentell hervorrufen kann, und zwar bis zu einem ausnahmslos positiven Resultat. Durch diese Erwägungen bestimmt, habe ich die idiosynkrasische Anlage definiert „als eine pathologische, in manchen Generationsfolgen gehäuft auftretende Steigerung der physiologischen Sensibilisierbarkeit des Menschen, d. h. der Fähigkeit, durch ein- oder mehrmalige Kontakte mit gewissen Stoffen eine spezifisch auf dieselben eingestellte allergische Reaktivität zu erwerben". Das heißt aber nichts anderes, als daß zwischen Idiosynkrasikern und Nichtidiosynkrasikern nur eine rein graduelle Differenz besteht. Indes ist die Grenze zwischen Erwerb und Anlage je nach der Natur der sensibilisierenden Substanzen und wohl auch nach der individuellen Anlage in sehr verschiedenen Ebenen gezogen. Die schon früher angeführten Angaben ergänzend, seien hier noch die Beobachtungen von LANDSTEINER, ROSTENBERG und SULZBERGER (1939) zitiert, denen zufolge die große Mehrzahl der Versuchspersonen durch ein- oder zweimaliges Auftropfen von 1-, 2-, 4-Chlordinitrobenzol auf die Haut sensibilisiert wurde, während Versuche mit Allylisocyanat (Senföl) nur bei einer von sieben Versuchspersonen ein positives Ergebnis hatten.

Zur Bevorzugung „bestimmter Generationsfolgen" konnte M. W. CHASE (1941) ein interessantes tierexperimentelles Analogon beibringen. Es gelang ihm, Meerschweinchenstämme zu züchten, welche sich durch ihre verschiedene Sensibilisierbarkeit mit einfachen Substanzen (Picrylchlorid, 2-, 4-Dinitrobenzol) auszeichneten. Eine Analyse des Erbganges war nicht möglich; doch sprachen die erzielten Resultate eher für einen polymeren, d. h. durch mehrere Gene bedingten Vorgang (s. S. 24) Sukzessive Sensibilisierung mit Dinitrobenzol und Giftsumach ergaben im allgemeinen einen Parallelismus dieser beiden Allergene; es kamen aber auch viele Ausnahmen vor (leichte Sensibilisierung durch Dinitrochlorbenzol kombiniert mit geringer Empfindlichkeit gegen Giftsumach und umgekehrt). M. W. CHASE (1946) verdankt man auch die Feststellung, daß sich beim Meerschweinchen die experimentelle Arzneiidiosynkrasie durch Verfütterung des sensibilisierenden Agens verhindern läßt.

Man sollte denken, daß Rassenunterschiede die Entstehung der Allergien in besonderem Grade beeinflussen. Man findet in der Tat Angaben, welche diese Annahme zu bestätigen scheinen. Nach A. F. COCA, O. DEIBERT und E. F. MENGER (1922) sollen Heufieber, Bronchialasthma und vielleicht auch idiosynkrasische Urticaria bei Vollblutindianern seltener vorkommen als bei den weißen Bewohnern Nordamerikas. G. E. GAILLARD (1942) konstatierte, daß die Prozentzahl der jüdischen Asthmapatienten in seiner Privatpraxis etwa ein Drittel größer war als in der Gesamtbevölkerung der Stadt. Wie es mit der Frequenz der Allergien bei den schwarzen und gelben Rassen im Verhältnis zur weißen bestellt ist, geht aus der mir zugänglichen Literatur nicht hervor. A. ROSTENBERG und N. M. KANOF (1941) überzeugten sich, daß sich die Haut von Negern experimentell nicht so leicht sensibilisieren läßt wie die von weißen Personen, und Erfahrungen, die man in der Industrie machte, bestätigten dies (L. SCHWARTZ); es wurde dies von ROSTENBERG und KANOF mit der stärkeren Talgsekretion in Zusammenhang gebracht, welche die sensibilisierenden Substanzen neutralisiert oder ihre Wirkung auf die Haut verhindert. Doch gelten diese Versuchsergebnisse und Beobachtungen nur für allergische Hautkrankheiten. Asthma scheint dagegen bei Negern ebenso häufig vorzukommen als bei Weißen [F. M. RACKEMANN und A. COLMES (1930), T. W. ADAMS (1932), C. B. DAVENPORT und A. G. LOVE (1921), DERBES, V. J. und H. T. ENGELHARDT (1943)], wobei allerdings untersucht werden müßte, in welchem Ausmaß das Asthma allergisch bedingt war. Unter den Angehörigen der weißen Rasse gibt es aber auch Typen, welche sich durch stärkere bzw. schwächere Disposition voneinander unterscheiden, so daß es fraglich ist, ob man auf die Differenzen, welche man bei dem Vergleich Farbiger mit der weißen Rasse konstatiert haben will, Gewicht legen soll. So wurde es oft hervorgehoben, daß blonde und blauäugige Personen mit zarter Haut leichter allergisch werden als Menschen mit dunklem Haar und dunklen Augen, und ein gewisser Typus der rothaarigen Frauen zeichnet sich durch eine besonders ausgeprägte Anfälligkeit aus. Auch haben mit Ekzem behaftete kleine und größere Kinder meist blaue Augen und eine helle Haarfarbe.

K. LANDSTEINER (1945, S. 205), weist darauf hin, daß die Sensibilisierbarkeit mit Chemikalien durch die Artzugehörigkeit in extremem Grade beeinflußt wird. Unter den Versuchstieren eignet sich das Meerschweinchen am besten für experimentelle Sensibilisierungen, während sich beim Kaninchen nur schwer eine Sensibilisierung der Haut durch Chemikalien erzielen läßt. Beim Menschen gelingt die experimentelle

Sensibilisierung der Haut mit bestimmten Chemikalien (1-, 2-, 4-Chlorodinitrobenzol) leicht und ziemlich regelmäßig. Unter natürlichen Verhältnissen entwickeln sich die hochgradigsten Allergien beim Menschen (Pferdeasthmatiker); obgleich auch Tiere spontan allergisch werden können, ist meines Wissens bisher keine derartig extreme Intensivierung einer tierischen Allergie beobachtet worden.

Die Idiosynkrasien wurden namentlich früher als Krankheiten der bemittelten Stände betrachtet und das Heufieber wurde geradezu als ein aristokratisches Leiden bezeichnet. Wie sich diese Dinge tatsächlich verhalten, läßt sich angesichts der widersprechenden Angaben schwer beurteilen. F. M. RACKEMANN und A. COLMES (1930), welche zweifellos über große Erfahrungen verfügten, betonten ausdrücklich, daß Asthma und Heufieber sowie auch Ekzem und Urticaria unter reichen und armen Leuten Bostons gleich stark verbreitet sind. In der Schweiz dagegen sollen nach R. REHSTEINER (1926), der seine Untersuchungen ebenfalls an einer Stadtbevölkerung (Zürich) anstellte, auf die ,,Kopfarbeiter" (Intellektuellen) prozentual zwanzigmal mehr Heufieberkranke entfallen als auf die Gesamtbevölkerung, und bei Künstlern und Wissenschaftlern soll die Differenz gegenüber dem Durschschnitt noch wesentlich höher sein. E. HANHART (in BERGER und HANSEN, S. 219) vertritt den Standpunkt, ,,daß der erblichen Veranlagung bei der Entstehung von Idiosynkrasien gegenüber den Einflüssen der Umwelt weitaus die größere, ja meist die entscheidende Bedeutung zukommt"; dieser Einstellung gemäß sucht er auch die Ursache für die höhere Anfälligkeit der ,,geistig Differenzierten" in ihrer psychophysischen Verfassung, welche sie zu ,,Überempfindlichkeiten aller Art" auf seelischem und körperlichem Gebiete disponiert. Auf gleicher Stufe stehen die Angaben, daß schizothym Veranlagte weit häufiger mit Heufieber und anderen Idiosynkrasien behaftet sind als reine Pykniker (E. KRETSCHMER, E. HANHART) oder daß der muskulöse Typus wesentlich seltener an Allergien erkrankt als Leptosome, Asthenische und Pykniker [K. G. HORNECK (1940)]. Die Totalfrequenz der Allergien soll im Laufe des letzten Jahrhunderts erheblich zugenommen haben. Hat de facto eine derartige Zunahme in dem kurzen, kaum drei Generationen umspannenden Zeitraum stattgefunden, so kann sie nicht mit einer allgemeinen Verschlechterung der Erbgesundheit im Sinne fortschreitender Entartung in ursächlichen Konnex gebracht werden, ein Gedanke, der früher sehr geläufig war, indem man die Idiosynkrasien als Zeichen der Überkultur und der sinkenden Lebenskraft hinstellte [NAUMANN (1935), zit. nach H. WIEDEMANN] und der bei E. HANHART (in BERGER und HANSEN, S. 217) wieder auftaucht. Da jedoch keine präzisen Angaben über die Zunahme der Allergien speziell des Heufiebers vorliegen, erscheint es überflüssig, über die Möglichkeit und die denkbaren Ursachen und Folgen eines solchen Vorganges Betrachtungen anzustellen.

Nur für die Arzneiidiosynkrasien darf ein Anstieg der Frequenz aus naheliegenden Gründen als gesichert gelten (Massenerzeugung neuer Präparate durch die chemisch-pharmazeutische Industrie, gewohnheitsmäßiges Einnehmen von Medikamenten). Daß die häufigen Anwendungen der Injektionsmethoden die Entstehung von Arzneiidiosynkrasien begünstigen [K. Hansen (1928)], ist nicht unwahrscheinlich.

Die vorstehenden Ausführungen beziehen sich auf die Faktoren, von welchen die Entstehung einer Allergie abhängt, nicht aber auf Einflüsse, welche die Auslösung einer Reaktion bei allergischen Individuen begünstigen. Man wird bei der Durchsicht der Literatur oft genug feststellen können, daß diese Kapitel nicht hinreichend scharf auseinandergehalten werden. In das Gebiet der Allergogenese gehören aber jedenfalls die Beziehungen, welche zwischen positiven Hautreaktionen und voll ausgebildeten Reaktionsformen bestehen. Man findet unter nichtallergischen Erwachsenen zahlreiche Individuen, deren Haut auf verschiedene Allergene (Hausstaub, Vogelfedern, Rhus toxicodendron usw.) positiv reagiert; diese Kutanreaktionen sind bis zu einem gewissen Grade beständig und können sich in typische Allergien umsetzen, speziell wenn das Allergen fortdauernd einwirkt [E. W. Phillips (1940a)]: Das muß aber nicht geschehen und die positive Kutanreaktion kann sich zurückbilden, ohne daß es zum klinischen Bild einer Allergie kommt. Dasselbe Phänomen tritt uns bei den weit mannigfaltigeren Hautreaktionen der Allergiker entgegen; nach den Untersuchungen von W. Berger (1928) an Asthmatikern ist es in der Regel nur eine der vielen Substanzen, gegen welche sich die Haut als empfindlich erweist, die einen asthmatischen Anfall auszulösen vermag. R. Doerr (1944, S. 349) sträubte sich dagegen, positive Kutanreaktionen, welche sich nicht zu klinischen Allergien entwickeln, als Prophasen der Allergien oder als geringere Grade der Allergie („minor allergy" nach W. T. Vaughan) zu betrachten. Man kann aber auch den entgegensetzten Standpunkt vertreten, da die Kutanreaktionen und ihre zunehmende Intensität als Vorläufer des Heufiebers [E. W. Phillips (1940a)] beobachtet wurden, und da die verschiedenen Allergieformen so häufig mit Kutanreaktionen derselben Spezifität einhergehen.

Spricht man vom Werden der Allergie, so sollte man sich auch mit ihrem Vergehen im Laufe des menschlichen Lebens beschäftigen. Davon ist aber auch in umfangreichen Werken kaum die Rede. Das ist natürlich; denn die Allergiespezialisten können bei der Ausübung ihres ärztlichen Berufes nicht darauf Rücksicht nehmen, daß die Krankheit oder vielmehr Krankheitsbereitschaft vielleicht einmal in einer nicht bestimmbaren, aber jedenfalls nach Jahren zu bemessenden Frist von selbst verschwinden könnte. Das Bestreben muß sich darauf konzentrieren, die Gefahren des Anfalls auszuschalten oder abzuschwächen. Anders liegt die Sache, wenn das theoretische Interesse die Fragestellung inspiriert. Es unterliegt nun keinem Zweifel, daß spontane Heilungen bei allen Formen der Allergien vorkommen, wenn auch bei den Nahrungsmittelallergien relativ häufiger. Einer der ersten, der eine solche Rückbildung einer Idiosynkrasie (gegen Hühnereier) an sich selbst beobachtet hat, war der Doctor medicinae und Dichter Karl Schönherr (1910). Bei mir selbst ist eine ganze Schar von Allergien (gegen Hühnereier, Fische, Himbeeren, Kalbsniere) im Laufe der Jahre verschwunden und ob andere Allergene, welche früher bei mir schwere Reaktionen auslösten, noch wirksam sind, wie z. B. Langusten, habe ich nicht versucht. Ferner gehen die Allergien der Säuglinge in einem gewissen Prozentsatz der Fälle nach B. Schloss (1920) spontan zurück. Über den Mechanismus dieser spontanen „Desensibilisierungen" ist eine sichere Aussage vorderhand unmöglich. Doch kann ich auf Grund meiner an mir selbst gemachten Erfahrungen bestimmt behaupten, daß die fortgesetzte Zufuhr des Allergens keinen Anteil an der schließlichen Desensibilisierung hatte. Denn ich habe manche der als wirksam erkannten Allergene viele Jahre hindurch aus meiner Diät ausgeschaltet, bis ich mich wieder zu ihrer Einnahme per os entschloß und mich zu meiner eigenen Überraschung überzeugte, daß ich nicht mehr die geringsten Beschwerden verspürte. Im Bereiche der Anaphylaxie stoßen wir auf analoge Verhältnisse. Das Meerschweinchen, das durch minimale Antigendosen aktiv anaphylaktisch wird, hält diesen Zustand während einer in Anbetracht seiner Lebensdauer erstaunlich langen Zeit fest, aber die Intensität der auslösbaren Reaktionen nimmt ab und macht schließlich dem normalen Verhalten Platz [R. Doerr (1950, S. 30f.)]. Bei anderen Versuchstieren, z. B. beim Hunde, nimmt die anaphylaktische Reaktivität schneller ab und sinkt nach sieben Wochen auf Null ab, aber einzelne Hunde können noch nach einer weit längeren Zeit sehr stark reagieren [vgl. R. Doerr (1950, S. 35)]. Im Bereich der anaphylaktischen Phänomene bringt man den Schwund der pathologischen Reaktivität mit dem Abbau der Immunglobuline (Antikörper) im Eiweißstoffwechsel in Zusammenhang oder (bei langer Dauer der durch Antikörper bedingten pathologischen Reaktivität) mit dem Überwiegen des Abbaues über die Neuproduktion der Immunglobuline [R. Doerr (1950, S. 43f.)]. Grundsätzlich bestehen keine Bedenken, diese Erkenntnisse auf die durch Allergene induzierten pathologischen Reaktionsformen zu übertragen.

II. Der Mechanismus der allergischen Phänomene.

So wie die anaphylaktischen beruhen auch die allergischen Erscheinungen auf zellständigen Antigen-Antikörper-Reaktionen. Man nennt die Antikörper, welche sich an den allergischen Erscheinungen beteiligen,

Reagine; ob und wie sie sich von den anaphylaktischen Antikörpern unterscheiden, ist noch unentschieden. Jedenfalls besitzen auch sie die einzige Eigenschaft, die sicher festgestellt und allen Antikörpern gemeinsam ist, nämlich die spezifische Affinität zu den Substanzen (Antigenen bzw. Allergenen), denen sie ihre Entstehung im Organismus verdanken. Die Benennungen der Antikörper als Präzipitine, Agglutinine, Antitoxine, Hämolysine usw. haben die Bedeutung, welche sie ursprünglich für die Immunitätswissenschaft besaßen, eingebüßt, und werden jetzt nur mehr verwendet, um die Methode zu kennzeichnen, durch welche das Vorhandensein eines Antikörpers jeweils nachgewiesen wird [R. Doerr (1946a, S. 479)].

A. Beweise für die Zellständigkeit der Allergen-Reagin-Reaktionen.

Die Zellständigkeit der Allergen-Reagin-Reaktionen ergibt sich:

1. Aus der Tatsache, daß Hautstellen, welche durch reaginhaltiges Serum, also durch freien Antikörper im Prausnitz-Küstnerschen Versuch passiv sensibilisiert werden, ihre Empfindlichkeit gegen nachträgliche intrakutane Allergenzufuhr durch mehrere Tage, ja durch mehrere Wochen bewahren [H. Biberstein und W. Jadassohn (1923), A. F. Coca und E. F. Grove (1925), J. A. Clarke und Gallagher (1926) u. a.], was, da die geänderte Reaktivität auf die präparierte Hautstelle beschränkt bleibt, als Bindung der passiv einverleibten Reagine an die Gewebe, als Umwandlung von freiem in zellständiges Reagin aufgefaßt werden darf.

2. Aus der schon von Br. Bloch und von R. Massini angenommenen, aber erst von O. Nägeli, F. de Quervain und W. Stalder (1930), ferner von E. Urbach und B. Sidavaricius (1930), F. C. Knowles, H. B. Decker und R. P. Kandle (1936), M. Fellner und Vasconcellos (1932) unter Beweis gestellte Transplantierbarkeit allergisch reagierender Gewebe. Wenn man nämlich bei einem an fixem Arzneiexanthem leidenden Individuum die abnorm reagierende Hautpartie durch Autotransplantation gegen eine normale wechselseitig vertauscht, bewahrt jene ihr pathologisches Verhalten auch am neuen Standort, während die normale, obwohl sie nun dort eingeheilt ist, wo früher das empfindliche Gewebe aufsaß, auf Allergenwirkung nach wie vor nicht reagiert. Als positiv wird das Resultat angesehen, wenn die transplantierte allergische Epidermis auf die Verabreichung des Allergens per os mit einer Rötung reagiert, während die normale reaktionslos bleibt. Einige wenige Autoren hatten allerdings negative Ergebnisse zu verzeichnen; aber Knowles und seine Mitarbeiter führen diese Unstimmigkeiten auf die Verschie-

denheit des Zeitintervalles zurück, welches zwischen die Transplantation und die Prüfung der allergischen Reaktivität eingeschaltet wurde. Das Resultat ist nur dann deutlich positiv, wenn man das Intervall mit 8 bis 20 Tagen bemißt, während nach längerer Zeit (z. B. nach 2 Monaten) die allergische Reaktivität erloschen ist, weil das allergische Transplantat seinen Reagingehalt eingebüßt hat.

3. Aus der Existenz der fixen allergischen Exantheme, die unmöglich wären, wenn sich nicht an diesen Stellen gewebsgebundene Reagine befänden. Ob sie am Sitz des fixen Exanthems produziert werden oder anderwärts entstehen und nur an bestimmten Stellen der Haut dauernd in reaktionsfähigem Zustande an Zellen verankert sind, ist völlig unbekannt. Die Versuche von H. Haxthausen (1943) konnten die Lösung des Problems a priori nicht ermöglichen.

Haxthausen stellte nämlich seine Versuche an zwei eineiigen Zwillingspaaren an. Ein Zwilling wurde durch lokale Einwirkung einer einprozentigen alkoholischen Lösung von Dinitrochlorbenzol sensibilisiert und die Zeit abgewartet, bis sich eine allgemeine ekzematöse Reaktivität entwickelt hatte. Sodann wurde eine Hautpartie, welche mit dem Dinitrochlorbenzol nicht in Berührung gekommen war, exzidiert und dem anderen Zwilling implantiert. Umgekehrt wurde auch eine Hautpartie des nichtbehandelten Zwillings auf den sensibilisierten übertragen. Nachdem die Transplantate im Verlauf von drei Wochen eingeheilt waren, wurden sie einer Epikutanprobe unterzogen. Das normale, aber auf den sensibilisierten Zwilling übertragene Hautstück reagierte allergisch, das sensibilisierte, auf den normalen Zwilling verpflanzte gab ein negatives Resultat. Haxthausen erklärte seine Beobachtung in dem Sinne, daß das sensibilisierte Hautstück im normalen „Wirt" seinen Antikörpergehalt allmählich einbüßte und daß das normale im sensibilisierten Organismus passiv sensibilisiert wurde, und meint daher, daß seine Beobachtungen dafür sprechen, daß die ekzematöse Allergie wahrscheinlich auf dem Vorhandensein humoraler Antikörper beruhen dürfte. Gegen diese hypothetische Formulierung läßt sich schließlich nichts einwenden. Aber Haxthausen gibt an derselben Stelle [s. Haxthausen (1949)] der Vermutung Ausdruck, daß man, falls man die Hautproben nicht erst nach drei Wochen, sondern früher vorgenommen hätte, das umgekehrte Resultat, das heißt die Ergebnisse erzielt hätte, wie sie bei den Transplantationsversuchen fixer Arzneiexantheme registriert wurden. Das ist natürlich unrichtig. Denn in den Versuchen von Haxthausen wurden nicht Hautpartien transplantiert, welche im Gegensatz zur übrigen Hautdecke allein allergisch reagierten, sondern Hautlappen von Individuen, bei welchen eine Allergie der gesamten Hautdecke willkürlich induziert worden war. Das Problem der fixen Arzneiexantheme wurde also gar nicht berührt.

B. Der Nachweis freier Reagine in vivo.

Zum Nachweis des freien Reagins im Serum allergischer Patienten verwendet man meist die von C. Prausnitz und H. Küstner (1921) angegebene Methode der passiven lokalen Präparierung der Haut normaler Menschen. In die Rückenhaut der normalen Versuchspersonen injiziert man 0,1 ccm Patientenserum intrakutan und 24 Stunden später an der gleichen Stelle und ebenfalls intrakutan das Allergen in möglichst kleinem Flüssigkeitsvolumen (0,02 bis höchstens 0,1 ccm). Die lokale Reaktion kann verschiedene Intensitätsabstufungen zeigen, von leichter diffuser Rötung und Schwellung bis zur Bildung einer ausgedehnten, mit pseudopodienartigen Fortsätzen versehenen, von einem breiten, erythematösen Hof umgebenen, stark juckenden Quaddel; sie entwickelt sich in der Regel rasch innerhalb einer kurzen, nach Minuten bemessenen Frist. Drei Kontrollen, welche negativ ausfallen müssen, werden verlangt, nämlich a) eine mit 0,1 ccm Patientenserum präparierte, symmetrisch gelegene Stelle der Rückenhaut darf nicht auf die Injektion von physiologischer Kochsalzlösung reagieren; b) eine mit 0,1 ccm Normalserum präparierte Stelle darf auf die Injektion des Allergens nicht reagieren und c) die Vorbehandlung einer dritten Stelle mit Normalserum und die Nachinjektion mit Kochsalzlösung muß ebenfalls ohne Zeichen einer Reizwirkung ablaufen. Von der Versuchsperson wird gefordert, daß sie selbst nicht allergisch und auch durch eine positive Familiengeschichte nicht belastet ist. Außerdem wurde von F. A. Simon (1944) eine Kontrolle der Injektionsspritze verlangt, um sich gegen die Möglichkeit zu schützen, daß in der Spritze Reste von reaktionsfähigen Substanzen vorhanden sein könnten, die von früheren Injektionen herrühren. Es wird daher empfohlen, die Injektionsspritzen nicht nur zu reinigen und zu sterilisieren, sondern sie mit der Flüssigkeit, welche zur Extraktion der Allergene verwendet wird, durch wiederholte Füllung und Entleerung von allen störenden Substanzresten zu befreien; 0,1 bis 0,2 ccm der Flüssigkeit, welche nach dieser Prozedur aus der Spritze entleert werden, dürfen dann weder auf präparierten noch auf nichtpräparierten Hautstellen eine Reaktion hervorrufen und erst dann soll die Spritze für die Ausführung des Prausnitz-Küstnerschen Tests als tauglich erachtet werden [vgl. hiezu auch C. E. Arbesman und H. Eagle (1939), W. S. Small, R. C. Hawes, H. Miller und G. Piness (1942) und F. W. Wittich (1943)].

Diese verschärften Kautelen lassen sich durch die außerordentlichen Verdünnungen rechtfertigen, in welchen Allergene bei vorhandenem Reagin ihre reaktionsauslösende Wirkung entfalten können (s. weiter unten); sie sind, wenn die Resultate auf Exaktheit Anspruch erheben wollen, bei allen Wirkstoffen von starker absoluter oder relativer Dynamik geboten. Die Spritzenkontrolle ist sub altra specie der „Pipettenfehler", den ich bei der Titrierung der Bakteriophagen festgestellt habe. Aber die PRAUSNITZ-KÜSTNERsche Reaktion ist ein in der dermatologischen Praxis geübtes Verfahren und da muß man sich nicht nur fragen, ob alles, was zur Vermeidung von Pseudoreaktionen notwendig erscheint, beachtet werden kann, sondern auch ob es de facto beachtet wird.

Aus diesen Erwägungen ist wohl das Prinzip der „Fernauslösung" entstanden. Man injiziert das Allergen nicht am gleichen Orte wie das auf seinen Reagingehalt zu prüfende Patientenserum, sondern an einer benachbarten Stelle der Haut oder führt es per os oder rektal zu oder appliziert es auf die Nasenschleimhaut [J. FREEMAN (1925), M. WALZER (1927) u. a.]. Auch für solche Fernauslösungen sind oft minimale Allergenquantitäten erforderlich. E. BOSCH, P. GYÖRGY und E. WITEBSKY (1931) konstatierten, daß manchmal 0,1 ccm Eiweiß per os, oder 0,05 ccm rektal eingeführt, genügten, um eine Fernauslösung zu erzielen; um die Prausnitz-Küstnersche Reaktion in der ursprünglich angegebenen Form (intrakutane Injektion des Allergens) auszulösen, sind allerdings, denselben Autoren zufolge, schon Eiereiweißverdünnungen von 1 : 10000000000 hinreichend, falls die Allergie einen hohen Grad erreicht.

C. Der Nachweis freier Reagine im Reagenzglase. Reagin-Allergen-Gemische.

Es kommen zwei Methoden in Betracht: die Präzipitation und die Komplementbindung. Die Komplementbindung ist empfindlicher als die Präzipitation, aber die Fehlerquellen sind selbst bei exakter Technik und Beachtung aller Kontrollen zahlreicher.

Die Präzipitation gibt in der Regel negative Resultate [A. F. COCA und E. F. GROVE (1925), O. SWINEFORD jr. und R. HOULIHAN (1947), PH. A. CAVELTI (1950), W. JADASSOHN u. v. a.], woran auch die Bestrebungen, die Technik zu verbessern [P. R. CANNON und C. E. MARSHALL (1940)] oder statt der direkten Präzipitation die Agglutination allergenbeladener Kollodiumpartikel zu verwenden [F. C. LOWELL (1943), PH. A. CAVELTI (1947)], nichts geändert haben. Und wenn sich im Blutserum ein Präzipitin nachweisen läßt, ist dies noch kein Beweis, daß eine Allergie gegen die Substanz, mit welcher das Präzipitin in vitro spezifisch flockt, vorliegt. Hühnereiereiweiß, Proteine der Kuhmilch oder von Fischen können vom Darm aus in unverändertem Zustand resorbiert werden und die Bildung von spezifischen Antikörpern auslösen, ohne daß sich eine typische klinische Allergieform entwickelt. Im Blute eines Kaninchens, dem man eine Injektion von Pferdeserum gemacht hat, kann das korrespondierende Präzipitin erscheinen, aber das Tier ist in den meisten Fällen nicht anaphylaktisch [R. DOERR (1950, S. 23)].

Dieser tierexperimentellen Erfahrung entspricht die Tatsache, daß man bei marantischen und gesunden Kindern sowie bei Erwachsenen nach der Aufnahme von Eiweißkörpern mit der Nahrung öfter spezifische Präzipitine festgestellt hat, obzwar keine Allergie bestand [Funk, E. Moro und P. György, A. Strobel und A. Wasitzky (1932)]. Man darf aber anderseits Präzipitin im Serum allergischer Patienten [J. C. Walker (1917), M. B. Cohen und R. Weller (1941)] nicht kurzerhand als einen völlig belanglosen Befund einstellen.

K. Landsteiner und M. W. Chase (1937) konnten nämlich feststellen, daß sich beim Meerschweinchen nach kutaner Präparierung mit Acyl- oder Picryl-Chloriden ein anaphylaktischer Zustand entwickelt, weil sich diese reaktionsfähigen Stoffe im Organismus mit körpereigenem Eiweiß verkoppeln und dadurch den Charakter von Vollantigenen erwerben. Mit dem Serum solcher Meerschweinchen konnten normale passiv präpariert werden, was seinen Gehalt an anaphylaktischem Antikörper bewies, und manchmal gelang es auch, in solchen Sera das Vorhandensein von chemospezifischem Präzipitin nachzuweisen. Bemerkenswert erscheinen in diesem Zusammenhang auch die Angaben von Gell, Harrington und Rivers (1946) über die Wirkung der Azide auf Kaninchen. So wie die Acyl- und Picryl-Chloride verdanken auch die Azide ihre immunisierende Funktion der Kupplungsfähigkeit mit Proteinen. Wurden Kaninchen intraperitoneal mit diesen Stoffen immunisiert, so produzierten sie spezifische Präzipitine, welche mit dem an Gelatine gebundenen Azid Niederschläge gaben. Diese Präzipitine hatten zum Teil einen hohen Titer; sie hielten sich jedoch im Blute der Kaninchen nur kurze Zeit. Sie erreichten das Maximum schon am dritten bis vierten Tag nach der letzten präparierenden Injektion und nahmen bereits innerhalb einer Woche erheblich ab. Diese Unbeständigkeit vermag es vielleicht zu erklären, warum die Präzipitinbefunde im Serum allergischer Patienten so selten sind.

Die vorstehenden Ausführungen gelten zunächst nur für Allergene, auf welche sich die Conjugationshypothese anwenden läßt. Man kann jedoch noch ein anderes Forschungsergebnis für das Versagen des Präzipitinnachweises ins Treffen führen. M. Heidelberger und F. C. Kendall (1935a, 1935b) konnten zeigen, daß es Antikörper gibt, welche für sich allein nicht flocken, sondern nur bei der Fällung anderer Antikörper in die Niederschlagsbildung eingehen, was, soweit die Tatsache in Betracht kommt, von F. Haurowitz (1942) bestätigt wurde. Das Auftreten einer sichtbaren Fällung wurde, insbesondere von Haurowitz, nur von der Wirkung des Antigens auf den Antikörper und von der Anpassung des Antikörpers an die spezifitätsbestimmenden Determinanten des Antigens abhängig gemacht. K. Landsteiner und J. van der Scheer (1932, 1933) stellten jedoch Versuche an, in welchen als Vitroantigene relativ einfache, nicht an Eiweiß gekuppelte Azofarbstoffe benützt wurden; die Immunsera wurden mit aus diesen Farbstoffen hergestellten Azoproteinen erzeugt. Ob man beim Vermischen beider Reaktionskomponenten eine spezifische Flockung erzielen konnte, hing in chemischer Beziehung davon ab, ob der als Antigen dienende Azofarbstoff genügend lange alipathische Seitenketten besaß, in physikalischer von der Dispersität der Farbstoffe in ihren Lösungen, da die Präzipitierbarkeit beim längeren Stehen der Lösungen allmählich zunahm. Man muß somit zugestehen, daß das Zustandekommen einer spezifischen Präzipitation in vitro durch mehrere und wesensverschiedene Faktoren vereitelt werden kann. In welchem Ausmaß diese Faktoren daran beteiligt sind, daß man die allergischen Reagine, besonders jene, welche gegen Arzneien oder Chemikalien gerichtet sind, nicht oder nur ganz ausnahmsweise durch die Präzipitinreaktion nachweisen kann, ist nicht untersucht worden. Es wäre auch schwer, diese Aufgabe zu lösen, so schwer, daß das theoretische Desinteressement überwog.

Die Komplementbindung ist von den Faktoren, welche die Entstehung von Niederschlägen in vitro beherrschen, unabhängig. Man kann aber auch heute nicht behaupten, daß die Komplementbindungsreaktion dem PRAUSNITZ-KÜSTNERschen Test oder den Hautproben den Rang abgelaufen hat, obzwar es an Bemühungen nicht fehlte, die Methode zu verbessern bzw. empfindlicher zu machen. I. C. WALKER (1917) erzielte mit dem Serum von Asthmatikern positive Resultate, wobei er verschiedene Allergene (Pferdeepithel, Katzenhaare und Weizen) verwendete; die Allergenverdünnungen schwankten von 1 : 100000 und die Hautproben waren in der Mehrzahl der Fälle, bei welchen positive Komplementsbindungsreaktionen konstatiert wurden, positiv. P. GYÖRGY, E. MORO und C. WITEBSKY (1930) untersuchten das Serum von mit Ekzem behafteten Kindern, welche auf Kutanproben mit Eiereiweiß stark positiv reagierten und bei welchen die lokale passive Übertragung nach PRAUSNITZ-KÜSTNER ebenfalls ein positives Resultat gab, mit Hilfe der Komplementbindungsreaktion; die Ergebnisse waren zwar positiv, aber nur mit hohen Verdünnungen von Eiereiweiß (1 : 30000 bis 100000). Über positive Ergebnisse hatten ferner K. JAFFE (1931), E. BOSCH, GYÖRGY und WITEBSKY (1931), G. A. ALBUS (1935a, b, 1936), P. WORINGER (1933), BOSTRÖM und HELLERSTRÖM (1935), M. E. HENSEL und J. M. SHELDON (1941), PH. A. CAVELTI (1950) u. a. zu berichten. 1935 schrieb E. URBACH (l. c. S. 153): „Trotzdem muß diese Methode unbedingt intensiv weiter verfolgt werden; ihre Bedeutung läge darin, daß sie uns unabhängig machen würde, sowohl vom Menschen- als vom Tierexperiment, und uns gestatten würde, mit einer relativ geringen Blutserummenge eine Reihe von wichtigen Testungen auszuführen."

Dieser Erwartung war keine Erfüllung beschieden. Vielmehr ergab sich aus den Ergebnissen der Komplementbindungsreaktion erstens, daß sie bei bestimmten Allergenen (Arzneimitteln, chemisch definierten, einfachen Substanzen) versagt, und zweitens, daß sie bei auf natürlichem Wege entstandenen Allergien und bei willkürlichen Sensibilisierungen an verschiedene Bedingungen gebunden ist. Die sub 1. angeführte Tatsache mag darauf beruhen, daß wir wohl allgemeine Vorstellungen über die Möglichkeit entwickelt haben, daß eine Substanz von einfachem chemischem Bau sensibilisierend wirken kann (Chemospezifität, Conjugationshypothese), daß es aber nicht bekannt ist, warum *alle* Stoffe, welche in diese Kategorie gehören, spezifische Allergien hervorzurufen vermögen; wir wissen nicht, in welcher Form derartige Stoffe im Organismus allergisierende Aktivität gewinnen können und sind uns daher noch weniger darüber klar, woran ihre Reaktivität in vitro gebunden ist. Was den zweiten Punkt betrifft, gaben P. GYÖRGY, E. MORO und E. WITEBSKY (1930) an, daß die Komplementbindungsreaktion bei der auf natürlichem Wege entstandenen ekzematösen Allergie gegen Hühnereiweiß nur dann positive Resultate liefert, wenn man das Allergen (Eiklar) sehr stark (im Verhältnis von 1 : 30000 bis 300000) verdünnt; es besteht also in diesem Falle eine sehr breite, „untere Hemmungszone“. Die Sera der mit dieser Allergie behafteten Kinder gaben fast immer eine positive PRAUSNITZ-KÜSTNERsche Reaktion. Wurden aber Kinder gegen Hühnereiereiweiß künstlich sensibilisiert, so zeigten ihre Sera in beiden Beziehungen das entgegengesetzte Verhalten: die Komplementbindungsreaktion war in niedrigen Allergenverdünnungen positiv und die Übertragung nach PRAUSNITZ-KÜSTNER mißlang ausnahmslos. Diese Angaben wurden von P. WORINGER (1933) sowie von R. MÜLLER und R. BRANDT (1932) bestätigt. Es schien sich also der auf natürlichem Wege entstandene komplementbindende Antikörper von dem künstlich erzeugten zu unterscheiden; die so ausgeprägte untere Hemmungszone, welche im titrierenden Komplementbindungsversuch mit den Sera der spontan allergisch gewordenen Kinder zutage trat, wurde auf eine die Reaktion hemmende Substanz zurückgeführt, deren Einfluß erst in hohen Verdünnungen nicht mehr wirksam ist [MÜLLER und BRANDT].

Diese Beobachtungen und ihre Deutung wurden einige Jahre später auf das Heufieber übertragen. Anlaß boten die Erfahrungen, die man bei dieser Allergieform mit der Übertragung von *Reagin-Allergen-Gemischen* auf die Haut normaler Versuchspersonen gemacht hatte. Solche Gemische waren zum Teil unwirksam, während sie in anderen Fällen eine Reaktion hervorriefen, wie man sie beobachtet, wenn man zuerst das Serum eines Heufieberpatienten und dann am gleichen Ort das Pollenallergen intrakutan injiziert. COOKE, BARNARD, HEBALD und STULL (1935) konnten diese Widersprüche dahin aufklären, daß die Gemische nur dann unwirksam sind, wenn sie mit dem Serum spezifisch behandelter („desensibilisierter") Patienten hergestellt werden. Es konnte gezeigt werden, daß solche Gemische nur deshalb unwirksam sind, weil die Vereinigung von Reagin und Allergen offenbar infolge einer besonderen Beschaffenheit des reaginhaltigen Serums ausbleibt; daß das Reagin in den unwirksamen Gemischen nicht neutralisiert ist und auch im Organismus der Versuchsperson nicht neutralisiert wird, ging daraus hervor, daß sich die mit solchen Gemischen injizierten Hautstellen als passiv präpariert erweisen, indem sie nach Ablauf von 48 Stunden auf eine Probe mit Allergen positiv reagieren [D. Harley (1925), M. H. Loveless (1940)]. Worin besteht nun die Veränderung des Serums, welche durch die auf die natürliche Allergisierung aufgepfropfte Immunisierung zustande kommt? Bevor man diese Frage zu beantworten versucht, muß man sich darüber Rechenschaft ablegen, was in den Reagin-Allergen-Gemischen vorsichgeht, bevor man sie der normalen Versuchsperson injiziert. J. M. Newell (1939) vermischte das Serum eines gegen Kaninchenhaare und Kaninchenserum empfindlichen Individuums mit Kaninchenserum und vermochte weder mit Hilfe der Ultrazentrifuge noch im Elektrophoreseapparat von Tiselius irgendwelche physikalische Veränderungen als Ausdruck einer stattgefundenen Antigen-Antikörper-Reaktion zu konstatieren. Wenn man aber die Gemische einer Versuchsperson injiziert, so rufen sie durchaus typische Reaktionen hervor, vorausgesetzt, daß das reaginhaltige Serum nicht von einer spezifisch behandelten Person stammt; die Reaktion läuft also erst im Organismus der Versuchsperson ab und das Reagin wird ungehindert neutralisiert, da sich die Hautstelle bei einer nach 48 Stunden vorgenommenen Testung mit Allergen als unempfindlich erweist. Im Serum des spezifisch behandelten Patienten muß also ein Agens angenommen werden, welches die Reagin-Allergen-Reaktion verhindert, und diese Hemmung kann nicht in der Zerstörung oder der Wegschaffung des Reagins gesucht werden, da sich die mit dem Gemisch injizierte Hautstelle nach 48 Stunden als passiv präpariert erweist (s. oben). Diese Wiederkehr der Reaginfunktion kann somit nur darauf beruhen, daß das ungebundene Allergen aus der Injektionsstelle wegdiffundiert ist, den gewebsständigeren Antikörper am Orte seiner Deponierung zurücklassend. Diese Aussage wird durch die Erfahrung bestätigt, daß man bei der Umkehrung des Prausnitz-Küstnerschen Versuches nur ein kurzes Intervall zwischen die Injektion des Allergens und die folgende Injektion des reaginhaltigen Serums einschalten darf, wenn man ein positives Resultat erhalten will, während bei der üblichen Ausführung des Tests routinemäßig 48 Stunden verstreichen, bevor man auf die Sensibilisierung der Hautstelle die Allergeninjektion folgen läßt. Das Problem stellt sich somit in folgender Form dar: das Reagin des spezifisch behandelten Heufieberkandidaten wird in einem nichtreaktionsfähigen Zustand beim Prausnitz-Küstnerschen Versuch in die Haut der Versuchspersonen eingebracht und gewinnt seine Reaktionsfähigkeit innerhalb kurzer Zeit wieder. Was soll man sich unter diesem Prozeß der Inaktivierung und Reaktivierung vorstellen? Nach der Ansicht des Verfassers hat J. BRONFENBRENNER (1948) eine hypothetische, aber sachlich unterbaute Erklärung vorgeschlagen. Er nimmt an, daß die Immunglobuline i. e. die Reagine durch die zu therapeutischen Zwecken durchgeführte Hyperimmunisierung eine Veränderung erleiden, indem sie größere Komplexe bilden, die reversibel sind. BRONFENBRENNER beruft sich auf Versuche von A. TYLER (1945), welcher agglutinierende und präzipitierende Antikörper in nicht agglutinierende und nicht präzipitierende durch Photooxydation umwandelte; die Derivate waren nicht imstande, die anaphylaktische Reaktivität passiv zu übertragen, konnten sich aber mit ihren Antigenen verbinden und dadurch die Reaktionen der unveränderten Antikörper hemmend beeinflussen. Veränderungen der Antikörper im Laufe von intensivierten Immunisierungen sind gleichfalls bekannt [R. DOERR (1947, S. 47 und 150)], wenn auch nicht gerade von der Art, wie sie BRONFENBRENNER annimmt. Auch für die Reversibilität gibt es experimentelle Analoga, wie z. B. die Angabe von FOLLENSBY und HOOKER (1947), daß nicht präzipitierende, aber hemmende Antikörper die hemmende Eigenschaft bei langer Lagerung verlieren, und die Versuche von J. M. MORGAN (1945), welcher eine derartige Wirkung durch bloßes Verdünnen zustande brachte.

Durch solche Hinweise ist allerdings das Phänomen der Inaktivierung und Reaktivierung nicht befriedigend aufgeklärt. Aber der von BRONFENBRENNER eingeschlagene Weg ist zweifellos rationaler als das Auskunftsmittel, eine Duplizität der Antikörper zu supponieren, je nachdem man eine „schädliche“ oder „nützliche“ Auswirkung einer in vivo ablaufenden Antigen-Antikörper-Reaktion vor sich hat [s. R. DOERR (1950, S. 10f, und diese Abhandlung, S. 6)]. Auf diesen „immunologischen Irrweg“ hat sich zuerst STORM VAN LEEUWEN (1926) mit seiner Annahme von „Antiallergenen“ begeben, den Vorläufern der hemmenden Antikörper („blocking antibodies“), deren irrealer Existenz COOKE und seine Mitarbeiter, M. H. LOVELESS und zahlreiche andere Autoren Zeit und Arbeit geopfert hatten. Um die Sonderart dieser hemmenden Antikörper zu beweisen, wurde untersucht, ob sie sich nicht durch andere Eigenschaften als bloß durch ihre blockierende Wirkung von den „sensibilisierenden“ Antikörpern differenzieren lassen. Es wurde behauptet, daß sie sich durch eine relative Thermostabilität auszeichnen, indem sie die vierstündige Erwärmung auf 57° C ertragen, während die Sera von nicht spezifisch behandelten Patienten ihre sensibilisierende Funktion durch diese Behandlung einbüßen. Doch konnte PH. A. CAVELTI (1950, S. 540) diese Angaben nicht bestätigen. Um ferner die Tatsache zu motivieren, daß Gemische von Allergenen mit dem Serum von spezifisch behandelten Patienten zwar keine Reaktionen hervorrufen, aber passiv sensibilisieren, wurde von R. A. COOKE (1941) und M. H. LOVELESS (1940) angenommen, daß die blockierenden Antikörper leicht diffusibel sind und daher rasch aus dem Gewebe der Injektionsstelle verschwinden, so daß sie schon nach Stunden, weil abwesend, ihre blockierende Wirkung nicht mehr entfalten können. Ferner soll nach LOVELESS (1940) der thermostabile Antikörper plazentar auf den Fetus übertragbar sein, was man allerdings von allen Antikörpern, so u. a. vom anaphylaktischen oder vom Rh-Antikörper behaupten kann. Trotz dieser offenkundigen Bedenken werden am laufenden Band Arbeiten über den blockierenden Antikörper publiziert. Anfänglich war ein therapeutisches Motiv im Spiele. Da diese Zustandsform des Antikörpers infolge der spezifischen Behandlung des Heufiebers entsteht, vermutete man, daß ihre Menge bzw. ihre Konzentration im Serum als ein Maßstab der therapeutischen Erfolge betrachtet werden könnte. Man war daher eifrig bemüht, die Methoden der quantitativen Erfassung des thermostabilen Antikörpers — hauptsächlich durch die Präzipitinreaktion — zu verbessern [S. F. HAMPTON, M. C. JOHNSON, H. L. ALEXANDER und K. S. WILSON (1943), JOHNSON, H. L. ALEXANDER, J. H. ALEXANDER und WALKER (1945), ALEXANDER, H. L. JOHNSON und J. H. ALEXANDER (1946), M. H. LOVELESS (1942, 1943) u. a.]. M. H. LOVELESS (1944) glaubte aus ihren Untersuchungen folgern zu dürfen, daß der Titer des thermostabilen Antikörpers tatsächlich als Indikator der klinischen Besserung des Zustandes der Heufieberpatienten verwendet werden kann, wenn auch zugestanden werden müsse, daß individuelle Variationen der Empfindlichkeit gegen das Pollenallergen oder gegen histaminähnliche Substanzen die Bedeutung des Indikators verschleiern können. Aber M. A. SCULLY und F. M. RACKEMANN (1941), H. H. GELFAND und D. E. FRANK (1944), H. L. ALEXANDER, M. C. JOHNSON und S. C. BUKANTZ (1948) leugnen, daß überhaupt ein Zusammenhang der bezeichneten Art besteht und H. L. ALEXANDER und seine Mitarbeiter konstatieren, daß der Mechanismus der klinischen Erfolge der spezifischen Pollentherapie unbekannt ist.

Hat somit das Bestreben, die Reagine im Reagenzglase nachzuweisen, hinsichtlich seiner praktischen Verwendbarkeit enttäuscht und in theoretischer Hinsicht höchstens die Problematik bereichert, ohne die Erkenntnis zu vertiefen, so hatten die experimentellen Methoden, nämlich die Reaktion nach PRAUSNITZ-KÜSTNER und die Varianten der Hautproben bemerkenswerte Ergebnisse zu verzeichnen.

R. A. KERN berichtete 1939 über einen Patienten, der an einem durch Phtalsäureanhydrid bedingten allergischen Asthma und an Rhinitis litt, und in dessen Serum Reagine durch die Übertragung nach PRAUSNITZ-KÜSTNER festgestellt werden konnten. Es handelt sich hier nur um *einen* Fall, der aber dadurch Bedeutung gewinnt, daß die PRAUSNITZ-KÜSTNERsche Reaktion bei Allergien, welche durch Arzneimittel oder Chemikalien verursacht werden, stets negativ ausfällt. Entscheidend ist, daß Reagine mit dieser spezifischen Einstellung im menschlichen Organismus gebildet werden und daß sie im Blute zirkulieren können. Auf die Frage, warum sie nicht häufiger im Blute nachzuweisen sind, gibt vielleicht eine Beobachtung von J. A. McCuire und B. Shaffer (1946) Bescheid. In einem Fall von Allergie gegen Sulfathiazol, welche sich in einem fixen vesikulösen Ausschlag manifestierte, wurde eine Übertragung nach der Methode von Urbach und Königstein versucht, welche darin besteht, daß man durch Applikation von Kantharidenpflaster Blasen erzeugt und 0,05 ccm des Blaseninhaltes zur Übertragung auf eine normale Versuchsperson verwendet. Das Resultat war positiv, wobei zu bemerken ist, a) daß eine Übertragung mit dem Serum des Patienten nicht möglich war und b), daß nur der Inhalt von Blasen sensibilisierend wirkte, die man auf Hautstellen erzeugt hatte, auf denen sich die Allergie lokalisiert hatte, während der Inhalt von Blasen, die auf noch nicht ergriffenen Hautstellen provoziert wurden, keine Übertragung vermittelte. Der zitierte Fall ist nicht vereinzelt geblieben. Vielmehr konnte die passive Übertragung mit Blaseninhalt in mehreren Fällen realisiert werden, in welchen die Methode von Prausnitz und Küstner versagte [Literatur bei E. Urbach und Gottlieb (1946, S. 153)]. Ob man diese Diskordanz so auffassen kann, daß durch die Blasenmethode zellulare, durch das Verfahren von Prausnitz-Küstner humorale Antikörper übertragen werden [E. Urbach (1928)], ist zweifelhaft. Aus den Einzelheiten der Beobachtung von McGuire und Shaffer wäre eher zu schließen, daß das am Sitz der fixen Arzneiexantheme lokalisierte Reagin in die durch das Kantharidenpflaster erzeugten Blasen übertritt. Selbstverständlich kann unter Umständen sowohl die Blasenmethode als auch der Prausnitz-Küstnersche Test positive Resultate geben; daß Stoffe, welche im Blute kreisen, in spontan entstehenden und namentlich in absichtlich erzeugten Blasen zu finden sind, ist ja bekannt.

Daß man die spontane Entstehung der verschiedenen Allergieformen (Heufieber, Nahrungsmittelidiosynkrasien, Ekzeme) nicht nur beim Menschen, sondern auch bei Tieren beobachtet hat, darf heute als bekannt vorausgesetzt werden [s. R. Doerr (1950, S. 14f.)]. F. W. Wittich (1949) hat neuerdings die vorliegenden Angaben gesammelt und durch eigene interessante Beobachtungen und Untersuchungen erweitert. Besonders hervorzuheben ist, daß die Allergie gegen Ambrosiapollen bei Hunden das typische Erscheinungsbild des Heufiebers einschließlich des Asthmas annehmen kann und daß die passive Übertragung nach Prausnitz-Küstner mit dem Serum eines Hundes nicht nur auf andere Hunde, und zwar auch auf Hunde anderer Rassen, sondern auch auf die Haut des Menschen Erfolg hatte. Ob die heterologe Übertragbarkeit vom

Hund auf den Menschen reziprok war, d. h. ob man mit dem Serum von heufieberkranken Menschen die passive Übertragung auf Hunde bewerkstelligen kann, scheint WITTICH nicht versucht zu haben. Beeinträchtigt wird die Genugtuung über die Erschließung einer neuen experimentellen Forschungsmöglichkeit, wie sie bei WITTICH und in einem Artikel von A. J. WEIL (1947) zum Ausdruck kommt, durch die Tatsache, daß schon die bis jetzt gesammelten Daten das gleiche verwirrende Gepräge der unbegrenzten Möglichkeiten aufweisen wie die Allergien des Menschen. Da kennt man bereits Allergien gegen Kuhmilch, Schweinefleisch, Gerste, Hefe, verschiedene Pollenarten, Ascarisantigen, artfremde Sera, Aluminiumverbindungen usw., und die Buntheit der klinischen Reaktionsformen läßt auch nichts zu wünschen übrig. Diese extreme Polyspezifität und Polyreaktivität war es, welche die Durchdringung des Allergieproblems erschwert und immer wieder dazu gezwungen hat, sich vom allgemeinen ablenken zu lassen und sich im Dschungel der Einzelheiten zu verlieren. Wenn sich nicht in der Anaphylaxie ein verläßliches, führendes Prinzip aufgetan hätte, wäre man der Allergie ratlos gegenübergestanden. Nach der Meinung des Verfassers bieten die Tierallergien vorderhand nur den Vorteil, den Einfluß hereditärer Faktoren auf ihre Entstehung mit den Methoden der Genetik zu studieren und in dieser Richtung weiter vorzudringen als M. W. CHASE.

III. Die Allergene.

Man darf sich wohl auf den Standpunkt stellen, daß der Begriff des Allergens so wie der des Anaphylaktogens sowohl die sensibilisierende als auch die reaktionsauslösende Eigenschaft in sich vereint. Es handelt sich ja in beiden Fällen nur um eine Übertragung der Definition des Antigens auf ein besonderes Gebiet. Den Allergenen wurde aber insofern eine Sonderstellung zugewiesen als man sie als „reaktionsauslösende Substanzen" erfaßt und die andere Seite, die sensibilisierende oder reaginbildende Funktion zurücktreten läßt. Das hat mehrfache Gründe:

1. Im Gegensatz zur Anaphylaxie ist bei den Allergien der Zusammenhang zwischen der Reaktionsfähigkeit und der vorangegangenen Sensibilisierung in quantitativer und zeitlicher Beziehung nicht gesetzmäßig, und oft genug ist eine Aussage, wann und unter welchen Umständen die Sensibilisierung zustande kam, unmöglich.

2. Die auslösende Substanz muß mit der sensibilisierenden nicht identisch sein; Jodoform kann z. B. gegen Bromoform sensibilisieren (s. S. 14).

3. Die Auslösung der Allergien ist an Arten der Allgemeinwirkung gebunden, welche untereinander verschieden sind und für das anaphylaktische Experiment nicht oder nur ausnahmsweise in Betracht kommen:

a) durch Aufbringen auf die unverletzte oder verletzte Haut;
b) durch Aufnahme in den Conjunctivalsack;
c) durch Einatmen;
d) durch Verschlucken;
e) durch die zu diagnostischen oder therapeutischen Zwecken ausgeführten parenteralen (intrakutanen, subkutanen, intramuskulären, intralumbalen, intravenösen) Injektionen.

Doch ist eine bestehende Allergie keineswegs immer an eine bestimmte Art der Reaktionsauslösung gebunden, wie schon die verschiedenen Varianten der Hautproben beweisen. Die Einteilung der Allergene in Inhalations-, Kontakt-, Nahrungs-, Arzneiallergene [E. URBACH und GOTTLIEB (1946, S. 115)] hat daher höchstens als Verlegenheitsbehelf einen Wert. De facto ist eine Einteilung der auslösenden Substanzen nach irgendeinem durchgreifenden Prinzip undurchführbar; Versuche, welche in dieser Richtung unternommen wurden, verfolgten nur den Zweck, die geradezu unbegrenzte Mannigfaltigkeit so zu sichten, daß das Auffinden der ein bestimmtes Allergen betreffenden Literatur in Referatenblättern oder umfangreichen Spezialwerken erleichtert wird.

Unter diesem Vorbehalt sei die nachstehende Tabelle der auslösenden Allergene [aus R. DOERR (1944, S. 354f.)] reproduziert, in welche nur das relativ häufiger Vorkommende aufgenommen wurde; sie soll durch eine eingehendere Besprechung einiger wichtiger Positionen ergänzt werden.

Bei vorhandener Reaktionsbereitschaft kann ein allergisches Symptom (Rhinitis, Urticaria, Asthma) auch psychisch ausgelöst werden. Bei einer gegen Rosenpollen empfindlichen Person rief der Anblick einer Papierrose [MACKENZIE (1885)], bei Heufieberpatienten der Anblick des Gemäldes einer Heuernte (H. H. DALE) oder die Besichtigung der eine blühende Wiese darstellenden Szenerie in der Oper „Faust" [E. URBACH in URBACH-GOTTLIEB, S. 75] Heufiebersymptome hervor. Nach H. H. DALE soll es sich hier um Vorgänge handeln, welche zur Auslösung der Vorgänge durch stoffliche Agenzien in einem ähnlichen Verhältnis stehen wie die „bedingten", durch Erfahrung und Übung erworbenen zu den „unbedingten" nur durch Reizung der Mundschleimhaut induzierbaren Speichelreflexen PAWLOWS. K. HANSEN (1928) hat sich dieser Erklärung angeschlossen, indem er annahm, daß der psychischen Auslösbarkeit in jedem Falle eine größere Zahl von Reaktionen vorangeht, welche durch das spezifische Allergen hervorgerufen werden; nur auf diese Weise könne der Reaktionsablauf schließlich so erleichtert werden, daß der bloß vorgestellte Antigenkontakt genügt, um den eingeübten, dem geringsten Impuls folgenden Mechanismus abrollen zu lassen. Tierexperimentell suchte S. METALNIKOFF (1934) den Einfluß des Nerven-

Tab. 2. Auslösende Allergene.

A. Substanzen von unbekannter chemischer Zusammensetzung (größtenteils Eiweißkörper) oder variable und komplizierte Substanzgemische, deren wirksame Komponenten bisher nicht festgestellt werden konnten.	*Häufigster Modus der auslösenden Zufuhr*
I. Tierische Provenienzen.	
1. Artfremde Blutsera, besonders Pferdeserum	Parenterale Injektion.
2. Fleisch (Muskelsubstanz) verschiedener Schlachttiere (Schweine, Pferde, Hühner, Gänse)	Nahrungsmittel; enterale Einverleibung.
3. Innere Organe von Schlachttieren (speziell Leber)	Desgl. (Leberpräparate zu therapeutischen Zwecken, auch parenteral).
4. Kaltblüter (Fische, Krebse, Hummern, Langusten, Austern usw.), in rohem oder gekochtem Zustande	Desgl.
5. Milch (Kuhmilch, Pferdemilch) und Molkereiprodukte (Käse)	„
6. Vogeleier, speziell Stoffe im Eiklar und im Eidotter des Hühnereies	„
7. Von der Haut abgestoßene Epithelien (Schuppen), Haare und Federn verschiedener Tiere (Pferd, Hund, Katze, Meerschweinchen, Kaninchen, Schafe [Schafwolle], Huhn, Gans, Papagei usw.)	Inhalation des in der Luft fein verteilten Materials; Hautkontakte.
8. Eiweißartige Stoffe von Insekten, wie sie im Honig oder in Getreidestaub vorkommen, wenn das Getreide durch Schmarotzer (Pediculoides ventricosus u. a.) verunreinigt ist	Inhalation, eventuell auch Ingestion.
9. Proteine oder Lipoproteine von Entozoen (Ascariden, Echinokokken, Oxyuren, Tänien)	Resorption.
10. Stoffe, welche Insekten (Bienen, Wespen, Phlebotomen usw.) durch ihre Stiche einimpfen	Parenteral.
II. Pflanzliche Provenienzen.	
1. Bakterienproteine	Resorption aus Krankheitsherden; Injektionen.

Fortsetzung der Tab. 2 auf Seite 44

Fortsetzung der Tab. 2 von Seite 43

2. Schimmelpilze bzw. ihre Sporen (besonders Aspergillus fumigatus, A. niger, Penicillium glaucum), welche in der Luft suspendiert sind	Inhalation.
3. Vegetabilische Nahrungsmittel (Nüsse, Stachel-, Erd- oder Himbeeren, Weintrauben, Bananen, Tomaten, Sellerie, Spinat, Kohl, Zwiebeln, Spargeln, Mais, Reis, Hafer, Buchweizen, Kakao und Schokolade usw.)	Ingestion.
4. Staubartig zerkleinerte Teile von höheren Pflanzen (Mehlarten, Ipecacuanha- oder Irispulver, Ricinusbohnenstaub, Sägemehle gewisser Holzarten, z. B. Palisander- oder Mahagoniholz usw.)	Inhalation, Hautkontakte
5. Ganze Pflanzen, Pflanzenteile, Pflanzensäfte oder Ausscheidungsprodukte von Pflanzen (Spargel, Vanillefrüchte, Baumwollsamen, Rhusarten, speziell Rhus toxicodendron [Giftsumach oder Giftefeu], einheimischer Efeu, Primelarten, Hopfenblüten, Opium, vegetabilische Harze usw.); eine ausführliche Zusammenstellung, welche hauptsächlich jene Stoffe dieser Gruppe berücksichtigt, welche auf die Haut wirken, findet man bei K. TOUTON	Hautkontakte.
6. Pflanzenpollen	Inhalation.
III. Der Staub mancher Wohnräume (COOKE); es handelt sich um ein verstäubendes Stoffgemenge, das verschiedene wirksame Allergene (Baumwollfasern, Kapokfragmente, Federpartikel, Schimmelsporen usw.) enthalten kann	Inhalation.
IV. Roh- und Fertigprodukte der Industrien (Teer- und Teerderivate, Kosmetika, wie Puder, Lippenstifte, Parfüms, Seifen, Odol, Nährmittel verschiedener Art, darunter auch die Handelspeptone, Produkte der pharmazeutischen Industrie usw.)	Hautkontakte (speziell bei den gewerblichen Idiosynkrasien), Inhalation, bei pharmazeutischen Produkten auch Aufnahme per os oder parenterale Injektionen.
B. Substanzen von bekannter chemischer Zusammensetzung (Nichtproteide).	
p-Phenylenfarbstoffe (Ursol), Nickelsalze, Jod-, Arsen-, Hg-Verbindungen, Chinin, Aspirin, Antipyrin, Pyramidon, Veramon, Veronal, Phenolphthalein, Opium, Codein u. a.	Hautkontakte, Ingestion, Injektion.

systems und psychischer Faktoren auf die Realisierung von Immunitätsphänomenen nachzuweisen; die zum Teil sehr primitiven Versuche dieses Autors waren, wie die zitierten Ausführungen von HANSEN, auf die gleiche Vorstellung der „ausgefahrenen Bahn“ aufgebaut. Indes, auch diese, mit der Annahme einer Reagin-Allergen-Reaktion vereinbare und physiologisch motivierte Erklärung hat die Prüfung durch eine ausgedehnte Kasuistik nicht bestanden. Es wurden Fälle mitgeteilt, in welchen keine psychische Beziehung zum wirksamen Allergen zu bestehen schien, ferner Beobachtungen, daß psychische Affekte bei Personen ohne allergische Vorgeschichte (d. h. ohne vorausgegangene, durch spezifische Allergene ausgelöste Anfälle) Asthma, Rhinitis vasomotoria, Urticaria, Quinckes Ödem hervorzurufen vermögen. Schließlich stellte eine Mitteilung, der zufolge die Hypnose die allergische Reaktion gegen Hühnereiereiweiß aufzuheben vermag [A. K. CLARKSON (1937)], alles bisher Errungene in Frage. Das immunologisch interpretierte Phänomen der Allergie sollte auf eine psychische Grundlage zurückgeführt werden und die allzeit geschäftige Erfindung neuer Namen war bereit, das Terrain zu okkupieren. Ausdrücke wie „emotionale Anaphylaxie“, „Psychoallergie“, „Psychononantigene“, „Psychallergene“ tauchten auf der Bildfläche der spezialistischen Publizistik auf, Erinnerungen an die verschiedenen „Ergien“ (Parallergie, Metallergie, Pathergie, Hyperergie, Anergie, Normergie, Phylergie[1], Atopie, Idioblapsie) hervorrufend. Was hat es nun für eine Bewandtnis mit dieser „Psychergie“? Das läßt sich nicht ausschließlich auf Grund der Kasuistik beantworten, die zum großen Teile den Charakter einer Sammlung von medizinischen Anekdoten aufweist. Als Beispiel sei eine Beobachtung von J. H. SCHULTZ (1934) angeführt. Eine Frau befürchtete die ungünstigen Folgen einer Operation an ihrem hospitalisierten Kinde und wurde in der Folge gegen die Pollen einer im Garten des Spitales wachsenden Strauchart empfindlich, welche gerade zur Zeit ihrer Angstzustände blühte. Mit derartigen Angaben ist überhaupt nichts anzufangen. Wir wollen uns vielmehr, und es besteht ein Recht, die Angelegenheit von dieser Seite zu behandeln, den Argumenten zuwenden, welche es gestatten, eine rein psychische Entstehung der Allergien auszuschließen.

Oft kennt der Patient die Substanz nicht, gegen welche er empfindlich ist, ja, er ist sich dessen gar nicht bewußt, daß die Beschwerden, welche ihn plagen, von Stoffen seiner Umgebung verursacht werden. Wie soll man sich unter diesen Umständen die Spezifität der Allergie erklären? Auch der Psychoanalytiker wird die Antwort schuldig bleiben müssen.

Die oben zitierte Angabe von A. K. CLARKSON, daß sich die allergische Reaktivität durch hypnotische Suggestion unterdrücken läßt, wurde

---

[1] Dieser Terminus stammt von W. BORDEL und E. BUDDEKE (1950).

durch M. ZELLER (1944) widerlegt[1]. Auf Grund von Versuchen an fünf Personen kam ZELLER zu dem Schluß, daß die hypnotische Suggestion die Reaktion der Haut gegen Ambrosiapollen oder Epidermisallergene vom Pferde nicht beeinflußt. Die hypnotische Suggestion vermochte auch die Reaktion passiv sensibilisierter Hautstellen (das Ergebnis des PRAUSNITZ-KÜSTNERschen Versuches) nicht zu beeinträchtigen.

H. DEKKER (1934) und L. UNGER (1945) kamen auf Grund reichhaltiger klinischer Erfahrungen zu dem Schluß, daß eine Entstehung des Asthmas auf Grund rein nervöser oder psychischer Faktoren nicht anzunehmen sei; solche Faktoren können nur die Frequenz und Intensität der asthmatischen Anfälle verstärken.

Es sind jetzt Allergien der Tiere in hinreichendem Ausmaß bekannt, um sie zur Beurteilung strittiger Fragen heranzuziehen. Man wird wohl kaum behaupten wollen, daß ein Hund auf Grund psychischer Beeinflussung gegen bestimmte Arten von Pflanzenpollen oder gegen in Aluminiumgefäßen verabreichtes Futter allergisch wird, daß ein Walroß gegen Kuhmilch sensibilisiert wird u. dgl.

Schließlich kennt man Formen der Allergien, bei welchen nicht ausschließlich die Allergen-Reagin-Reaktion als pathogener Faktor beteiligt ist, sondern auch toxische Wirkstoffe, welche durch diese Reaktion aus den Gewebszellen frei gemacht werden (H-Substanzen, Acetylcholin). Kann man annehmen, daß diese Giftausschüttung unter psychischem Einfluß steht und durch Suggestion verhindert werden kann? Auch das ist behauptet worden. Unter dem anspruchsvollen Titel „Die Lösung des Immunitätsproblems“ veröffentlichte F. M. LEHMANN (1924) eine Abhandlung, welche auf die Ansicht basiert war, daß auch die lebende Zelle mit der Fähigkeit bewußter Empfindung begabt sein könnte. Es wurden z. B. Anaphylaxie und Allergie als Reaktionen der Zellen auf „überraschende Einwirkungen“ gedeutet. Es war das nichts anderes als die auf die Zelle reduzierte Hypothese der Psycho-Allergie.

In welchem Ausmaß kann man nun psychischen Einflüssen eine Mitwirkung an dem Zustandekommen allergischer Reaktionen zugestehen? Selbstverständlich muß man hier in der Praxis erfahrenen Spezialisten, wozu der Verfasser nicht gehört, das Wort überlassen. Es sei daher hier ein Passus aus dem Werke „Allergy“ von URBACH und GOTTLIEB (l.c., S. 77) zitiert, wobei bemerkt werden muß, daß diese Autoren daran

[1] E. URBACH und GOTTLIEB (1946, S. 76) führen Beobachtungen von H. MARCUS und E. SAHLGREN (1936) an, denen zufolge die positiven Reaktionen auf Pollenextrakte verhindert werden können, wenn man den Probanden in der Hypnose suggeriert, daß es sich um andere Substanzen handelt. M. ZELLER war diese Mitteilung unbekannt und er war daher nur durch den von CLARKSON publizierten Fall zur Nachprüfung angeregt.

festhalten, daß Anaphylaxie und Allergie auf dem Antigen-Antikörper-Mechanismus beruhen. Die Stelle lautet in deutscher Übersetzung:

„In weitgehender Verallgemeinerung kann man feststellen, daß psychosomatische Faktoren am meisten bei der Neurodermitis und Urticaria zur Geltung kommen, eine etwas geringere Bedeutung beim Asthma und bei der allergischen Rhinopathie haben, und keinen oder unbedeutenden Einfluß auf die Verursachung des Heufiebers und der allergischen Kontaktdermatitis nehmen. Natürlich hängt bei jeder Krankheit die Reaktion des Patienten auf seine Beschwerden von seiner Persönlichkeit ab und dieser muß man in der Therapie in vollem Umfang Rechnung tragen. Jeder, der mit allergischen Patienten zu tun hat, kennt den schädlichen Einfluß von psychischen Faktoren als da sind: Spannung, Konflikte, Erschöpfung, Überarbeitung, Enttäuschung, Quälerei, Belastung und Anspannung, Besorgtheit, Angst, Furcht, Kummer, sexuelle Konflikte usw. In vielen Fällen von Allergie ist es unmöglich, eine Besserung zu erzielen, solange man nicht die störenden psychischen Einflüsse ausgeschaltet hat. Es wurde nicht selten beobachtet, daß sich Fälle von Asthma, Urticaria und Dermatitis erst im Krankenhaus bessern, wo die psychogenen Faktoren häufig temporär wegfallen". Damit kann man sich einverstanden erklären.

IV. Die pathologische Physiologie der Allergien.

Es gibt nur zwei Theorien, welche die Pathogenese des anaphylaktischen Schocks zu erklären versuchen und sich allgemeinerer Anerkennung erfreuen. Die eine betrachtet die zellständige Antigen-Antikörper-Reaktion als solche als den pathogenen Faktor, während die andere in dieser Reaktion nur einen Reiz erblickt, welcher bestimmte Zellen zur Ausschüttung von toxischen Substanzen (H-Substanzen, Acetylcholin) veranlaßt. Im zweiten Teile der Monographie über die Anaphylaxie [R. Doerr (1951)] wurde auseinandergesetzt, daß sich die beiden supponierten Vorgänge miteinander kombinieren können und daß man dann vor die schwierige Aufgabe gestellt wird, den Anteil zu bestimmen, welcher jedem von ihnen am Zustandekommen der pathologischen Erscheinungen zuerkannt werden soll. Es konnte gezeigt werden, daß sich dieses Problem nicht für alle anaphylaktisch reagierenden Tierspezies in identischer Weise lösen läßt, und zweitens, daß bei gewissen Arten (Hund, Meerschweinchen) die Giftausschüttung in der ersten Phase einer anaphylaktischen Reaktion dominiert, während in der zweiten ein anderer zellschädigender Prozeß, vermutlich der pathogene Ablauf der Antigen-Antikörper-Reaktion in Aktion tritt.

Die Erforschung der Pathogenese der Allergien hat den gleichen Weg eingeschlagen. Wie Br. Rose (1947) konstatiert, wurde aber bei der

Anaphylaxie die Giftausschüttung, insbesondere die Liberierung von Histamin, bei manchen Tierarten relativ bald und, nach der Ermittlung geeigneter Methoden, auch exakt festgestellt, während sich die Erkenntnis der Bedeutung dieses Faktors für die allergischen Krankheiten des Menschen nicht mit der gleichen Schnelligkeit entwickelte. Es werden aber hier inkomparable Dinge miteinander verglichen, da es sich einerseits um Tiere, anderseits um Menschen handelt; daß sie nicht mit gleichem Maße gemessen werden dürfen, geht daraus hervor, daß die Mitwirkung von Histamin am anaphylaktischen Schock nicht für alle anaphylaktischen Tierarten, sondern nur einige wenige mit Sicherheit aufgezeigt werden konnte. Die Fragestellung muß daher in absolutem Sinne formuliert werden, es muß untersucht werden, ob und in welchem Ausmaß das aus Zellen freigemachte Histamin das allergische Krankheitsgeschehen bestimmt. Diese Forderung kann durch verschiedene Methoden, die jedoch nicht die gleiche Beweiskraft besitzen, befriedigt werden.

a) Man kann untersuchen, ob der Histamingehalt des Blutes infolge einer allergischen Reaktion wächst, wobei man den Gesamtgehalt des Blutes vom Histamingehalt des Plasmas zu unterscheiden hat. Nur das im Plasma vorhandene „freie" Histamin wirkt toxisch, während die Bestimmung des gesamten im Blute vorhandenen Histamins auch das Histamin der Leukocyten und Thrombocyten, das infolge seiner intrazellularen Lage inaktiv ist, umfaßt.

b) Die allergischen Symptome können mit den Wirkungen des Histamins auf normale i. e. nichtallergische Menschen verglichen werden, um im Falle einer Identität oder hinreichenden Ähnlichkeit auf die Beteiligung des Histamins an allergischen Reaktionen zu schließen.

c) Da die Leukocyten und Thrombocyten reich an Histamin sind [C. F. Code und H. R. Ing (1937)], erlaubt der Nachweis der schweren Schädigung oder des massenhaften Unterganges dieser Blutelemente den Schluß, daß das Histamin derselben aus der durch seine intrazellulare Lage bedingten Unwirksamkeit in die aktive, extrazellulare Form von Plasmahistamin umgesetzt wurde (s. sub a).

d) Bei Individuen, deren Haut auf mechanische Reize mit der Bildung von quaddelartigen lokalen Schwellungen reagiert (Dermographismus), kann man den Gewebssaft der reagierenden Hautstellen auf seinen Gehalt an biologisch oder pharmakodynamisch histaminoid wirkenden Substanzen prüfen.

e) Man kann auf den Nachweis der Liberierung von Histamin durch eine der aufgezählten Methoden verzichten und aus der antagonistischen Wirkung der synthetischen Antihistaminica folgern, daß die so behandelte Allergie mehr oder minder auf eine endogene Histaminvergiftung zurückgeführt werden darf.

Die ersten Beobachtungen, welche eine Beteiligung des Histamins an allergischen Reaktionen wahrscheinlich machten, betrafen den sub d) genannten Nachweis einer histaminähnlichen Substanz in mechanisch provozierten Quaddeleruptionen [Th. Lewis und R. Grant (1924)]. Später ist man immer wieder auf diese „physikalischen Allergien" zurückgekommen, weil sie den sicheren Stützpunkt für die Histamintheorie außerhalb des Bereiches der anaphylaktischen Reaktion darzustellen schienen. So konstatierte H. Kalk (1929), daß die ausgiebige mechanische Bearbeitung der Haut einer mit Dermographismus behafteten Person eine Zunahme der freien Salzsäure im Magensaft zur Folge hatte, was von U. Ebbecke (1923) schon früher festgestellt worden war; ähnliche Beobachtungen machten Horton, Brown und Roth (1936) bei der Kälteallergie. Nach dem Bekanntwerden verläßlicher Methoden der quantitativen Histaminbestimmung wurde das Verhalten des Histamins im Blute geprüft und gefunden, daß seine Konzentration im Gefolge von Allergien gegen Kälte, ultraviolettes Licht, mechanische Hautreizung (Dermographismus) tatsächlich zunimmt [Capps und Young (1940), Br. Rose (1940)]. Aber die Resultate waren nicht konstant. Br. Rose (1947, S. 553) untersuchte zwei Patienten mit Kälteallergie und fand, daß der eine auf die Einwirkung von Kälte mit Symptomen einer absichtlichen Histaminvergiftung reagierte sowie mit einer Zunahme des Plasmahistamins im Blute, und daß die Auswirkungen des Kältereizes restlos durch die Behandlung mit Antihistaminicis verhindert werden konnten; bei dem andern Patienten, der sich klinisch in keiner Weise vom Partner unterschied, konnte keiner von diesen Befunden erhoben werden. Rose zitiert auch eine Beobachtung eines Falles von Hitzeallergie [G. A. Peters und J. J. Silverman (1946)], in welchem Acetylcholin das vermittelnde Agens zu sein schien, obzwar Histamin nicht sicher ausgeschlossen werden konnte. Rose kommentiert diese Befunde und meint, daß sie Aufschluß über die widersprechenden Resultate der Behandlung solcher Fälle mit Antihistaminicis geben könnten, von denen er sich selbst überzeugt hatte [B. Rose und J. S. L. Browne (1942)].

War nun schon der Tatbestand hinsichtlich der Mitwirkung von in vivo freigemachten toxischen Stoffen im Bereich der physikalischen Allergien mit Widersprüchen belastet, so gestaltete sich die Situation noch weit zweifelhafter, als man mit exakten Methoden an die klassischen Formen der Allergie heranging. So konstatierten zunächst C. F. Code und MacDonald (1937) sowie Br. Rose, daß der Histamingehalt des Blutes normaler (nichtallergischer) Individuen eine ausgesprochene Stabilität zeigt. E. Haworth und A. D. MacDonald (1937) überzeugten sich, daß auch der Histamingehalt des Blutes von Asthmatikern während der Anfälle und in den Ruheperioden keine erheblichen Gegensätze erkennen läßt, eine Aussage, die von B. Rose (1941) bestätigt wurde.

Trotz gegenteiliger Angaben [RANDOLPH und RACKEMANN (1937)] hielt ROSE auf Grund neuer Untersuchungen daran fest, daß bei Asthmatikern keine Beziehung zwischen dem Histamingehalt des Blutes während und zwischen den Anfällen und dem Einsetzen der Symptome besteht. Ein Absinken des Histaminspiegels im Blute während der asthmatischen Anfälle wurde ebenso oft konstatiert wie es fehlte. Bei Heufieberpatienten wurden dieselben zweideutigen Resultate verzeichnet [BR. ROSE (1941)]. G. MYRHMAN und J. TOMENIUS (1939) konnten eine erhebliche Zunahme des Histamins in den Faeces von Asthmatikern gegenüber den bei normalen Personen ermittelten Werten feststellen. Doch könnte diese Beobachtung auch darauf beruhen, daß im Darm von Asthmatikern, vielleicht infolge von quantitativen oder qualitativen Änderungen der Bakterienflora, mehr Histamin produziert wird; auch ist es nicht ohne weiters klar, was die Zunahme des Histamins im Darminhalt kausativ mit der asthmatischen Reaktionsbereitschaft oder mit der Auslösung der Anfälle zu tun hat. Das Auftreten von histaminähnlichen Substanzen im Nasensekret bei Coryza und allergischer Rhinitis [E. TRÖSCHER-ELAM, G. ANCONA und W. KERR (1945)] oder im Sputum von Asthmatikern [F. A. KNOTT und G. H. ORIEL (1930)] ist ebenfalls zunächst nur ein Befund, dessen Bedeutung erst genauer präzisiert werden müßte.

Nach der Darstellung von BR. ROSE (1947, S. 553) konnten für die Beteiligung des Histamins an der Pathogenese gewisser allergischer Hautkrankheiten (Urticaria, angio-neurotisches oder Quinckesches Ödem und chronisches Ekzem) überzeugendere Befunde erhoben werden. Wenn man aber den Kommentar zu dieser Aussage liest, ist man enttäuscht. Die Untersuchungen von BR. ROSE (1941) ergaben nämlich, daß der Histamingehalt des Blutes bei der Urticaria und dem angioneurotischen Ödem mit dem Einsetzen der Symptome und der Quaddelbildung abnimmt, während er beim chronischen Ekzem oft zunimmt. Es werden also zwei entgegengesetzte Änderungen des Bluthistamins, die Abnahme sowohl als die Zunahme, als Argumente für die Teilnahme des Histamins an der Pathogenese der bezeichneten Dermatosen bewertet, obzwar man eigentlich nur eine Störung der Bilanz zwischen der Produktion oder Liberierung des Histamins und seiner Zerstörung oder Ausfuhr (durch Harn und Kot) anzunehmen berechtigt ist. Die an gleicher Stelle zitierten Untersuchungen von G. S. BARSOUM und J. H. GADDUM (1936) sowie RR. ROSE und J. S. L. BROWN (1942), denen zufolge der Histamingehalt des Blutes nach Verbrennungen der Haut steigt, während der Histamingehalt der verbrannten Hautstellen abnimmt [J. PELLERAT (1945)], haben mit den Allergien der Haut nichts zu schaffen; die Angaben von G. KATZ (1942), daß die Haut allergischer Patienten Histamin abgibt, wenn man durch intrakutane Allergeninjektionen Quaddeln erzeugt, hat zur Voraussetzung, daß in den Quaddeln Histamin nachweisbar ist, was nach einer von ROSE zitierten Arbeit von ABRAMSON und Mitarbeitern nicht der Fall ist.

Zu den Untersuchungsergebnissen, durch welche die pathogenetische Rolle des Histamins bei den allergischen Krankheiten festgestellt werden sollte und die, entgegen der Erwartung, einen so bescheidenen Beitrag zur positiven Beantwortung der Fragestellung lieferten, steht die ausgedehnte Anwendung der Antihistaminica in der Prophylaxe und Therapie der Allergosen in einem merkwürdigen Gegensatz. „Damit ein Antihistaminicum therapeutisch als Antiallergicum brauchbar ist, muß es im Tierversuch eine gewisse Mindestwirkung besitzen." Dieser Satz ist einem Artikel von R. MEIER und K. BUCHER (1949) über „die Pharmakologie der Antihistaminica" entnommen und will besagen, daß die mit diesem Namen bezeichneten synthetischen Substanzen auf das Zustandekommen des anaphylaktischen Schocks und auf die direkte Histaminvergiftung antagonistisch wirken müssen [s. R. DOERR (1951, S. 45 f.)]. Als Versuchstier wird in der Regel das Meerschweinchen verwendet, das nicht nur gegen Histamin extrem empfindlich ist, sondern sich auch dadurch auszeichnet, daß bei seiner anaphylaktischen Reaktion die Liberierung von Histamin der ausschlaggebende Faktor ist, allerdings nur — was man nicht vergessen sollte — wenn es sich um den akut letalen, aber nicht, wenn es sich um den protrahierten Schock handelt [s. u. a. R. DOERR (1950, S. 103 bis 111)]; nur der auf Bronchospasmus beruhende akut letale Schock kann durch Antihistaminica antagonistisch beeinflußt werden. Zwischen der antianaphylaktischen Wirksamkeit und der Fähigkeit, die Histaminvergiftung zu paralysieren, bestand jedoch kein quantitativer Parallelismus, sondern die an zweiter Stelle genannte Eigenschaft überwog, und zwar bei manchen Antihistaminica erheblich [FRIEDLÄNDER, S. M. FEINBERG und A. R. FEINBERG (1946), J. M. ROSE, A. R. FEINBERG, S. FRIEDLÄNDER und S. M. FEINBERG (1947)]. Ist man unter diesen Umständen berechtigt, die Beeinflussung des anaphylaktischen Schocks des Meerschweinchens durch ein Antihistaminicum als Bewährungsprobe für die therapeutische Anwendung dieser Substanz bei den Allergien des Menschen hinzustellen, auch wenn kein Beweis vorliegt, daß bei den meisten dieser pathologischen Reaktivitäten das Histamin als vermittelnder Faktor in Betracht kommt? Das kann man nicht ohne weiteres bejahen, da sonst wissenschaftlich fundierte Therapie zur wenig gehemmten Empirie degradiert würde. Außerdem sind die Antihistaminica keineswegs Substanzen, welche pharmakologisch lediglich dadurch charakterisiert sind, daß sie die Toxizität des Histamins neutralisieren; sie haben „Nebenwirkungen" und es ist nicht immer klar, inwieweit diese Nebenwirkungen an einem klinisch konstatierten Heileffekt partizipieren [R. MEIER und K. BUCHER (1949)].

Unter den erwünschten Auswirkungen der Antihistaminica wird

ziemlich allgemein die Beseitigung des oft außerordentlich quälenden Hautjuckens hervorgehoben. Ob aber dieses Jucken ein „Histaminjucken" ist, steht nicht außer Zweifel [S. R. ROSENTHAL und D. MINARD (1939) und R. MEIER und K. BUCHER (1949, S. 301)]. Nach meinen persönlichen passiven Erfahrungen verhalten sich die Antihistaminica in dieser Beziehung sehr verschieden und es müßten wohl zunächst die Ursachen dieser Differenzen klargestellt werden, bevor man zu einem abschließenden Urteil käme. Ich mußte, als ich an einem universellen Pruritus (als temporäres Begleitsymptom eines allergischen Ekzems) litt, erst mehrere Histaminica (Antistin, Pyribenzamin) ohne Erfolg versuchen, bis mir der behandelnde Dermatolog Thephorin empfahl, das mich von meinen Beschwerden befreite, jedoch nur, nachdem ich die verordneten Dosen um das X-fache überschritten und die Einnahme dieses Quantums auf eine einzige Nacht verteilt hatte. Nachträglich kam mir die Arbeit von S. FRIEDLÄNDER und S. M. FEINBERG (1946) zu Gesicht, welche mir das Verständnis für meine Erfahrung zum Teil erschloß. Die zitierten Autoren injizierten Versuchspersonen Histamin intrakutan und konnten die lokale Reaktion durch Verabreichung von Benadryl per os kaum beeinflussen, auch dann nicht, wenn das Medikament während mehrerer vorhergehender Tage und in großen Dosen verabreicht worden war. Wurde Benadryl dagegen gleichzeitig mit dem Histamin injiziert, so war der antagonistische Einfluß sehr deutlich, wenn auch nicht absolut. P. KALLOS und KALLOS-DEFFNER (1947) sowie F. B. TRAUB und Mitarbeiter (1947) verabreichten die Antihistaminica nicht per os, sondern parenteral durch Injektion und konnten so die lokale Histaminwirkung verhindern, wahrscheinlich weil das Antihistaminicum auf diese Weise den Ort der lokalen Wirkung des Histamins in der erforderlichen Konzentration erreichte [vgl. hiezu auch W. BRACK (1946)].

Da man jetzt sicher weiß, daß typische Allergien auch bei Tieren vorkommen, könnte man erwägen, ob sich das Problem der allergischen Reaktivitäten experimentell an bestimmten Versuchstieren erledigen oder einer Lösung annähern läßt. Zweifellos wäre es rationaler, den Unterschied zwischen Anaphylaxie und Allergie an einem bestimmten histaminempfindlichen Tier, z. B. am Hunde, zu studieren, als die weniger aussichtsvolle Vergleichung von Meerschweinchen und Mensch als Quelle der Erkenntnis zu wählen. Die Schwierigkeiten solcher Planung lassen sich voraussehen. Vorerst ist es fraglich, ob man durch Zuchtwahl allergische Tierrassen erzielen kann; wenn man sich nur mit einzelnen allergischen Exemplaren begnügen müßte, wären der experimentellen Forschung fast unüberschreitbare Grenzen gezogen, weil die Allergie hier denselben individualistischen Charakter annehmen würde wie beim Menschen, ganz abgesehen davon, daß die Allergie bei Tieren bisher doch weit seltener festgestellt wurde als beim Menschen. Die Allergien sind Auswirkungen der Domestikation, die beim Menschen länger besteht als bei Haustieren und daher beim Menschen stärker in Erscheinung getreten ist. Es wäre aber trotz solcher Bedenken angezeigt, den hier gewiesenen Weg zu betreten, um so mehr, als derzeit eine Unsumme von Zeit und Arbeit in Fragestellungen von ganz untergeordneter Bedeutung vertrödelt wird. Das Wesen der Allergie ist jedoch kein Problem minoris gradus, weder in biologischer noch in medizinischer Hinsicht.

Es ist zwar nicht sicher bewiesen, aber wahrscheinlich, daß bei gewissen, gegen Histamin wenig empfindlichen Tierarten (Maus, Ratte) das Freiwerden von Acetylcholin am Zustandekommen der anaphylaktischen Reaktionen beteiligt ist [R. Doerr (1951, S. 79 f.)]. Man hat daher die Möglichkeit ins Auge gefaßt, daß das Acetylcholin auch bei den Allergien eine Rolle spielen könnte. Es liegen nun experimentelle Ergebnisse und Beobachtungen vor, welche dafür sprechen, daß es sich um mehr als eine bloße Spekulation handelt.

P. Foggie (1937) teilte mit, daß man durch Acetylcholin bei der Ratte eine Bronchoconstriction bewirken kann und D. Danielopolu (1946, S. 263) erzielte durch Injektion dieser Substanz in die Trachea des Kaninchens das Bild eines asthmatischen Anfalles, der durch intravenöse Injektion von 0,02 bis 0,03 g Atropinsulfat koupiert werden konnte. Durch präventive Injektion von Atropinsulfat konnte Danielopolu die Wirkung der intratrachealen Zufuhr von Acetylcholin verhindern. Villaret und andere französische Autoren[1] fanden, daß 0,02 bis 0,04 g reines Acetylcholin bei einem an Asthma leidenden Patienten sofort einen Anfall auslösten, während normale Personen nicht in dieser Weise reagierten, mit Ausnahme von Individuen, welche vor kurzer Zeit eine Pneumonie überstanden hatten. Die Asthmatiker sind also gegen Acetylcholin in höherem Grade empfindlich als normale Menschen, was freilich nichts zu besagen hat, da eine höhere Empfindlichkeit gegen Histamin ebenfalls besteht [s. u. a. Alex. Epstein (1946)]. Größere Bedeutung könnte man der Angabe von W. F. Wenner und C. C. Buhrmester (1937) zuerkennen, daß der Acetylcholingehalt des Blutes bei Asthmatikern erhöht ist. S. Rothman und J. M. Cron (1940) erhielten mit Flüssigkeiten aus den Läsionen von allergischen Ekzem und Dermatitis herpetiformis Reaktionen, welche ihren Gehalt an Acetylcholin wahrscheinlich machten; nun sind dies Hautkrankheiten, welche unter dem Einfluß psychogener Faktoren stehen sollen, was wieder in Beziehung zu der Tatsache gebracht werden könnte, daß das Acetylcholin im normalen Organismus Nervenreize überträgt [H. H. Dale (1936/37)]. J. G. Hopkins (1949) berichtet über eine Reihe anderer Beobachtungen, aus denen hervorgeht, daß psychische Erregungen zur Liberierung von Adrenalin oder Acetylcholin

[1] Zitiert nach Urbach und Gottlieb, 1946, S. 107.

führen können und O. Diethelm, E. J. Doby und A. T. Milhorat (1945) unternahmen einen Versuch, die Arten der adrenergischen von den cholinergischen Erregungen zu unterscheiden. Es wird ferner angenommen, daß die Ausschüttung und Auswirkung von Acetylcholin auch bei den sogenannten physikalischen Allergien eine Rolle spielt. N. W. Duke (1925, 1930) faßte unter diesen Namen allergoide Symptome (Asthma, vasomotorische Rhinitis und Conjunctivitis, Photophobie, Erytheme, Pruritus, abdominale Beschwerden und Schock, Urticaria mit oder ohne angioneurotisches Ödem) zusammen, welche durch mechanische Reize, Belichtung oder durch Einwirkung von Hitze und Kälte provoziert werden. Daß diese physikalischen Allergien auf Antigen-Antikörper-Reaktionen beruhen, war a priori unwahrscheinlich und es konnte bisher auch keine Hypothese formuliert werden, welche die Erfassung der klinischen Erscheinungen auf dieser Basis plausibel gemacht hätte, obzwar sich dieselben symptomatologisch von den Manifestationen der echten Allergien nicht unterschieden. Zwar konnten J. Gay Prieto (1942), E. Rajka (1942), M. B. Sulzberger und R. L. Baer (1945) und H. F. Blum, R. L. Baer und M. B. Sulzberger (1946) die Urticaria solaris mit dem Blutserum der Patienten auf die normale Haut passiv übertragen, aber das positive Ergebnis wurde nicht befriedigend aufgeklärt; die Annahme, daß durch die Einwirkung des Sonnenlichtes Gewebsbestandteile (Proteine) derart verändert werden, daß sie den Charakter von Antigenen gewinnen, wurde nicht bewiesen.

Naturgemäß beanspruchen die psychogene und die physikalische Allergie ein geringeres Interesse als die klassischen Allergien (für welche ein Antigen-Antikörper-Mechanismus als gesichert gelten darf) nicht nur in theoretischer, sondern auch in praktisch-therapeutischer Beziehung. Die Untersuchungen, durch welche die Bedeutung des Histamins für die Pathogenese der Allergien klargestellt werden sollte, haben, wie bereits auseinandergesetzt wurde, recht unzureichende Resultate ergeben. Die therapeutische Wirksamkeit der verschiedenen Antihistaminica läßt sich am allergischen Patienten nicht messen, sondern nur empirisch bewerten. Der anaphylaktische Versuch an Tieren ist ein anfechtbarer Ersatz und die Bestimmung der histaminolytischen Wirksamkeit in vitro (Bestimmung des Quotienten aus der zur Kontraktur des isolierten Meerschweinchendarmes verwendeten Histaminkonzentration und der zur vollständigen Lyse oder Verhinderung dieser Kontraktur benötigten Konzentration des Antihistaminicums) ist den gleichen Einwänden ausgesetzt. Außerdem wäre die Voraussetzung, daß die Antihistaminica in vivo oder in vitro ausschließlich histaminolytisch wirken wie etwa die Histaminase unrichtig. Die Antihistaminica wirken auch auf das autonome Nervensystem, und manche, wie das Phenergan und das 1-Piperidinopropyl-1, 2, 3, 4-Tetrahydrofluoranthen besitzen neben einer starken histaminolytischen Komponente auch eine parasympathicolytische Wirksamkeit von der Stärke des Atropins [s. R. MEIER und K. BUCHER, S. 314]. Zieht man noch die große Unsicherheit in Betracht, welche der empirischen Kalibrierung der Antihistaminica an Patienten notwendigerweise anhaftet, so ist es klar, daß man nicht leicht zu einem präzisen Urteil kommen kann, ob ein als Antihistaminicum deklariertes Präparat nur kraft seiner histaminolytischen Fähigkeit den Zustand eines allergischen Patienten bessert oder, was nach der Aussage erfahrener Praktiker kaum jemals vorkommt, heilt. Weiß man doch im Einzelfalle nicht, ob die Beschwerden des Patienten auf chronischer oder paroxysmal exazerbierender Histaminvergiftung beruhen oder ob und in welcher Weise sein sympathisches oder parasympathisches Nervensystem affiziert ist.

Dazu gesellt sich noch ein weiterer Umstand. ROTHMAN und COON (1940) stellten fest, daß in den Lokalreaktionen der Haut, welche man durch intrakutane Injektion von Histamin hervorruft, Acetylcholin auftritt. D. DANIELOPOLU (1946, S. 253) nahm an, daß sich dieser Vorgang auch in umgekehrter Reihenfolge abspielen kann. Beim Asthma soll das Acetylcholin den Bronchospasmus hervorrufen und dieser soll von einer Liberierung von Histamin begleitet sein, welches ebenfalls bronchospastisch wirkt, und da das Histamin die Endigungen der sensiblen Nervenfasern reizt, rufe es reflektorisch eine Liberierung von Acetylcholin und nebenbei auch von Sympathin hervor. Dieses Wechselspiel bezeichnete DANIELOPOLU als Circulus vitiosus acetylcholinohistaminicus. BR. ROSE (1940) überzeugte sich, daß man beim Menschen die Symptome der Histaminvergiftung durch subkutane Injektion von Histamin hervorrufen kann, ohne daß der Histamingehalt des Blutes steigt, und daß während einer intravenösen Injektion dieser Substanz eine Abnahme des Bluthistamins zu registrieren ist. R. DOERR (1951) warf die Frage auf, warum sich dies so verhält, da man das Gegenteil in Anbetracht des Umstandes annehmen könnte, daß die Angriffspunkte des Antigens im Organismus des sensibilisierten Meerschweinchens die gleichen sind wie jene des Histamins im normalen Tier. Nach den vorliegenden Daten scheint es sich aber tatsächlich so zu verhalten, daß zwar durch Histamin kein Histamin, wohl aber Acetylcholin und wahrscheinlich auch durch Acetylcholin Histamin frei gemacht werden kann. Ob durch eine absichtliche Vergiftung mit Acetylcholin im Organismus eine Liberierung dieser Substanz herbeigeführt wird, ist meines Wissens nicht untersucht worden.

Daß die anaphylaktischen Erscheinungen nicht ausschließlich durch freigemachte endogene Gifte hervorgerufen werden, sondern daß der zellständigen Antigen-Antikörper-Reaktion als solcher eine pathogene Auswirkung zuerkannt werden muß, wurde von R. DOERR seit jeher betont und nur zeitweilig durch die Gifttheorien zurückgedrängt. In neuerer Zeit hat sich diese Erkenntnis jedoch wieder durchgerungen [FR. SEELICH (1948)] und wird nun auch von den Anhängern der Gifttheorien gebührend gewürdigt [C. F. CODE (1944) u. a.]. Nur weiß man nicht, wie man sich den zellschädigenden Mechanismus der Antigen-Antikörper-Reaktion vorzustellen hat; die kolloidchemische Erfassung des Prozesses durch F. SEELICH ist wohl eine im Positiven befriedigende Leistung, aber doch nur eine erste Annäherung an die endgültige Lösung des Problems. In der gleichen Lage befinden wir uns bei den Allergien, soweit sie sich passiv durch die PRAUSNITZ-KÜSTNERsche Reaktion und durch Transfusion übertragen lassen. Doch wird dies nicht in demselben Ausmaß anerkannt wie bei der Anaphylaxie, vielmehr werden Histamin und an zweiter Stelle Acetylcholin ganz in den Vordergrund der pathogenetischen Betrachtung geschoben. Und dieser Gegensatz birgt einen sachlichen Widerspruch in sich, der hier nicht verschwiegen werden darf. Dafür, daß sich Histamin an den anaphylaktischen Reaktionen als pathogenetischer Faktor beteiligt, liegen, wenigstens bei gewissen Versuchstieren (Meerschweinchen, Hund), sichere Beweise vor. Wie unzureichend das Beweismaterial in dieser Hinsicht bei den passiv übertragbaren Allergien des Menschen ist, wurde bereits auseinandergesetzt. Man hat allerdings diesen Gegensatz in verschiedener Art zu überbrücken versucht. Zunächst durch den Hinweis, daß die Empfindlichkeit des Menschen gegen Histamin oder Acetylcholin individuell variabel ist und von der sympathicotonen oder vagotonen Reaktionslage bestimmt wird. Nach F. HEIM (1940) kann sich eine vagotone Reaktionslage infolge einer Sensibilisierung entwickeln, muß also nicht angeboren oder hereditär bedingt sein. Zweitens wird immer wieder betont, daß das Steigen oder Sinken der Gesamtkonzentration des Histamins im Blute überhaupt keine Bedeutung hat, d. h. zu keiner Aussage berechtigt, ob beobachtete klinische Erscheinungen auf eine sekundäre Histaminvergiftung bezogen werden können oder nicht. Worauf es ankomme, sei lediglich die Entscheidung, ob es sich um Veränderungen des Plasmahistamins handelt; die Gesamtkonzentration des Histamins im Blute erfasse auch den Histamingehalt der Leukocyten und Thrombocyten, der infolge seiner intrazellularen Lage pharmakologisch inaktiv ist. Aus solchen Erwägungen hat sich der Leukopenie-Index entwickelt, von der Voraussetzung ausgehend, daß die Abnahme der Leukocyten in der Blutzirkulation auf ihrer partiellen Auflösung beruht und daher zum Übertritt von Histamin in das Blutplasma führen müsse. BR. ROSE hebt auch hervor, daß man in manchen Fällen von Kälteallergie die plötzliche Zunahme des Plasmahistamins als Ursache der Allgemeinerscheinungen feststellen konnte.

Das ist jedoch alles Stückwerk, dessen Zusammenfügung auch einer geübten biologischen Kombinatorik mißlingen müßte. In den grundlegenden Versuchen von DRAGSTEDT und GEBAUER-FUELLNEGG (1932) und von BARTOSCH, FELDBERG und NAGEL (1932a, b) wurde eine Zunahme der Histaminkonzentration im Blute von anaphylaktisch reagierenden Hunden oder im Perfusat der mit Antigen durchströmten Lungen sensibilisierter Meerschweinchen als genügend erachtet, um die Annahme zu rechtfertigen, daß der anaphylaktische Schock hauptsächlich als Histamineffekt zu betrachten sei. Man hat diese Versuche nicht daraufhin geprüft, ob das Resultat auf einer Freimachung von Histamin aus farblosen Blutelementen beruhte, und im Falle der Versuche von BARTOSCH, FELDBERG und NAGEL wäre dies auch kaum wahrscheinlich gewesen, da die Gefäße des Schockorgans vor der Einleitung des Antigens mit Tyrodelösung durchspült worden waren. Wenn ferner BR. ROSE (1940) anführt, daß in manchen Fällen von Kälteallergie plötzlich gewisse Histaminmengen in das Plasma abgestoßen werden, welche für die Allgemeinerscheinungen verantwortlich gemacht werden könnten, wäre daran zu erinnern, daß die Zurückführung dieser Form der physikalischen Allergien auf einen Antigen-Antikörper-Mechanismus in Frage steht. Auf die Leukopeniereaktion wollen wir an anderer Stelle zurückkommen; sie ist von E. A. BROWN und G. P. WADSWORTH (1938) sowie von M. LOVELESS, L. DOWNING und R. DORFMAN (1937) nicht als beweiskräftig anerkannt worden. In diesem verwirrenden Wechsel von Behauptung und Verneinung muß man sich an den Grundsatz halten: «Τὰ κάτωθεν ἰσχυρότατ᾽ εἶναι δεῖ». Und das Fundament kann nur die Anaphylaxie sein, betrachtet durch das Prisma des verschiedenen Verhaltens der anaphylaktisch reagierenden Tierarten.

V. Die Symptomatologie der allergischen Krankheiten.

Als hauptsächlichste Reaktionstypen (klinische Grundformen) können gelten: 1. Das allergische Asthma (bronchiale Form); 2. die Reaktion der Conjunctival- und Nasenschleimhaut; 3. die gastrointestinalen Formen; 4. die Hautreaktionen.

Diese Typen kommen selten rein vor, sondern kombinieren sich in mannigfacher Weise. Die gastrointestinalen Formen und die Hautreaktionen sind schon an sich nicht einheitlich, sondern zeigen hinsichtlich der speziellen Lokalisation und des klinischen Bildes zahlreiche Varianten.

Die rein morphologische (symptomatologische) Abgrenzung der allergischen von den nichtallergischen Krankheiten gleichen Gepräges ist schwer oder unmöglich, wenn auch sehr erfahrene Spezialisten oft eine Verdachtsdiagnose hinsichtlich des allergischen Charakters einer Krankheit stellen, die sich bei genauer Untersuchung als richtig erweist. Aber es handelt sich eben auch dann nur um eine Vermutung, die nachträglich verifiziert werden muß, und es gilt daher uneingeschränkt der Satz, „daß ein und dasselbe anatomische, funktionelle und klinische Krankheitsbild sowohl allergischer als, nach dem heutigen Stand unserer Kenntnisse, auch nichtallergischer Ätiologie sein kann“ [W. Berger in Berger und Hansen (1940, S. 371)]. Die Zuerkennung des allergischen Charakters ist somit keine klinische, sondern eine ätiologische Diagnose, die sich zum Teil auf die Kenntnis der Entstehungsgeschichte des Zustandes (Berufsidiosynkrasien), der Hauptsache nach aber auf die Ermittlung des reaktionsauslösenden Agens mit Hilfe geeigneter Proben und schließlich auf den Nachweis der passiven Übertragbarkeit stützt (Prausnitz-Küstnersche Reaktion oder Methode von Urbach-Königstein).

1. Das allergische (idiosynkrasische) Asthma.

Das allergische Asthma zeigt die allgemeinen Symptome des „Asthma bronchiale“. Die Dyspnoe kann paroxysmal auftreten und die einzelnen Attacken sind dann meist durch völlig symptomfreie Intervalle getrennt; die Anfälle liegen entweder weit auseinander oder sind periodisch gehäuft. Diesem „Anfallasthma“ steht das „Nichtanfallasthma“ gegenüber, das einen gleichbleibenden, längere Zeit anhaltenden und höchstens ab und zu gesteigerten Zustand von Atemnot darstellt, der kürzer oder länger dauern und sich auch nach eingeschalteten Intermissionen wiederholen kann. Diese Einteilung in paroxysmale und chronische Verlaufsarten deckt sich nicht mit der Unterscheidung von allergischem (exogenem) und nichtallergischem (endogenem) Asthma. Wohl tritt das allergische Asthma — der diskontinuierlichen Auslösung entsprechend — in den ersten Stadien der Erkrankung in Form von gesonderten Anfällen auf; der paroxysmale Charakter wird aber auch beim endogenen Asthma häufig genug beobachtet, und das allergische Asthma kann anderseits, wenn die Anfälle zahlreich werden und sich zeitlich zusammendrängen, in einen perennierenden Zustand übergehen, in welchem sich paroxysmale Steigerungen nur undeutlich markieren; es wird somit vom spezifischen Reiz unabhängig, es verwandelt sich, ätiologisch betrachtet, in die endogene Form, sei es direkt, sei es nach einer längeren asthmafreien Zwischenzeit. Um in diese Beziehungen tiefer einzudringen, wäre eine genauere Kenntnis des endogenen Asthmas erforderlich. Leider sind wir hier auf Vermutungen angewiesen [W. Berger in Berger und Hansen (1940), F. M. Rackemann (1940)].

Daher sind auch die Versuche, dieser Mannigfaltigkeit der Verlaufsformen und ursächlichen Bedingungen durch Klassifikationen gerecht zu werden, gescheitert. F. M. Rackemann (1931) hat sich mit dieser Unmöglichkeit abgefunden, indem er sich mit drei Kategorien begnügte: 1. das exogene Asthma sollte alle Fälle umspannen, in welchen sich die spezifisch reaktionsauslösende Wirkung einer bestimmten Substanz nachweisen läßt, also gewissermaßen das allergische Asthma sensu strictiori; 2. das endogene Asthma wäre eine Gruppe, in welcher die Beziehung zu einer reaktionsauslösenden Substanz durch Hautproben nicht feststellbar ist, wohl aber irgendeine andere Ursache, z. B. das cardiale Asthma, das reflektorische Asthma, das bakterielle Asthma usw.; 3. die Asthmafälle, welche weder in die erste noch in die zweite Kategorie eingereiht werden können.

Dieses Schema kann indes nicht befriedigen, schon aus dem Grunde, weil der positive oder negative Ausfall von Hautproben über die Zuteilung zur ersten oder zweiten Gruppe entscheiden soll. Gerade Asthmatiker zeigen, wie W. BERGER (1928) nachweisen konnte, ein „reichhaltiges Allergiespektrum der Haut", d. h. die Kutanprobe gibt mit vielen und verschiedenen Stoffen (Haaren, Federn, Zerealien, Fleisch, Gemüse, Bakteriensporen, Eiern, Milch, Stoffasern) ein positives Resultat, aber nur einer von diesen Stoffen vermag den asthmatischen Anfall auszulösen oder auch keiner. Denn es können auch gesunde bzw. andersartig erkrankte Personen auf Hautproben mit verschiedenen Stoffen zum Teil sehr stark reagieren, wie die Kontrolluntersuchungen von W. BERGER lehrten. Zweitens umfaßt die Gruppe des endogenen Asthmas notwendigerweise sehr verschiedene Zustände und drittens bleibt als caput mortuum der Einteilung noch die Kategorie der nicht klassifizierbaren Asthmafälle oder des Asthmas aus unbekannter Ursache übrig; sie fehlt auch in anderen Systemen nicht, die sich von dem RACKEMANNS dadurch unterscheiden, daß sie weit komplizierter sind, ohne besondere Vorteile zu bieten [s. u. a. die Vorschläge von O. SWINEFORD jr. (1945), A. B. BERESFORD (1945) und von URBACH und GOTTLIEB (1946, S. 566)].

Sensibilisiertes und reagierendes (Schock- oder Erfolgs-) Organ ist beim allergischen Asthma die Wand der Bronchien und Bronchiolen. Das wird nicht bestritten. Dagegen divergieren die Ansichten über die Natur des Schockgewebes oder, schärfer präzisiert, über den Anteil, den die verschiedenen Strukturen, aus welchen sich die Bronchialwand aufbaut, an der Pathogenese der asthmatischen Dyspnoe haben. In Betracht kommen die glatten Ringmuskeln, die Kapillaren und die Schleimdrüsen. Eine Auffassung stellt die tonische Kontraktur der Ringmuskeln der feineren Bronchialäste in den Vordergrund, welche zu einer Verengerung des Lumens, zur Bronchiolostenose führen soll; in der ersten Phase ihrer Entstehung würde sie den exspiratorischen Luftstrom stärker behindern als den inspiratorischen, so daß es in den betroffenen Teilen der Lunge zu einer Blähung kommt. Die in Falten gelegte oder ödematös geschwollene Schleimhaut würde wie ein nur nach einer Richtung funktionierendes Ventil wirken [P. SCHMIDT (1924) u. a.]. Diese Vorstellung hat sich wohl unter dem Einfluß der anaphylaktischen

Reaktion des Meerschweinchens entwickelt. M. WALZER (1936) ist aber der Ansicht, daß der glatte Muskel der Sitz des immunologischen Prozesses beim allergischen Asthma sein könnte, energisch entgegengetreten und B. STEINBERG (1932) sowie L. G. RIGLER und R. KOUCKY (1938) konnten sich mit dem Lipiodolverfahren, durch welches man beim Meerschweinchen die Bronchostenose so überzeugend nachzuweisen vermag [R. WILLIAMSON (1936)], nicht überzeugen, daß der Bronchospasmus auch beim Asthma des Menschen die entscheidende Rolle spielt. Nach den röntgenologischen Untersuchungen von STEINBERG und von RIGLER und KOUCKY beruht die Dyspnoe auf einer Verstopfung der Bronchiolen durch das von hypertrophischen Schleimdrüsen abgesonderte Sekret. F. M. RACKEMANN (1944) kam auf Grund von zahlreichen Sektionsbefunden zu dem Schluß, daß der Bronchospasmus, vielleicht unter Mitwirkung von Schleimhautödem (infolge erhöhter Durchlässigkeit der Kapillaren) nur bei jüngeren Patienten als Todesursache in Betracht kommt; bei älteren Asthmatikern erfolge der Tod zwar auch durch Erstickung, aber nicht infolge von Bronchospasmus, sondern durch eine eigenartige Veränderung des Bronchialsekretes, welches aus bisher unbekannten Gründen paroxysmal und schließlich dauernd in einen außerordentlich zähen Schleim verwandelt wird, der in Form von Pfropfen die Lumina der feineren Bronchien obturiert und nur schwer oder gar nicht ausgestoßen werden kann. Wohl haben L. HUBER und K. KÖSSLER (1922), deren Befunde von BUBERT (1935) und LUISADA (1934) bestätigt wurden, bei der histologischen Untersuchung der Lungen von Asthmatikern eine im Vergleich zur Norm stärker entwickelte Bronchialmuskulatur festgestellt; aber wenn diese Befunde richtig sind, können sie als Arbeitshypertrophie aufgefaßt werden, welche durch den unausgesetzten Kampf um die Freihaltung der Bronchiolarlumina bedingt ist.

Es ist ferner fraglich geworden, ob die glatten Muskeln des sensibilisierten Menschen auf den Kontakt mit Antigen mit einer tonischen Kontraktion reagieren. L. M. KOPELOFF und N. KOPELOFF (1939) konstatierten, daß weder das Uterushorn noch Darmstreifen aktiv oder passiv anaphylaktischer Rhesusaffen in der SCHULTZ-DALEschen Versuchsanordnung auf Antigenkontakt reagierten, was später von M. M. ALBERT und M. WALZER (1942) bestätigt wurde; Histamin bewirkte bei allen Testobjekten eine spastische Kontraktion, sie waren also jedenfalls reaktionsfähig. Es liegt eine Beobachtung von L. TUFT (1938) vor, welche dafür spricht, daß sich die glatten Muskeln des Menschen in dieser Beziehung ähnlich verhalten. TUFT konnte Streifen der Uterusmuskulatur einer Frau untersuchen, bei welcher die sectio caesarea ausgeführt werden mußte. Die Frau war im Stadium vorgeschrittener Schwangerschaft mit Pferdeserum injiziert worden, ihre Haut reagierte auf Pferdeserum positiv und ihr Blut enthielt Präzipitine für dieses Antigen. Im SCHULTZ-

DALEschen Versuch zeigten aber die Uterusstreifen, obwohl sie auf den Kontakt mit Histamin oder Pituitrin prompt reagierten, keine Andeutung einer Reaktion, wenn man zum Wasserbad, in welchem die Streifen suspendiert waren, Pferdeserum zusetzte. Daß die Streifen aus einem graviden Uterus stammten, kann für das negative Ergebnis nicht verantwortlich gemacht werden, da D. H. CAMPBELL und P. A. NICOLL (1940) zeigten, daß zirkuläre und longitudinale Uterusmuskeln von sensibilisierten trächtigen Meerschweinchen auf Antigenkontakt intensiver reagieren als virginale Uteri.

Die vorstehenden Ausführungen bilden die Voraussetzung für das Verständnis des nächsten Abschnittes, den man auch als „Experimentelle Mimikry" betiteln könnte.

Deutung und Bedeutung eines tierexperimentellen Asthmamodells.

Bald nachdem man die eminente Eignung des Meerschweinchens für anaphylaktische Versuche erkannt hatte [R. OTTO (1905), M. J. ROSENAU und J. F. ANDERSON (1906)], stellte es sich heraus, daß man bei diesem Versuchstier durch geeignete (intravenöse oder intracerebrale) Injektion des Antigens einen akut letalen Schock erzielen kann. Die Beobachtung der Schocksymptome und der Obduktionsbefund der verendeten Tiere sprachen für einen Erstickungstod und J. AUER und P. A. LEWIS (1909, 1019) bezeichneten als Ursache eine tetanische Kontraktion der Muskeln feinerer Bronchien. S. J. MELTZER (1910) machte auf Grund der Mitteilungen von AUER und LEWIS darauf aufmerksam, daß zwischen dem beim Meerschweinchen nachgewiesenen bronchospastischen Schock und dem Bronchospasmus der Menschen im asthmatischen Anfall eine enge Beziehung bestehen dürfte, und zwar nicht nur in physio-pathologischer Hinsicht, sondern auch hinsichtlich der Entstehung durch spezifische Sensibilisierung.

Es setzten nun alsbald Versuche ein, den akut letalen Schock des Meerschweinchens dem Asthma des Menschen soweit als möglich anzugleichen, und zwar sowohl hinsichtlich der Art der Reaktionsauslösung als auch durch die Wahl eines besonderen Sensibilisierungsmodus. In beiden Fällen wurde die Inhalation des Antigens angewendet, so daß der Bronchialbaum als Eintrittspforte des sensibilisierenden und als Angriffspunkt des auslösenden Antigens in Betracht kam. Nun weiß man, daß das Meerschweinchen durch verschiedene Arten der parenteralen und enteralen Antigenzufuhr sensibilisiert werden kann und daß auch die Auslösung des akut tödlichen Schocks nicht an eine einzige Prüfungsart gebunden ist; am stärksten wirken intravenöse bzw. intravasale oder intracarotale Erfolgsinjektionen und die reaktionsauslösende

Inhalation ruft nur dann intensive Schockwirkungen hervor, wenn man hochgradig sensibilisierte Meerschweinchen und Antigene von hoher Aktivität, also Kombinationen wählt, für welche die von der Blutbahn aus letale Antigendosis ein Minimum wird [H. L. ALEXANDER, W. O. BECKE und J. A. HOLMES (1926)]. Man kann natürlich sagen, daß die Natur des Vergleichsobjektes, das Asthma des Menschen, dazu nötigte, beim Versuchstier den Inhalationsmodus zu verwenden. Das ist jedoch nicht ganz richtig. Es sind nur bestimmte Formen des Asthmas, für welche eine Sensibilisierung und Reaktionsauslösung auf pulmonalem Wege anzunehmen ist. Man hat sich aber über derartige Bedenken hinweggesetzt und verglichen, was eben vergleichbar war, rein äußerlich vergleichbar war, wie hinzugefügt werden muß. Auf dieser Basis entstand eine stattliche Reihe von experimentellen Arbeiten [s. R. DOERR (1950, S. 39f.)], die schließlich ihren Abschluß in den Versuchen von P. KALLOS und L. KALLOS-DEFFNER (1937, 1942) und von P. KALLOS und PAGEL (1937) fanden, denen es gelang, die paroxymale Form des Asthmas durch intermittierende Antigeninhalationen zu imitieren. Wie R. DOERR (1950, S. 152) betont, handelt es sich in allen diesen Experimenten nur um Krankheiten des Meerschweinchens, einer Tierspezies, für welche erstens die bronchospastische Erstickung im akut letalen anaphylaktischen Schock und zweitens die allgemeine Fähigkeit glatter Muskeln, im sensibilisierten Zustande auf Antigenkontakt mit kräftigen Kontraktionen zu reagieren, sichergestellt sind; beim Menschen ist keine dieser beiden Grundlagen der Reaktionsform des Meerschweinchens vorhanden bzw. nachgewiesen und sie fehlen auch bei anderen Tierspezies, z. B. manchen Nagern (Maus, Ratte, Kaninchen), welche dem Meerschweinchen im natürlichen System näherstehen als der Mensch. Was in den Versuchsergebnissen von KALLOS und KALLOS-DEFFNER vorliegt, schreibt DOERR am bezeichneten Orte, ist eine Pseudomorphose der klinischen Phänologie des Asthma bronchiale der Menschen, bewerkstelligt auf der Basis der phylogenetisch bedingten Reaktivität des Meerschweinchens durch eine besondere Art und Dosierung der auslösenden Antigenzuführung.

So sehr es zu begrüßen ist, daß hier das anaphylaktische Experiment herangezogen wurde, um ein allergisches Geschehen dem Verständnis näherzubringen, muß doch entschiedene Verwahrung gegen die Art eingelegt werden, wie man diese Annäherung im diskutierten Fall versucht und die Ergebnisse des Versuches beurteilt hat. Auf Grund der Untersuchungen von BARTOSCH, FELDBERG und NAGEL (1932a, b) sowie von C. F. CODE (1939) ist nicht daran zu zweifeln, daß der akut letale Schock des Meerschweinchens auf der Wirkung von liberiertem Histamin beruht. Es ist daher nicht weiter bemerkenswert, daß das sogenannte Histaminasthma des Meerschweinchens durch Antihistaminica verhindert werden kann, ebenso auch der akut letale anaphylaktische Schock dieser Tierspezies; die Antihistaminica würden ja nicht als solche bezeichnet worden sein, wenn sie sich nicht in diesen Beziehungen experimentell legitimiert hätten. Daß aber das Asthma des Menschen zur Gänze oder auch nur vorwiegend auf einer Vergiftung durch freigemachtes Histamin beruht, ist keineswegs bewiesen und die therapeutische Verwendung der Antihistaminica somit nicht begründet. Sie wurden und werden trotzdem angewendet, aber der Erfolg ist zweifelhaft. R. Meier und K. Bucher (1949) haben die Wirksamkeit der verschiedenen Antihistaminica bei Urticaria, Heuschnupfen und Asthma bronchiale zusammengestellt; die Urticaria wurde in zirka 80% der Fälle günstig beeinflußt, der Heuschnupfen in 75%, das Asthma bronchiale nur in 45% und beim Asthma war der therapeutische Erfolg „wenig ausgesprochen". S. M. Feinberg hat sich über die Behandlung des Asthmas mit Benadryl und Pyribenzamin noch weit geringschätziger geäußert. Kallos und L. Kallos-Deffner (1949) meinen, daß hier vorläufig eine Diskrepanz zwischen tierexperimentellen und klinischen Resultaten vorzuliegen scheine; doch was de facto vorliegt, ist nur die Diskrepanz zwischen Meerschweinchen und Mensch, in geringerem Grade auch zwischen Anaphylaxie und Allergie, die bis zu einem gewissen Grade wesensverwandt, aber nicht identisch sind.

Zum Schluß noch eine wichtige Auseinandersetzung. Wie man aus den exakten Untersuchungen von H. O. Schild (1937, 1939) und C. F. Code (1944) weiß, ist die durch eine Antigen-Antikörper-Reaktion verursachte Liberierung von Histamin in vitro und in vivo ein stürmisch ablaufender Prozeß. Sie kommt daher nur für den akut letalen Schock als Todesursache in Betracht, sowohl beim Meerschweinchen wie beim Hunde. Bei beiden Tierarten kennt man aber auch einen protrahierten Ablauf der anaphylaktischen Reaktion und beim Meerschweinchen kann man diesen Verlauf, der nicht mit der Histaminliberierung in Zusammenhang gebracht werden kann, durch die Art der Erfolgsinjektion des Antigens ohne weiteres herbeiführen. In allen an Meerschweinchen ausgeführten Experimenten, welche die antianaphylaktische Wirksamkeit der Antihistaminica feststellen sollten, wurde jedoch als Kriterium stets der akut letale Schock und seine Verhinderung, nie aber der protrahierte Schock gewählt. Die Lücke sollte ausgefüllt werden. Denn das allergische (d. h. das durch Ermittlung des reaktionsauslösenden Agens, Hautproben, Prausnitz-Küstnerscher Versuch als allergisch beglaubigte) Asthma kann auch ein perennierender oder in Intervallen wiederkehrender, länger dauernder Zustand sein und selbst der asthmatische Anfall verläuft nicht so, daß man an eine plötzliche Histaminliberierung denken könnte. Ganz abgesehen davon, daß sich ein derartiger Vorgang — genau so wie beim Meerschweinchen und beim Hunde — nachweisen lassen müßte, was bisher nicht der Fall war. Kehren wir nach diesem Exkurs wieder zur Symptomatologie des Asthmas zurück.

Der asthmatische Anfall.

Im Beginn des Anfalles stellt sich oft ein eigentümlicher konvulsivischer trockener Husten ein, der offenbar reflektorisch durch Reizempfindungen ausgelöst wird, welche in der ödematös werdenden Schleimhaut der Respirationswege zustande kommen und hinsichtlich ihrer Genese den von der Haut ausgehenden Juckgefühlen analog sind. Husten kann aber auch während des Anfalles oder nach Beendigung desselben einsetzen und ist in letzterem Falle oft mit der Expektoration von einigen wenigen grauen, visciden Schleimpfropfen verbunden. Die Dyspnoe setzt nicht sofort mit voller Intensität ein, erreicht aber in sehr kurzer Zeit einen hohen Grad. Der Patient hat das Gefühl ersticken zu müssen, atmet keuchend und angestrengt, wobei stets die Expiration und weniger häufig die Inspiration von pfeifenden, rasselnden oder helltönenden, weithin hörbaren Geräuschen begleitet wird. Die Atemfrequenz ist ebenso wie die Pulsfrequenz erhöht. Infolge der starken Behinderung der Lungenventilation entwickelt sich eine namentlich im Gesicht wahrnehmbare, bald schwächere, bald intensivere Cyanose. Der im asthmatischen Anfall entstehenden akuten Lungenblähung entspricht der perkutorische und auskultatorische Befund, der über die Erweiterung der Lungengrenzen, die starke Luftfüllung des Organs und die behinderte Passage des Luftstromes (hohe pfeifende und giemende oder ganz fehlende Atemgeräusche) Aufschluß gibt.

Auch ein heftiger Anfall kann nach 20 bis 60 Minuten nachlassen, zuweilen ganz plötzlich und unvermittelt, andere Male mehr allmählich durch Freiwerden der Atmung und Besserung des Allgemeinbefindens bei nachklingender Mattigkeit und Irregularität des Pulses. Gerade an heftige Attacken schließt sich häufig ein Stadium an, in welchem sich der Patient als total oder partiell desensibilisiert erweist, indem er auf erneute Einwirkungen des auslösenden Stoffes gar nicht oder nur in weit schwächerem Grade reagiert; dieser Zustand ist jedoch transitorisch und geht meist nach Tagen, Wochen oder Monaten in die frühere allergische Reaktivität über. Der Übergang kann allmählich erfolgen, vollzieht sich aber sehr häufig sehr rasch von einem Tag auf den anderen. Die erweiterten Lungengrenzen kehren nicht unmittelbar nach dem Anfall auf ihren früheren Standpunkt zurück und bronchiale Atemgeräusche können eine Zeitlang fortbestehen.

Der Status asthmaticus. — Das chronische Asthma.

Häufen sich die Anfälle innerhalb eines kurzen Zeitraumes, so genügen die Intervalle nicht, um eine völlige Erholung zu ermöglichen; der Zustand des Patienten verschlechtert sich und tritt in das Zeichen des status asthmaticus, charakterisiert durch die psychische Depression, beständige

Atemnot, starke Cyanose, Schwäche und Kopfschmerzen. Oft beobachtet man auch Nausea, Erbrechen, Blässe, Schweißausbrüche und Tremor, die jedoch durch die häufige Anwendung von Epinephrin in steigender Dosis bedingt sein können. Der status asthmaticus kann mehrere Tage, manchmal auch eine Woche oder länger anhalten; es stellt sich dann oft Fieber ohne Zeichen einer pulmonalen Lokalisation ein, welches vier Tage dauert und nach dem Aussetzen der Dyspnoe zurückgeht [J. A. Clarke (1933)]. Der sogenannte status asthmaticus macht den Eindruck eines intermittierend verlaufenden Krankheitsfalles. Man könnte ihn etwa dem Husten bei Katarrhen der oberen Luftwege vergleichen; man hustet auch da nicht ununterbrochen, sondern intermittierend und die einzelnen Hustenanfälle sind durch freie Intervalle getrennt, bis der zum Husten reizende Krankheitsprozeß, der an sich eine pathologische Einheit darstellt, abgelaufen ist. Daß die einzelnen Hustenanfälle durch bestimmte psychische und somatische Einflüsse provoziert und verstärkt werden können, ist jedermann bekannt. Ähnlich verhalten sich die Dinge beim status asthmaticus. Es wird keineswegs jede einzelne „Asthmazacke" in einem solchen „status" durch einen erneuten Allergenkontakt ausgelöst. So hat A. Wiehler (1934) darauf aufmerksam gemacht, daß die Asthmatiker auch während des Tages von einer paroxysmalen Dyspnoe befallen werden, wenn sie auf dem Rücken ausgestreckt liegen, und symptomfrei bleiben, wenn sie sitzend schlafen. Daß die Paroxysmen häufig in der Nacht auftreten, kann nicht immer mit einer Allergie gegen Allergene der Schlafstätte oder des Schlafraumes in Zusammenhang gebracht werden, sondern beruht meist darauf, daß während des Schlafes die Sekrete der Bronchialwand nicht expektoriert, sondern zurückgehalten werden und die Auslösung eines Paroxysmus bewirken.

Bei hochgradigen und ausgedehnten Obturierungen der Bronchiolen kann sich die Dyspnoe bis zur unmittelbaren Erstickungsgefahr steigern, ja es kann sogar der Tod infolge der rein mechanischen Behinderung der Luftzufuhr eintreten. Derartige Vorkommnisse gehören indes zu den größten Seltenheiten und betreffen so gut wie ausschließlich Fälle, in welchen Allergene zu diagnostischen oder therapeutischen Zwecken injiziert werden. Die natürlichen Kontakte mit Allergenen (Inhalation, Ingestion) bedrohen das Leben des asthmatischen Patienten nicht unmittelbar; von fast 2000 Patienten, welche an Asthma infolge der Einatmung bestimmter Stoffe oder nach dem Genuß von gewissen Nahrungsmitteln litten, starb, nach einem Bericht von F. M. Rackemann, kein einziger an Asthma. In einem deutlichen Gegensatz zum allergischen steht in dieser Beziehung das endogene Asthma, das nach Rackemann eine Letalität von 8,2% aufweist.

Sektionsbefunde von Asthmatikern liegen in großen Zahlen vor [s. die Literaturangaben von URBACH und GOTTLIEB (1946, S. 585)]. Sie sind insofern schwer zu beurteilen, als nicht immer ein Unterschied zwischen Personen gemacht wurde, welche mit Asthma behaftet waren, und Individuen, welche an Asthma starben [E. T. THIEME und J. M. SHELDON (1938)]; auch gingen in die Statistik Individuen ein, deren Tod nicht dem Asthma, sondern therapeutischen Maßnahmen, insbesondere dem Morphin zuzuschreiben war [M. B. COHEN und J. A. RUDOLPH (1932)].

Nach URBACH und GOTTLIEB (S. 587) waren die Befunde bei an Asthma verstorbenen Individuen vorwiegend durch folgende Merkmale gekennzeichnet:

1. durch lobuläres oder generalisiertes Emphysem;
2. durch Verdickung der Bronchialwand infolge Hypertrophie der Muskulatur (besonders in chronischen Fällen) oder durch Hypertrophie der Schleimhaut, die eine Faltung zu bewirken schien;
3. durch Verdickung und hyaline Degeneration der Basalmembran der mittleren Bronchialäste;
4. durch Erweiterung und sackartige Ausbuchtung der Bronchien;
5. durch Hypertrophie und gesteigerte Aktivität der Becherzellen der Schleimhaut der Bronchien;
6. durch Hypertrophie und gesteigerte Tätigkeit der Schleimdrüsen, kenntlich an der Menge des Schleimes im Bronchiallumen und an Pfröpfen in den Bronchien mittleren und großen Kalibers;
7. durch die Verdickung der Submucosa und der perivaskulären Umhüllung der Gefäße;
8. durch die Infiltration der Mucosa, zuweilen auch der Muskulatur, des peribronchialen Gewebes und der tracheobronchialen Lymphdrüsen mit eosinophilen Leukocyten;
9. durch partielle Abstoßung oder Metamorphosierung des Epithels der Bronchien.

Diese detaillierten Angaben sagen uns indessen nur, daß die Bronchialwand im Asthma in Mitleidenschaft gezogen wird, und das war auch ohne die autoptischen Befunde gewiß. Daß bei dem sogenannten experimentellen Asthma des Meerschweinchens von P. KALLOS und W. PAGEL (1937) ähnliche Befunde erhoben wurden, bedeutet, da in den Versuchen dieser Autoren das Antigen inhaliert, d. h. direkt mit der Innenfläche der Bronchien in Kontakt gebracht wurde, nicht mehr, als daß eine Gewebsformation in einer bestimmten, für sie charakteristischen Art reagiert; ob die beschriebenen anatomischen Veränderungen durch Fernwirkung (z. B. intraperitoneale Antigeninjektion) hervorgerufen werden können, wurde nicht versucht. Die Asthmaparoxysmen des Menschen können aber nicht nur durch Inhalation des Allergens, sondern auch auf dem Blutwege ausgelöst werden.

Vom status asthmaticus ist das chronische Asthma zu unterscheiden, welches durch andauernde, zeitweise exazerbierende Respirationsbeschwerden charakterisiert ist; Paroxysmen sind relativ selten. Das chronische Asthma wird häufig bei Individuen von asthenischem Habitus beobachtet und führt zu einem Zustand von Schwäche, Erschöpfung und Abnahme des Körpergewichtes; zuweilen sind es aber auch Personen, welche eine Pneumonie, eine Operation oder Gemütsbewegung überstanden haben, bei welchen sich diese Form des Asthmas entwickelt [F. M. RACKEMANN (1945)]. Abgesehen von solchen disponierenden Momenten beruht das chronische Asthma entweder auf einer länger dauernden kontinuierlichen Einwirkung des spezifischen Allergens oder bei bestehender chronischer Bronchitis auf einer Sensibilisierung durch die auf der Bronchialschleimhaut vegetierenden Bakterien; es wäre daher im ersten Falle als exogenes, im zweiten als endogenes Asthma zu bezeichnen.

2. Rhinitis und Conjunctivitis.

Rhinitis und Conjunctivitis können nicht nur in Kombination mit bronchialem Asthma, sondern auch als selbständige einfache Reaktionstypen auftreten. Sie beruhen, soweit es sich um exogene Allergien handelt, in erster Linie auf dem sensibilisierten Zustand der betroffenen Schleimhäute, hängen aber zum Teil auch von der Art der auslösenden Kontakte ab, unter denen die Inhalation von in der Luft fein verteiltem Material die dominierende Rolle übernimmt.

Die allergische Rhinitis wird auch als vasomotorische Rhinitis bezeichnet. E. URBACH (1941) hat mit Rücksicht darauf, daß jede „-itis" eine Entzündung bedeutet, was in diesem Falle nicht zutrifft, den Ausdruck „Rhinopathie" vorgeschlagen und teilt diesen Begriff in die allergische und die pathergische Rhinopathie ein, je nachdem der allergische Charakter durch die Ermittlung des spezifisch auslösenden Agens sichergestellt ist oder nicht. Demnach wäre jede Rhinopathie zunächst eine Pathergie und würde erst durch den Nachweis des auslösenden Stoffes in die Kategorie der allergischen Rhinopathien aufrücken. In etwas geänderter Form tritt uns hier das Schema von F. M. RACKEMANN (s. S. 58 f.) entgegen.

Die allergische Rhinitis ist eine paroxysmale Erkrankung. Die Anfälle wiederholen sich täglich, manchmal zur gleichen Tageszeit oder in längeren Intervallen, auch dann eine gewisse Regelmäßigkeit bekundend. Serien von Attacken können von einander durch Wochen, Monate oder Jahre getrennt sein. Die Periodizität wird von der Häufigkeit der auslösenden Kontakte und diese wieder von den wechselnden Beziehungen des Individuums zu einer allergenhaltigen Außenluft bestimmt.

Die Symptome (bedingt durch Hyperämie und Ödem der Nasenschleimhaut) bestehen in starkem, manchmal bis zur Erschöpfung gehendem Niesen, profuser Sekretion von wässerigem Sekret und zuweilen in einer Erschwerung der Atmung, die asthmaartigen Charakter annehmen kann. Als Komplikation kann eine allergische Sinusitis auftreten [F. M. RACKEMANN und F. L. WEILLE (1939), R. A. COOKE (1930) u. a.].

Auslösende Substanzen sind bestimmte in der Luft vorhandene Stoffe, wie Haus- bzw. Wohnungsstaub [R. A. KERN (1921), R. A. COOKE (1922), K. H. BAAGÖE (1928), S. F. HAMPTON und A. STULL (1940), E. J. COULSON und H. STEVENS (1940), L. ADELSBERGER (1921) u. a.], Substanzen epidermaler Herkunft, wie Schuppen und Haare von Pferden, Katzen, Kaninchen, Meerschweinchen, Mäusen, Ratten, Federn von Gänsen, Hühnern, Enten, die zur Füllung von Kissen, Steppdecken, Polstermöbeln verwendet werden, Mehlstaub von verschiedenen Zerealien, als Kosmetikum verwendeter Reispuder, Parfüms (speziell Irispulver), Gerüche gewisser Blüten (Rosen, Hyazinthen, Lilien usw.). Die Literatur anzuführen, durch welche die Wirksamkeit dieser Allergene mit besonderer Berücksichtigung der allergischen Rhinitis kasuistisch beglaubigt wird, scheint dem Verfasser nicht notwendig zu sein. Auch für den praktisch tätigen Allergiespezialisten genügt es, wenn seine Aufmerksamkeit generell auf die bestehenden Möglichkeiten gelenkt wird, um die ätiologische Erkundung eines Falles in die erfolgversprechende Bahn zu lenken.

Dagegen soll der Fernauslösung der allergischen Rhinitis eine etwas eingehendere Erörterung gewidmet werden. G. STICKER hatte schon 1912 einen Fall beschrieben, in welchem nach dem Genuß von Erdbeeren regelmäßig schwere Paroxysmen von allergischer Rhinitis auftraten und seither häuften sich solche Angaben, wobei die enteral auslösenden Allergene ebenso mannigfaltig waren wie dies für die inhalatorische Auslösung dieser Reaktionsform festgestellt werden konnte. Es seien hier nur die Beobachtungen von S. L. RUSKIN (1930), E. URBACH und P. FASAL (1931), E. SALÉN (1932), C. H. EYERMANN (1930), L. ADELSBERGER und H. MUNTER (1934) und A. H. ROWE (1937) genannt. Die auslösenden Substanzen (Fleisch, Fische, Eier, Früchte, Milch, Kartoffeln, Tomaten, Hülsenfrüchte, Zwiebeln, Gewürze, Chinin, Pyramidon, Aspirin, Codein usw.) waren ebenso mannigfaltig wie bei allen Arten der Auslösung allergischer Reaktionen. Wenn man nun annimmt, daß das in diesen Stoffen vorhandene Allergen vom Darm aus resorbiert und durch die Blutzirkulation zur Nasenschleimhaut geschafft werden muß, um sich dort als reaktionsauslösendes Agens zu betätigen, gerät man mit der Tatsache in Konflikt, daß sich die in der oben reproduzierten, keineswegs vollständigen Liste angeführten Substanzen offensichtlich durch ihre Resorbierbarkeit ganz erheblich unterscheiden, ja daß bei einigen die Resorption vom Darm aus überhaupt fraglich ist. Soweit der Verfasser orientiert ist, wurde die sich hier auftuende Frage bisher nicht untersucht. C. H. EYERMANN (1930, 1938) hatte Gelegenheit, 95 derartige

Fälle zu analysieren und fand, daß nur acht auf ein einziges Nahrungsmittel reagierten, während bei den übrigen die Rhinitis durch mehrere provoziert werden konnte. Vielleicht ist in diesen polyvalenten Allergien der Schlüssel des Verständnisses für den Mechanismus der enteralen Auslösung der allergischen Rhinitis zu suchen. Dagegen ist es wenig wahrscheinlich, daß man die Ursache findet, warum die Nasenschleimhaut ausschließlich sensibilisiert werden kann, besonders durch Substanzen, welche mit ihr nicht in unmittelbaren Kontakt kommen können. Man müßte sich wohl zur Annahme einer hämatogenen Sensibilisierung bequemen, stünde aber dann vor der die ganze Allergieforschung beherrschenden Frage, warum sich die Sensibilisierung und die von ihr abhängige Reaktivität auf verschiedene, aber bestimmte Organe und Gewebe beschränken kann.

Das Heufieber (Pollinosis), der Heuschnupfen (Rhinopathia pollinosa) und das Heuasthma (Asthma pollinosum).

Aus den mit großer Sorgfalt von A. A. Thommen [s. A. F. Coca, Walzer und A. A. Thommen (1931)] zusammengetragenen historischen Daten erhellt, daß das Heufieber und das Heuasthma als die am längsten bekannten und ätiologisch erkannten Formen idiosynkrasischer (allergischer) Störungen anzusehen sind.

John Bostock, ein Londoner Arzt, gab zuerst eine zutreffende Schilderung der Symptome, indem er am 16. März 1819 der Medical and Chirurgical Society of London seine eigene Krankheitsgeschichte als Beispiel einer besonderen Krankheitsform (periodical affection of the eyes and chest) erzählte. 1928 ließ er dann eine Zusammenstellung von 28 weiteren Fällen dieses „Catarrhus aestivus" (Summercatarrh) folgen. Die Krankheit wurde zunächst in England als Bostockscher Sommerkatarrh bezeichnet. Der Ausdruck Gras- oder Heuasthma wurde von W. Gordon, einem Zeitgenossen Bostocks, 1829 vorgeschlagen, weil er die Überzeugung gewonnen hatte, daß die Krankheit hervorgerufen wird durch das „aroma emitted by the flowers of grasses". Die Termini, „Pollenallergie" [M. Gutmann (1927)] und „Pollinose" [H. Kämmerer (1926)], sind neueren Datums, konnten aber, obzwar sie den herrschenden Auffassungen über die Pathogenese besser entsprechen, die alten Bezeichnungen nicht verdrängen. Den experimentellen Beweis für die Pollenätiologie verdankt die Medizin dem englischen Homöopathen Blackley von Manchester (1875), der durch Aufschnupfen von Blütenstaub die Krankheit bei sich selbst und bei anderen disponierten Versuchspersonen auszulösen vermochte. Blackley brachte ferner Pollen auf die skarifizierte Haut von Heufieberkandidaten und stellte fest, daß sich an den Stellen des Pollenkontaktes innerhalb weniger Minuten eine Reaktion zeigte, welche durch starkes Jucken und Schwellung ausgezeichnet war. BLACKLEY war somit der erste, der in der provozierten Lokalreaktion einen Indikator der bestehenden pathologischen Verfassung des Organismus erkannte.

Heuschnupfen und Heuasthma sind Allergien gegen bestimmte Arten von Pflanzenpollen. Sensibilisierte und reaktionsbereite Gewebe sind unter natürlichen Verhältnissen die Conjunctiva und die Respirationsschleimhaut. Die Luft vermittelt die auslösenden Kontakte in der Regel dadurch, daß die Pollen durch den Wind an die Augen und Atemöffnungen angetrieben und entweder sofort auf der Schleimhaut fixiert oder inhaliert werden. Es sind daher besonders die windblütigen Pflanzen, welche Heufieber und Heuasthma hervorrufen, weil sie sehr große Mengen von meist rundlichen, kleinen, mit glatter Oberfläche versehenen Pollen produzieren, welche untereinander nicht zusammenhängen und stets trockene, feinpulverige Massen darstellen, so daß sie durch Luftströmungen leicht mitgeführt werden. Eine einzige Pflanze der in Amerika vorkommenden Ambrosia trifida produziert nach W. SCHEPPEGRELL (1922) in 5 Stunden 8 Billionen (vermutlich 8 Milliarden, da 1 Billion im amerikanischen Sprachgebrauch 10^9 und nicht 10^{12} bedeutet) und die Jahresproduktion vom Ambrosiapollen in der Stadt Chicago wurde von KÖSSLER und DURHAM auf Hunderte von Tonnen geschätzt.

Der Symptomenkomplex der Pollinosis kann auch, allerdings weit seltener, durch Riechen an Blüten entstehen, die dann — da die windblütigen Pflanzen in der Regel nicht duften — zu den durch Insekten bestäubten Arten (Rosen, Lilien, Nelken, Veilchen, Robinienbäume, Lindenbäume, Liguster, Flieder, Holunder u. a.) gehören. Nach den Untersuchungen von G. STICKER (1912), E. URBACH und C. WIETHE (1931), S. M. FEINBERG und P. L. ARIES (1932) und J. T. BIEDERMANN (1937) kann in solchen Fällen der Beweis erbracht werden, daß die Pollen als reaktionsauslösende Agenzien nicht in Betracht kommen, z. B. wenn sich es um Gartenpflanzen (Rosen, Fliedervarianten) handelt, bei welchen die Staubgefäße in Blütenblätter umgewandelt sind, oder um Robinien, deren Pollen infolge der Lage der Staubgefäße nicht von Luftströmungen vertragen werden; entscheidend ist schließlich die Feststellung, daß die Insufflation der in Frage stehenden Pollen in die Nasenlöcher keine Symptome hervorruft. Via exclusionis bleibt also nur die Annahme übrig, daß es flüchtige Riechstoffe sein müssen, welche auslösend wirken (Duftallergien), wofür auch die Tatsache spricht, daß das Ascaridenantigen mit Wasserdampf flüchtig ist [W. BORCHARDT (1929)], und daß manche Tuberkelbazillenkulturen flüchtige Stoffe enthalten, welche, von tuberkulös infizierten Individuen eingeatmet, schwere Allgemeinerscheinungen hervorrufen [R. DOERR, E. BERGER, W. JADASSOHN und W. G. SCHMIDT (1932)]. Wenn man nun bedenkt, daß schon das Vorhandensein einer einzigen Rose in einem sehr großen Raume genügt, um paroxysmalen Schnupfen auszulösen [M. MACKENZIE (1885)], kommt man zu dem Schluß, daß infinitesimale Mengen dieser Riechstoffe imstande sein müssen, um im Organismus zu einer inkommensurablen Auswirkung zu gelangen.

Die Pollen sind kugelige oder ovale Zellen, die von einer Membran umgeben sind. Diese Membran enthält keine aktiven (sensibilisierenden oder auslösenden) Stoffe, sondern nur das von der Membran umschlossene Cytoplasma. Die Größe der Pollenkörner — als Durchmesser bestimmt — schwankt zwischen weiten Grenzen; bei den Arten, welche als Heufieberallergene in Betracht kommen, beträgt der Durchmesser 18 bis 24 μ (Ambrosiaceae), 40 bis 50 μ (Gräser) und 90 μ beim Mais. Die Oberfläche der Pollenkörner ist entweder glatt (Grasarten) oder mit stachelartigen Fortsätzen, wie bei Ambrosia trifida, versehen oder auch durch eigenartige Skulpturen (Eichenpollen) gekennzeichnet [Abbildungen bei URBACH und GOTTLIEB (S. 248), bei PL. NARANJO und E. DE NARANJO (1950, S. 146ff.) u. a.].

Man war eifrig bestrebt, aus dem Cytoplasma der Pollen den wirksamen Faktor zu isolieren. Nun haben Antigene und Allergene bekanntlich zwei Funktionen, die sensibilisierende Funktion, d. h. die Fähigkeit, im Organismus die Produktion von Antikörpern bzw. von Reaginen hervorzurufen, und zweitens die Eigenschaft, sich mit den Antikörpern (Reaginen) kraft einer spezifischen Affinität zu verbinden, ein Vorgang, der bei der Anaphylaxie und Allergie in der Auslösung pathologischer Reaktionen zum Ausdruck kommt. In zahlreichen und von verschiedenen Autoren eingeführten Untersuchungen konnte der Beweis erbracht werden, daß das aktiv anaphylaktische Tierexperiment, sofern es mit der unveränderten Pollensubstanz ausgeführt wird, positive Resultate liefert (M. E. ALEXANDER (1923), J. T. PARKER (1924), C. BERNSTEIN jr. (1935), E. URBACH und S. WOLFRAM (1936), S. G. RAMSDELL (1926), L. F. LOEB (1928), E. J. COULSON und H. STEVENS (1940) u. a.] und durch die Art der auslösenden Antigenzufuhr suchte man mit Erfolg das symptomatologische Bild des menschlichen Pollinosis soweit als möglich zu imitieren. H. L. ULRICH (1928) erzeugte durch Insufflation von Pollen in die Nasenlöcher sensibilisierter Tiere eine dem Heuschnupfen ähnliche Reaktion, und E. URBACH, G. JAGGARD und D. W. CRISMAN (1946) konnten Meerschweinchen auf bronchialem Wege sensibilisieren und durch die Inhalation der Pollen eine Art Asthma hervorrufen (vgl. hiezu S. 62). Wenn man daher in der rohen Pollensubstanz einen Stoff isoliert, um das „Pollenallergen" in reiner bzw. gereinigter Form zu gewinnen, so muß das Präparat so wie die Muttersubstanz sowohl sensibilisierend als auch reaktionsauslösend wirken und, da es das reine Pollenallergen in konzentriertem Zustande vorstellen soll, in beiden Beziehungen die Muttersubstanz auch dosologisch übertreffen. Hingegen wäre die Forderung, daß das isolierte Pollenallergen ein Eiweißkörper sein muß, nicht begründet, da man nichtprotoide Antigene kennt [R. DOERR (1948, S. 75ff.)], wie auch anderseits nicht alle Proteine Antigene sind [s. R. DOERR (1948, S. 28)]. Auch die Erwartung, daß das reine Pollenallergen ein hochmolekularer Körper sein dürfte, läßt sich nicht aufrechterhalten. Die Ribonuklease erzeugt präzipitierende Immunsera, obwohl ihr Molekulargewicht nur auf 15000 geschätzt wird, und die Kuppelung von Clupein an Phenylisocyanat liefert ein Antigen, dessen Molekulargewicht über 500 nicht hinausgehen kann.

Die theoretische Situation ist also reichlich unbestimmt und die Resultate der Isolierung des Pollenallergens dürfen daher nicht aprioristisch beurteilt werden. Das von H. A. ABRAMSON, D. H. MOORE und H. H. GETTNER (1941) aus Ambrosiapollen gewonnene Allergen war jedenfalls nicht hochmolekular und kein Eiweißkörper. G. E. ROCKWELL (1942, 1943) isolierte aus demselben Rohmaterial durch Extraktion mit HCl eine Substanz, welche Tiere zu sensibilisieren vermochte, Hautreaktionen bei Heufieberkandidaten hervorrief und therapeutisch wirkte; sie hatte nur ein Molekulargewicht von 4496,08, die empirische Formel $C_{205}H_{349}O_{70}N_{38}S$, und enthielt in jedem Molekül ein Molekül Flavonolpigment (Isorhamnetin), ein Molekül Pentose (Arabinose) und zwei Polypeptidmoleküle, die aus basischen Aminosäuren (Arginin, Histidin und Lysin) aufgebaut waren. Da ROCKWELL aus Ambrosiapollen noch vier andere biologisch aktive Präparate abscheiden konnte und alle vier eine ähnliche Struktur (Flavonolglukosidkomplex in Esterbindung mit Polypeptid) aufwiesen, nimmt dieser Autor an, daß die Antigenfunktion der Pollen durch ihre Kohlehydrate bedingt ist. Damit würde stimmen, daß die Allergenfunktion der Pollensubstanz durch Eigenschaften ausgezeichnet ist, welche dagegen sprechen, daß ihr chemischer Träger ein Eiweißkörper sein könnte; die Aktivität der Pollensubstanz ist gegen Trypsin und gegen Erhitzen auf 80 bis 90° C resistent [M. WALZER und E. F. GROVE (1925), E. F. GROVE und A. F. COCA (1925); M. GUTMANN (1932)], das aktive Prinzip erweist sich als dialysabel und läßt sich durch die Zentrifuge schwerer absondern als Proteine [B. SANIGAR (1940)]. Diese Ergebnisse wurden jedoch angezweifelt. G. F. HARSH und H. L. HUBER (1943) stellten, im Gegensatz zu GROVE und COCA, fest, daß Proteasen eine erhebliche Reduktion der biologischen Pollenaktivität bewirken, und R. R. ROTH und T. NELSON (1942) fanden, daß die niedermolekularen Fraktionen der Pollensubstanz zwar Hautreaktionen hervorrufen, daß aber die hochmolekularen außerdem die Produktion von anaphylaktischen Antikörpern und Präzipitinen bewirken. So erhielt die Behauptung, daß die Pollenallergene Eiweißkörper sein *müssen* [C. PRAUSNITZ (1930), A. H. W. CAULFEILD, C. COHEN und G. S. EADIE (1926), L. F. LOEB

(1930), A. STULL, R. A. COOKE und R. C. CHOBOT (1932) u. a.], erneuten Sukkurs. Die Frage, ob das gesuchte Pollenallergen ein Protein *sein muß* oder kein Protein *sein kann*, war aber nicht dazu angetan, eine Klärung des Sachverhalts herbeizuführen. Die Fraktionierungsmethoden der Pollensubstanz durch die Ultrazentrifuge, durch Elektrophorese, durch Fällungen ergeben keine reinen Substanzen, ein Umstand, auf den J. M. NEWELL (1943) die Aufmerksamkeit lenkte. Ferner gibt es Stoffe, die ich als „*Grenzantigene*“ bezeichnen möchte. Um diesen Ausdruck zu verdeutlichen, sei mir eine Einschaltung gestattet, die zwar nicht zur „Pollinosis“ gehört, die aber den immunologisch orientierten Leser interessieren könnte.

Das FORSSMANsche Antigen findet sich in den Organen bestimmter Tierarten, z. B. in der Pferdeniere, und kann aus denselben durch einfache wässerige Extraktion gewonnen werden; es ruft im Organismus von Tieren, in deren Organismus es nicht vorhanden ist, die Bildung von Hämolysinen für Schaferythrocyten hervor. Extrahiert man antigenhaltige Organe mit Alkohol, so erhält man ein Produkt, das zwar immunologisch inaktiv zu sein scheint, indem es keine Schafhämolysine zu erzeugen vermag. Aber es ist nicht inaktiv, es kann nicht nur durch bloßen Zusatz von hochmolekularen Eiweißkörpern (artfremdes Blutserum) in vitro in ein vollwertiges Antigen verwandelt werden, was man im Sinne der Konjugationshypothese als Koppelung mit einem Vollantigen deuten könnte, sondern auch durch bloße Adsorption an biologisch inaktive Substrate (Tierkohle oder Kaolin). Das FORSSMANsche Antigen im alkoholischen Organextrakt ist also kein Antigen und ist doch eines; es ist ein potentielles Antigen und seine biologische Aktivität wäre dem Zustande vergleichbar, den der Physiker als die „Energie der Lage“ bezeichnet. Akzeptiert man die Verhältnisse, wie sie beim FORSSMANschen Antigen experimentell sichergestellt wurden als Beweis für die Existenz einer labilen Grenzlage zwischen Antigen und Nichtantigen, so eröffnet sich die Einsicht, warum die Untersuchungen über die Natur der Pollenallergene bzw. die aus der Pollensubstanz abgeschiedenen Stoffe so verschiedene Resultate ergeben und zu so divergenten Bewertungen Anlaß gaben. Mit dem Ausdruck „Grenzantigene“ will ich keineswegs die Nomenklatur bereichern. Durch die Termini Antigen, Proantigen, Hapten ist der Bedarf gedeckt und das Wort Grenzantigen soll nur der sachlichen Erfassung eines biologischen Tatbestandes Vorschub leisten.

Praktisch ergibt sich aus der Unsicherheit der immunologischen Bewertung der aus Pollen isolierten gereinigten Allergene die Konsequenz, zumindest für therapeutische Zwecke Pollenextrakte zu verwenden, welche die Gesamtheit der im Cytoplasma vorhandenen Stoffe umfassen, und auf eine Isolierung des Allergens zu verzichten [URBACH und GOTTLIEB (S. 251)]. Hiezu ist zu bemerken, daß wässerige Pollenextrakte allmählich ihre Wirksamkeit einbüßen, daß sich die Pollen selbst dagegen unbegrenzt konservieren, falls sie in geeigneter Weise aufbewahrt werden.

Disposition. Die Pollinosis ist eine sehr verbreitete, ätiologisch einheitliche und durch eine gleichartige Symptomatologie ausgezeichnete allergische Krankheit. Durch diese Eigenschaften bot sie dem Studium der disponierenden Momente besonders günstige Bedingungen. Obzwar nun schon an anderen Stellen auseinandergesetzt wurde, warum sich allergische Krankheiten entwickeln und warum ihre Entwicklung bei anderen Individuen, welche denselben Allergenkontakten ausgesetzt sind, ausbleibt, soll doch auf die Gefahr einer teilweisen Wiederholung hin die Frage der Disposition für die Pollinosis hier gesondert behandelt werden.

a) Endogene Faktoren. Wenn man mehrere Kaninchen von gleicher Rasse und gleichem Körpergewicht in identischer Weise mit Pferdeserum immunisiert, werden einige Exemplare ein Praezipitin von hohem Titer, andere ein Praezipitin von niedrigem Titer liefern und das Serum eines oder des anderen Tieres kann überhaupt keine flockende Wirkung besitzen. Worauf diese Differenzen beruhen, ist unbekannt. Man könnte jedoch die guten oder auch die schlechten Antikörperbildner untereinander kreuzen, um zu prüfen, ob die Plus- bzw. die Minusvarianten der Antikörperproduktion auf vererbbare Anlagen zurückzuführen sind, die sich rein züchten lassen. Ob dieser Versuch gerade hinsichtlich der Präzipitinbildung durchgeführt wurde, ist dem Verfasser nicht bekannt. Es existieren aber Beobachtungen, in welchen ein anderes immunologisches Kriterium gewählt wurde [M. W. CHASE (1941), LEWIS und LOOMIS (1925)], welche die Existenz erblicher Anlagen bewiesen, wenn auch der Erbgang nicht festgestellt wurde.

So könnten nun auch die Dinge bei der Pollinosis liegen. Alle Argumente, welche in dieser Hinsicht beigebracht wurden, beziehen sich aber nicht auf die Vererbbarkeit einer speziellen Heufieberdisposition, sondern auf die Neigung an irgendeiner Allergie zu erkranken, ohne Rücksicht auf das ätiologische Agens, die klinische Form und das Alter, in welchem sich die hypothetische Anlage realisiert; und selbst die statistischen Grundlagen, welche die Erblichkeit einer solchen ätiologisch richtungslosen Allergisierbarkeit beweisen sollen, wurden angefochten (s. S. 21 ff.). Ein so erfahrener Spezialist wie E. URBACH [s. E. URBACH und GOTTLIEB (S. 514)] äußert sich zu dieser Frage wie folgt: „However, all authorities agree that it is not the hypersensitiveness of certain organs or to certain substances that is inherited, but rather the capacity for or the tendency to allergization. Nevertheles, it cannot be denied that hay fever, more than other allergic conditions, shows a very high familial incidence.“ Zwischen dem ersten und dem zweiten Satz muß kein Widerspruch bestehen. Wenn man eine Familiengeschichte ausfindig gemacht hat, in welcher Allergien gehäuft vorkommen, werden Heufieber und Asthma prävalieren, weil sie eben zu den häufigsten Allergieformen gehören.

Das Heufieber ist angeblich eine durch Zivilisation begünstigte Krankheit. Diese Aussage basiert auf statistischen Erhebungen, denenzufolge die Krankheit in bestimmten Bevölkerungen oder in großen Städten rapid zunimmt. Als Belege finden sich folgende Angaben. Nach W. SCHEPPEGRELL (1922) befanden sich in den Vereinigten Staaten Nordamerikas im Jahre 1922 1200000 Heufieberpatienten, während ihre Zahl von PINESS und MILLER im Jahre 1925 auf 3 bis 4 Millionen geschätzt wurde, d. h. auf 3% der Gesamtbevölkerung; andere Autoren wie D. M. PIPES (1937) geben sogar 8% an. Das Intervall zwischen den Schätzungen von SCHEPPEGRELL und von PINESS und MILLER betrug somit drei Jahre und zwischen den Berichten von PINESS und MILLER und D. M. PIPES lagen 12 Jahre. G. STICKER (1912) gibt an, daß sich in den großen Städten Deutschlands um die Jahrhundertwende nur einige hundert Heufieberkandidaten befanden; nach K. HANSEN war ihre Zahl auf 600000, d. h. 1% der Bevölkerung, bis zum Jahre 1928 gestiegen. In Anbetracht der so kurzen Intervalle zwischen den differierenden Aufnahmen des Tatbestandes ist es wohl nicht möglich, das gewaltige Anschwellen der Heufiebermorbidität als Zivilisationseffekt anzusprechen. Es handelt sich offenbar nicht oder nicht vorwiegend um eine Zunahme des Heufiebers, sondern um eine vollständigere statistische Erfassung dieser Allergieform, die in erster Linie auf das Krankenkassenwesen zurückgeführt werden muß. Früher ist man eben wegen der durch das Heufieber verursachten Beschwerden nicht immer zum Arzt gegangen, und wenn ein Arzt konsultiert wurde, fand er sich, weil er in solcher Sache nicht Spezialist war, nicht bemüßigt, die Fälle zu registrieren; auch das hat sich geändert, denn die Allergiespezialisten nehmen zu, und zwar naturgemäß in großen Städten. Es sind hier zweifellos analoge Fehlerquellen im Spiele wie bei der Beurteilung der Zunahme des Karzinoms in relativ kurzen und neueren Zeitläuften.

Nach den von R. REHSTEINER (1926) in der Schweiz angestellten Erhebungen verteilt sich das Heufieber auf die Stadt- und Landbevölkerung im Verhältnis von 8,0 : 1,3 pro mille, wobei jedoch aus der Stadt zugereiste Personen (Lehrer, Pfarrer, Fabrikanten, Beamte) nicht zur Landbevölkerung gerechnet wurden; ohne diese statistische Korrektur war der Prozentsatz der Heufieberkranken bei 12000 Landbewohnern ungefähr gleich groß wie bei 3500 Arbeitern in Zürich. REHSTEINER fand ferner, daß die Häufigkeit des Heufiebers unter Studenten, welche aus ländlichen Bezirken in die Hochschulen der Städte kamen, von 0,13% auf 1,5% anstieg. R. DOERR (1944, S. 345) bemerkt hiezu, daß die Landbevölkerung der Polleneinwirkung stärker exponiert ist als die Städter, und daß daher die Angaben von REHSTEINER das Gegenteil von dem darstellen, was man im Hinblick auf die Berufsidiosynkrasien erwarten würde; die Ziffern sollten daher überprüft werden, besonders auch auf ihre Gültigkeit für andere Gegenden, da die Schweiz ein Gebirgsland ist. Übrigens entsprach die komparative Statistik nicht den an solche Erhebungen zu stellenden Forderungen (ungleiche Größe und Heterogenität der Gruppen, Berücksichtigung der Zuwanderung bloß in einer Gruppe usw.).

Daß man die Disposition als Realisierungsfaktor des Heufiebers so stark in den Vordergrund schiebt und den Einfluß der Exposition zwar nicht geradezu leugnet, aber zugunsten der Veranlagung und der fortschreitenden Zivilisation in die letzte Linie zurückdrängt, erklärt sich daraus, daß man sich mit der Tatsache, daß nicht alle, sondern nur gewisse Individuen vom Heufieber ergriffen werden, nicht anders abzufinden versteht. Deshalb wurde die zwischen Null und einem Maximum schwankende Fähigkeit des Kaninchens, Präzipitine zu produzieren, an die Spitze dieses Abschnittes gestellt. Es sei noch ein anderes Beispiel angeführt, welches dem Thema noch näher steht. Meerschweinchen können durch außerordentlich kleine, in γ ausdrückbare Mengen aktiver Eiweißantigene aktiv anaphylaktisch gemacht werden [R. Doerr (1950, S. 21)]. Aber im Bereiche dieser aktiv präparierenden Minimaldosen macht sich die Individualität der Meerschweinchen stark geltend; man bekommt neben positiven auch zahlreiche negative Resultate und die erzielten Grade des anaphylaktischen Zustandes variieren hinsichtlich der Intensität der auslösbaren Schocksymptome. So scheint auch beim Menschen ein einmaliger und flüchtiger Pollenkontakt zu genügen, um das Heufieber zu wecken; manche Patienten geben an, daß ihre Symptome erstmalig einige Zeit nach Eisenbahn- oder Automobilfahrten durch Felder und Wiesen, nach Spielen auf Heuböden, nach militärischen Märschen durch blühende Getreidefelder usw. aufgetreten seien; es muß sich in diesen Fällen um leicht sensibilisierbare Individuen gehandelt haben. Einen interessanten Beitrag zu dieser Frage verdankt man R. P. Wodehouse (1947). Im Laufe einer Serie von lokalen passiven Übertragungsversuchen wurden von 47 Individuen 4 hautempfindlich gegen Ambrosiapollen. Alle vier gaben zu Beginn der Experimente keine positive Reaktion der Haut auf dieses Pollenallergen. Drei von den vier Personen hatten positive Familiengeschichten (alimentäre Urticaria, Dermographismus, vasomotorische Rhinitis). Die Gesamtmenge Ambrosiapollen, welche injiziert wurde, schwankte zwischen 14,3 und 120 Einheiten und die induzierte Allergie beschränkte sich streng auf Ambrosiapollen. Drei Individuen wurden in weniger als einem Jahr und das vierte nach 14 Monaten allergisch. Allgemeinerscheinungen traten während der Dauer der Beobachtung nicht auf. Wodehouse konstatiert, daß es außerordentlich schwer ist, eine Pollenallergie durch Injektion zu erzeugen, wenn es sich nicht um Individuen handelt, welche disponiert sind und um Pollen, welche alljährlich auf solche Personen einwirken; er meint nämlich, daß sich die Individuen, bei welchen eine Hautallergie induziert wurde, bereits auf dem Wege der natürlichen Sensibilisierung befanden und daß die Polleninjektionen nur als letzter Schritt auf diesem Wege zu betrachten seien. Die Versuche von WODEHOUSE und ihre Deutung stimmen durchaus mit den Beobachtungen von G. PINESS und H. MILLER (1930), E. H. PHILLIPS (1940a, b) sowie von J. A. CLARKE und H. LEOPOLD (1940) überein (vgl. hiezu S. 17).

b) Exogene Faktoren. Soweit damit Pollen gemeint sind, hat man den Sensibilisierungsvorgang von der Auslösung der Anfälle bei bereits vorhandener Reaktionsbereitschaft zu unterscheiden; es bestehen aber gewisse Beziehungen, in welche sich diese beiden Betrachtungen überschneiden.

Im anaphylaktischen Versuch kommt die Dynamik (Aktivität) der Eiweißantigene zum Ausdruck erstens durch die Dosis sensibilisans minima, zweitens durch die Kürze der Inkubationsperiode, und drittens durch die Überlegenheit im Konkurrenzversuch [R. DOERR und W. BERGER (1922)]. Die Bestimmungen dieser Kriterien werden am Meerschweinchen vorgenommen, weil es hinsichtlich der Konstanz der Versuchsergebnisse optimale Verhältnisse bietet. Bei den Pollenarten begegnet man ähnlichen Abstufungen der biologischen Aktivität. Sie können aber nicht experimentell festgestellt werden, weil dies, wie die Dinge jetzt liegen, nur durch Menschenversuche möglich wäre, die sich infolge der praktischen Unheilbarkeit des Heufiebers von selbst verbieten, und auch daran scheitern müßten, daß sich die Menschen durch ihre Sensibilisierbarkeit unterscheiden, ein Faktor, der vor der Ausführung derartiger Versuche unbekannt wäre [vgl. die Erfahrungen von WODEHOUSE]. Unter diesen Umständen wird die Aktivität der Pollenarten nach der Frequenz beurteilt, mit der sie sich an der Heufieberätiologie beteiligen; in untergeordnetem Grade kommt noch die Zeit in Betracht, welche z. B. bei Einwanderern oder nach der Einführung neuer Pflanzen verstreicht, bis sich das ausgeprägte Krankheitsbild des Heufiebers entwickelt hat. Naturgemäß sind die auf diese Weise erzielten Aufschlüsse sehr lückenhaft und nicht immer hinreichend gesichert. Aber man kennt doch Pflanzen, welche nie oder fast nie die Symptome des Heuschnupfens hervorrufen [C. PRAUSNITZ (1930), K. HANSEN (1940) u. a.], wie z. B. die Pollen der Kiefern, die in manchen Gegenden in großen Beständen vorhanden sind und sehr große Mengen von Pollen produzieren, die durch den Wind leicht vertragen werden. Das andere Extrem stellen die Pollen der Grasarten dar, welche die Ätiologie des Heufiebers in allen Ländern der Welt beherrschen. Aber auch in dieser Gruppe scheinen Aktivitätsunterschiede vorzukommen, da die Heufieberpatienten einer

Gegend nicht auf alle daselbst vorhandenen Grasarten bzw. ihre Pollen, sondern nur auf eine beschränkte Auswahl reaktiv eingestellt sind. Diese Feststellung ist jedoch nicht eindeutig, da es sich gezeigt hat, daß die Grasarten, deren Pollen zu sensibilisierender Auswirkung kommen, für Futterzwecke in großem Umfange angebaut wurden oder ohne Anbau wild wachsen; die Exposition kann in solchen Fällen erleichtert oder verstärkt sein und möglicherweise beherrscht auch eine „Konkurrenz der Pollenallergene" das natürliche Geschehen.

In Europa kommen als Heufieberpflanzen in Betracht: Anthoxanthum odoratum (Ruchgras), Alopecurus pratensis (Wiesenfuchsschwanz), Dactylis glomerata (gemeines Knaulgras), Festuca pratensis (Wiesenschwingel), Holcus lanatus (Honiggras), Phleum pratense (Liesch- oder Thimotheusgras), Poa pratensis (Wiesenrispengras), Roggen (Secale cereale), Weizen (Triticum vulgare); unter den einheimischen Bäumen stehen Linden und Akazien (Robinia pseudacacia) an erster Stelle.

Daß die stark stäubenden anemophilen Pflanzen im Vergleich zu den pollenarmen entomophilen gefährlicher sind, d. h. daß ihre Pollen leichter und vielleicht auch rascher sensibilisieren, spricht dafür, daß die Masse der eingeatmeten Pollen ceteris paribus eine Rolle spielen kann. Die an anderer Stelle (s. S. 76) erwähnten Angaben von Patienten, daß sie nach einer erstmaligen und kurz dauernden Gelegenheit zur Einatmung der Graspollen die ersten Anzeichen des erwachenden Heufiebers gespürt hätten, sind wohl nicht als „Blitzsensibilisierung" zu deuten, sondern im Sinne von WODEHOUSE (s. S. 77) als die Überführung eines bisher noch latenten Sensibilisierungsprozesses in die klinisch manifeste Form durch einen erneuten Impuls, der gewissermaßen als Katalysator wirkt. Jedem Immunologen ist ja die Tatsache geläufig, daß man die Antikörperbildung verstärken und beschleunigen kann, wenn man das Antigen mehrmals in geeigneten Intervallen injiziert (E. v. DUNGERN, R. J. COLE) und daß sich die gleiche Wirkung nicht erzielen läßt, wenn man das Antigen nur einmal, aber in einer Menge einspritzt, welche der Summe der zeitlich distanzierten Einzeldosen gleichkommt. Die spezifische Umstimmung, welche der Organismus durch eine einmalige Antigeninjektion erleidet und die in der Beschleunigung und Vermehrung der Antikörperbildung nach Wiederholung der Antigenzufuhr zum Ausdruck kommt, wurde von R. PFEIFFER und BESSAU als „dynamischer Immunitätszustand" bezeichnet. Dies ist nun das Prinzip, welches der Sensibilisierung durch Pollenallergene zugrunde liegt. Die Sensibilisierung vollzieht sich langsam und erfordert in der Regel wiederholte Einwirkung der Pollen oder, richtiger formuliert, wiederholte Perioden der Einwirkung der Pollen, wie sie durch die alljährlich wiederkehrende Blütezeit der Pflanzen gegeben sind. Nach den Berichten von E. W. PHILLIPS (1940a) waren drei Blütezeiten erforderlich, bis nach der Einführung der Zuckerrübenkultur in Arizona Fälle von Pollinosis auftraten, nachdem schon vorher Hautreaktionen mit dem Pollenantigen in wachsender Häufigkeit und Intensität registriert worden waren. Die Entwicklung einer Allergie gegen Pilzarten (Sphacelotheraarten) beansprucht nach PHILLIPS (1940b) sogar fünf Vegetationsperioden der Mutterpflanze (Holcus halepensis). Eine Intensivierung der Zuckerrübenkultur in New Mexiko und Texas im Jahre 1935 hatte eine Zunahme des Heufiebers im Jahre 1937 zur Folge [L. O. DUTTON (1938)].

Es sei ausdrücklich betont, daß sich die vorstehenden Ausführungen nur auf die Sensibilisierung durch Pollen beziehen und nicht als allgemein gültiges Schema für die Sensibilisierung durch beliebige Allergene hingestellt werden sollen. Anaphylaxis allergiae magister! Albumin und Globulin, aus demselben Serum abgeschieden, unterscheiden sich erheblich durch ihre antigene Aktivität, die Differenz zwischen Ovalbumin und Hämoglobin erreicht einen extremen Grad, und in manchen Fällen muß man zur Wiederholung der Antigenimpulse oder zur Anwendung von Adjuvantien greifen, um eine Antikörperbildung zu erzwingen. Die Aktivität der Pollenallergene ist, wenn sie auch je nach der Pollenart variiert, im allgemeinen nicht hoch zu veranschlagen. Was aber den Pollen an Aktivität abgeht, wird unter natürlichen Verhältnissen durch die in langen Intervallen wiederkehrende Einwirkung wettgemacht [C. W. PHILLIPS (1940a), J. A. CLARKE und H. C. LEOPOLD (1940)]. Daß sich die antigene Wirkung der Pollen durch Adjuvantien verstärken läßt, wurde von A. M. KULKA und D. HIRSCH (1945) gezeigt. Setzt man zu Extrakten aus Ambrosiapollen eine lanolinartige Substanz und in Öl suspendierte abgetötete Tuberkelbazillen hinzu, so kann man nach den Angaben dieser Autoren Sensibilisierung und die Produktion passiv übertragbarer Antikörper weit leichter bzw. öfter erzielen, als wenn man zur Immunisierung bloß die Extrakte verwendet.

Ob die Menge der in der Luft schwebenden Pollen die Entstehung des Pollinosis beeinflußt, ist schwer zu entscheiden. Sicher hat die wiederholte Einwirkung, wenigstens im gemäßigten Klima, eine größere Bedeutung. Die Auslösung der alljährlichen Anfälle ist dagegen von der Konzentration der Pollen im Luftplankton abhängig. Sie wird in der Weise bestimmt, daß man Objektträger mit einer feinen Schicht eines klebrigen Stoffes (Glyzerin, Zedernöl, Glyzeringallerte, Vaselin) überzieht und sie an einem windstillen Orte gegen Regen und direktes Sonnenlicht geschützt 24 Stunden exponiert; die Objektträger werden dann unter schwacher Vergrößerung mikroskopisch durchmustert und die fixierten Pollen gezählt (pro Quadratzentimeter Fläche) und, soweit dies möglich ist, der Art nach bestimmt, entweder von einem Botaniker oder mit Hilfe von Mustern der verschiedenen Pollenspezies. Um eine geschützte und gleichmäßige Exposition der Objektträger zu gewährleisten, verwendet man besondere

Apparate, von denen einer bei C. O. DURHAM (1946, S. 81) abgebildet ist. Während des Sommers und des Herbstes werden in vielen Großstädten die von verschiedenen Beobachtern festgestellten Pollenzahlen durch die Zeitungen bekanntgegeben; es bestehen eigene Pollenüberwachungskomitees, welche diesen Zweig der Gesundheitspflege beaufsichtigen, die Registrierungen der Zählungen organisieren und die Apparate verbessern [Commitee on Apparatus in Aerobiology, National research Council (1941)]. Eine Autorität auf diesem Gebiete ist C. O. DURHAM, der die Ergebnisse seiner Arbeit in zahlreichen Publikationen (1929, 1943, 1944, 1946, 1946a, 1947) niedergelegt hat. DURHAM (Chicago) hat sich auch [nach J. DYAKOWSKA (1936, 1937)] mit der Messung der mittleren Fallgeschwindigkeit verschiedener Pollenarten beschäftigt und einen besonderen, für diesen Zweck geeigneten Apparat angegeben [DURHAM (1946a); Abbildung]. Ferner führt C. O. DURHAM den Begriff des „spot-test" ein, um damit die absolute Häufigkeit der atmosphärischen Allergene zu bezeichnen, d. h. die Zahl der Partikel in einem gegebenen Luftvolum in einem bestimmten Zeitpunkt und an einem bestimmten Orte. Für solche „Momentaufnahmen" ist das Verfahren der Pollenzählung, welches auf der spontanen Sedimentierung der Pollen während eines Zeitraumes von 24 Stunden beruht, unbrauchbar. Man muß vielmehr die Pollen entweder mit einer Staubpumpe auf klebrigen Objektträgern fixieren oder Objektträger mit der klebrigen Fläche nach vorne im Kreise rotieren lassen, so daß sie die Partikel aus der Luft herausfischen. Natürlich müssen solche Methoden standardisiert werden, um vergleichbare Resultate zu erhalten. Entsprechende Routine vorausgesetzt, beansprucht ein solcher Test kaum fünf Minuten und hat außerdem den Vorteil, daß er nicht nur innerhalb von Wohnräumen mit möglichst unbewegter Luft, sondern auch im Freien angewendet werden kann, was den natürlichen Verhältnissen offenbar besser entspricht. Näheres nebst Tabellen über die Ergebnisse des „spot-test" bei C. O. DURHAM (1947).

Produktion, Ausschüttung und Verteilung der Pollen im Luftplankton werden vom Wetter sowie vom Klima, das ja nichts anderes ist als das durchschnittliche Wetter eines Landes, beherrscht.

Daher ist das Heufieber eine Saisonkrankheit, da es grundsätzlich an jene Jahreszeiten gebunden ist, in welchem die Pollen im Luftplankton auftreten. So erklärt es sich:

1. daß *dieselben* Heufieberkandidaten in der *gleichen* Gegend alljährlich um *dieselbe* Zeit (oft bis auf den Tag genau) erkranken und daß die Anfälle in der Regel auch mit einem bestimmten Datum wieder aussetzen;

2. daß ein Heufieberkandidat auch *zweimal* in einem Jahre erkranken kann, wenn die gefährliche Pflanze zweimal blüht oder wenn er gegen Pollen von zwei zu verschiedenen Jahreszeiten blühenden Pflanzen empfindlich ist;

3. daß verschiedene Individuen in der nämlichen Gegend zu verschiedenen Zeiten befallen werden können, da nicht alle in Betracht kommenden Pflanzen um dieselbe Zeit blühen oder stäuben;

4. daß die Heufieberperioden der verschiedenen Länder nicht koinzidieren und daß selbst benachbarte Gegenden Verschiebungen der Heufiebersaison aufweisen.

In Mitteleuropa beginnt die sechswöchige Hauptsaison Ende Mai und schließt Anfang Juli; doch kann sich die ganze Periode infolge regionärer Differenzen um 1 bis 2 Wochen nach der einen oder anderen Seite verschieben. Erkrankungen im Februar und März sowie Anfang April sind relativ selten und werden durch Baumpollen (Haselnuß, Weiden, Pappeln) hervorgerufen. Nachzügler in der Zeit von Mitte August bis Anfang Oktober treten gleichfalls nur vereinzelt auf; wenn sie nicht auf einer zweiten Grasblüte beruhen, werden meist nur Personen ergriffen, die schon in der Hauptsaison an Heufieber gelitten haben. — In Nordamerika sind dagegen drei Perioden mit zahlreichen Erkrankungen deutlich ausgeprägt: a) Die Zeit von Mitte März bis Ende Mai (Pollen verschiedener Bäume und strauchartiger Gewächse, Baumwollpflanzungen); b) die Zeit von Mitte Mai bis zu Beginn oder Mitte Juli, während welcher das durch Gräserpollen bedingte „early" oder „spring fever" herrscht, und c) die Zeit von Mitte August bis zum Auftreten der ersten Fröste, in welcher die Pollen von Ambrosiaceen das „late" oder „autumnal fever" erzeugen.

Für die Erkennung, Prophylaxe und Therapie der Pollinosen ist die Kenntnis der Pflanzen des in Betracht kommenden Gebietes und namentlich auch ihrer Blütezeiten notwendig. Es haben sich daher zahlreiche Autoren mit diesen Fragen befaßt [s. A. A. Thommen (1931, S. 695)] und es sind, zum Teil auch auf Intervention besonderer Vereine (Deutscher Heufieberbund, American Hay fever Prevention Association), sehr praktische tabellarische Zusammenstellungen, sogenannte „Blütekalender", herausgegeben worden, aus welchen die für eine bestimmte Gegend maßgebenden Daten leicht entnommen werden können. Muster solcher Blütekalender findet man bei W. Berger und K. Hansen (1940, S. 350) und bei E. Urbach und Ph. Gottlieb (1946, S. 525 bis 537).

Unter sonst identischen Verhältnissen machen sich meteorologische Bedingungen geltend. Anhaltende Regengüsse können die Pollen aus der Luft auswaschen oder die Ausschüttung der Pollen verzögern, während lange Perioden von schönem Wetter und geringe Luftfeuchtigkeit die Frequenz der Heufieberattacken erhöhen. Starke und länger dauernde Winde können Pollen zutragen, wenn sie aus Gegenden wehen, in welchen die Pollenausschüttung im Gange ist. Der Luftdruck ist wahrscheinlich nur als Teilfaktor des Wetters an der Frequenz und Intensität der Erkrankungen in der Heufiebersaison beteiligt. Es wurde zwar von K. Hansen und MICHENFELDER (1930) behauptet, daß die Hautproben an allergischen Menschen bei niedrigem Barometerstand stärkere Reaktionen ergeben als bei hohem Luftdruck und F. E. HAAG (1932 bis 1933) berichtet sogar, daß hochsensibilisierte Meerschweinchen auf die Reinjektion von Pollen bei steigendem Barometerstand nicht reagierten, während bei sinkendem Luftdruck schwere und meist tödliche Reaktionen erzielt werden konnten. Derartige Angaben müßten unbedingt nachgeprüft werden, bevor man ihnen irgendeine Bedeutung zumessen könnte. Vorläufig steht die Sache so, daß man das anaphylaktische Experiment zu Rate ziehen müßte, bevor man zugestehen könnte, daß der Luftdruck einen evidenten Einfluß auf die allergische Reaktivität ausübt.

Die Spezifität der Pollenallergene war Gegenstand zahlreicher Untersuchungen [W. BERGER und K. HANSEN (1931), H. L. HUBER und KÖSSLER (1922), W. T. HARRISON und C. AMSTRONG (1924), G. PINESS und H. MILLER (1931), A. STULL, R. A. COOKE und R. CHOBOT (1932), A. F. COCA und E. F. GROVE (1925), A. STULL, R. A. COOKE und J. H. BARNARD (1932), E. URBACH und S. WOLFRAM (1936) u. a.]. W. BERGER und K. HANSEN (1931) fanden, daß die Spezifität der Pollen von der Stellung der pollenspendenden Pflanzen im natürlichen System abhängt: a) Die Pollenallergene, welche von Pflanzen aus verschiedenen Familien stammen (z. B. von Ambrosiaceen und Gramineen) sind voneinander deutlich verschieden; b) Pollen von Pflanzen verschiedener Gattungen derselben Familie (z. B. der verschiedenen Gattungen der Gramineen) zeigen keine so ausgeprägten Spezifitätsdifferenzen; c) bei den Pollen von Pflanzen verschiedener Arten derselben Gattung (Artemisia trifida und Artemisia artemisiaefolia, Solidago canadensis und nemoralis, Festuca rubra und pratensis) treten Verwandtschaftsreaktionen stark in den Vordergrund, so daß sich eine Artspezifität in manchen Fällen weder im Tierexperiment noch beim Heufieberkandidaten nachweisen läßt. Die Prüfung am Patienten wird dadurch erschwert, daß man mit der Möglichkeit einer multiplen Sensibilisierung rechnen muß und im Experiment kann die Differenzierung durch die Tatsache behindert sein, daß Pollen verwandter Arten neben speziesspezifischen Komponenten auch gemeinsame Faktoren enthalten [F. A. SIMON (1943), G. PINESS und H. MILLER (1931)]. Um die Identität der Pollenallergene von zwei verschiedenen Pflanzenarten nachzuweisen, stehen nach E. URBACH und PH. GOTTLIEB (1946, S. 253) folgende Methoden zur Verfügung:

1. Die von A. F. COCA und E. F. GROVE (1925) sowie von A. STULL, R. A. COOKE und R. CHOBOT (1932) angewendete Erschöpfungsprobe (exhaustion test).

Die Erschöpfungsprobe ist eine Variante des PRAUSNITZ-KÜSTNERschen Versuchs. Wenn ein Mensch gegen die Pollen von zwei nahe verwandten Pflanzenarten A und B empfindlich ist, präpariert man eine Hautstelle einer normalen Versuchsperson durch intrakutane Injektion von 0,1 ccm seines Serums und injiziert in dieselbe Stelle 24 oder 48 Stunden später den Pollenextrakt A; man erhält eine positive Reaktion. Nun injiziert man täglich den Extrakt A, bis keine Reaktion auftritt, d. h. bis der Antikörper der passiv präparierten Hautstelle erschöpft ist; sodann injiziert man in dieselbe Stelle B und wenn sich auch dieser Pollenextrakt als unwirksam erweist, so schließt man, daß A und B als identische Allergene betrachtet werden können. An einer zweiten Hautstelle, welche ebenfalls durch 0,1 ccm Patientenserum passiv präpariert wurde, sucht man durch fortgesetzte Injektion von B die Reaktivität gegen A zu erschöpfen, welche Gegenprobe dasselbe Endergebnis haben muß.

2. Der gekreuzte Neutralisationsversuch nach WALZER und BOWMAN. Er beruht ebenfalls auf dem PRAUSNITZ-KÜSTNERschen Übertragungsversuch, gestattet aber eine quantitative Ausgestaltung und führt rascher zu einem Resultat als die Erschöpfungsprobe. Eine bestimmte Menge des antikörperhaltigen Serums wird in vitro mit fallenden Mengen Pollenextrakt gemischt und die Gemische werden einer normalen Versuchsperson intrakutan injiziert. Stehen Antikörper und Pollenallergen im richtigen quantitativen Verhältnis, so bleibt die Reaktion aus. Hat man zur Neutralisierung einen Pollenextrakt A verwendet, so muß die injizierte Stelle gegen B unempfindlich sein, falls A und B immunologisch identisch sind. Als Gegenprobe dient die Injektion eines Gemisches von Patientenserum und Extrakt B und der Nachweis, daß die mit dem Gemisch präparierte Hautstelle auf A nicht reagiert.

3. Nach E. URBACH und S. WOLFRAM (1936) kann man Meerschweinchen mit einem Pollenextrakt A aktiv anaphylaktisch machen und prüfen, ob der Schock nur durch die Probe mit A oder auch durch B hervorgerufen werden kann. Gegenprobe: Präparierung mit B, Erfolgsinjektion mit A.

4. Präparierung eines Tieres mit Extrakt A und Verhütung der Reaktion auf A durch eine vorgeschaltete Injektion von B; Umkehrung [URBACH und WOLFRAM].

Die Feststellung, daß zwei Pollenarten, auf welche ein Heufieberkandidat reagiert, biologisch identisch sind, kann für die Prophylaxe und Therapie des Heufiebers wichtig sein. Für die Pollen von Ambrosia trifida und Artemisia elatior, welche in der Ätiologie des Heufiebers eine hervorragende Stellung einnehmen, wurde dieser Beweis durch A. STULL, R. A. COOKE und R. CHOBOT (1932), AARON BROWN (1927) u. a. erbracht. Doch kann man bei Patienten, welche auf Hautproben mit Pollenextrakten verschiedener Ambrosiaceen positiv reagieren, durch quantitative Ausgestaltung des gekreuzten Neutralisationstestes in manchen Fällen doch herausbringen, durch welches Allergen sie tatsächlich sensibilisiert wurden [F. A. SIMON (1943)].

Bei der Beurteilung der Hautreaktionen von Individuen, welche durch Ambrosiapollen sensibilisiert sind, hat man zu berücksichtigen, daß stark positive Reaktionen auch durch Nucleinsäuren (Hefe- und Thymusnucleinsäure) und ihre Derivate (Adenin, Guanin und Cytosin) erzielt werden können. Die erforderlichen Mengen waren sehr klein (2 bis 8 γ). Die Reaktionen traten sofort ein und zeigten den Typus der von einem roten Hof umgebenen Quaddel. Nichtallergische Personen oder Individuen, welche an anderen Allergien (gegen Hausstaub, Epidermisallergene, Nahrungsmittel) litten, gaben fast nie positive Reaktionen [W. L. WINKENWERDER, M. V. BUELL und J. E. HOWARD (1939)]. Diese Angaben wurden von W. B. SHERMAN (1942) bestätigt und dahin erweitert, daß die Reaktivität gegen Nucleinsäure mit dem Serum der Patienten passiv übertragen werden konnte. Gekreuzte Neutralisierungsversuche gaben keine eindeutigen Resultate, sprachen aber nicht dafür, daß Nucleinsäuren zu den die Spezifität der Ambrosiapollen bedingenden Determinanten gehören; in diesem Sinne lassen sich auch die Untersuchungen von A. STULL, W. B. SHERMAN und S. HAMPTON (1941) verwenden, denenzufolge weitgehend gereinigte, aus Ambrosiapollen gewonnene Proteine keinen Phosphor enthalten. Jedenfalls reagierten von den gegen Ambrosiapollen *und* Nucleinsäure hautempfindlichen Patienten alle (mit einer einzigen Ausnahme) auch auf andere Pollenarten und auf sonstige Allergene, soweit Hautproben Aufschluß gaben; bei 16 normalen Versuchspersonen, welche SHERMAN als Kontrollen verwendete, waren dagegen die Hautproben mit Nucleinsäuren und ihren Derivaten negativ. Dieser Gegensatz zwischen nichtallergisch und unempfindlich gegen Nucleinsäuren einerseits und allergisch gegen Ambrosiapollen, andere Allergene und Nucleinsäuren anderseits muß natürlich einen Grund haben. Bedenkt man, daß im zweiten Falle nur die Ambrosiapollen klinische Allgemeinerscheinungen auslösen und daß sich die Nebenreaktionen (andere Allergene und Nucleinsäuren) auf das Hautorgan beschränken, so könnte man an die „reichhaltigen Allergiespektra“ der Haut denken, welche W. BERGER (1928) bei Asthmatikern festgestellt hat. Das wäre indes nur eine Analogie und sie würde nicht einmal zutreffen. Denn nach W. BERGER können auch gesunde oder anderweitig erkrankte Personen auf Kutanproben mit verschiedenen Stoffen zum Teil sogar sehr stark reagieren; in den Kontrollversuchen von WINKELWERDER und seinen Mitarbeitern sowie von SHERMAN war dagegen die Haut von insgesamt 61 Personen, welche nicht an einem durch Ambrosiapollen verursachten Heufieber litten, mit einer einzigen Ausnahme unempfindlich gegen Nucleinsäure und ihre Derivate. Es scheint also doch irgendein immunchemischer Konnex zwischen dem Allergen der Ambrosiapollen und den Nucleinsäuren zu bestehen. Ob das hier aufscheinende Problem weiter verfolgt wurde, entzieht sich der Kenntnis des Verfassers.

Symptome und Verlauf.

Die Heufieberattacke beginnt als allergische Conjunctivitis und allergische Rhinitis, die entweder gleichzeitig einsetzen oder einander in einem gewissen zeitlichen Abstand folgen, wobei meist die conjunctivalen Erscheinungen den Vortritt haben. Die Krankheitserscheinungen sind meist nicht sofort voll ausgeprägt, sondern bestehen zunächst nur in Jucken der Augen, Juckgefühlen der Nase und Brennen im Munde; dem Heufieberkandidaten sind diese Reizempfindungen als Vorboten des Anfalls vertraut, zumal sie sich ja um dieselbe Zeit des Jahres einstellen. Dieses Prodromalstadium dauert mehrere Tage (durchschnittlich eine Woche) und steigert sich dann rasch zum klassischen Bild.

Die Bindehaut erscheint im Beginne nur ganz leicht gerötet und der Reizzustand des Auges markiert sich bloß durch ein Gefühl von Brennen, das an den Lidern und besonders in den inneren Augenwinkeln lokalisiert wird, durch die Empfindung, als ob ein Fremdkörper, etwa Sand, im Bindehautsack säße, durch Lichtscheu und durch eine starke, im Stadium der Nieskrämpfe oft profuse Tränensekretion. Binnen weniger Tage setzen sich jedoch die objektiven Veränderungen in eine äußerst heftige Entzündung der Conjunctiva um, die Tränensekretion wird geringer, die Absonderung der Bindehaut dagegen reichlicher, so daß sich aus der Lidspalte eine schleimige, dickliche Flüssigkeit entleert. Die Lider schwellen ödematös an. Die entzündliche Hyperämie beschränkt sich entweder auf die Karunkel und die inneren Lidflächen oder erstreckt sich bis zum Hornhautrand und kann dann den Charakter der Chemosis annehmen. Im gleichen Tempo nehmen die subjektiven Beschwerden zu. Die Patienten klagen über Spannung und Druckgefühl oder über stechende Schmerzen im Augapfel, über heftiges, ja unerträgliches Jucken und Beißen der Lider. In den meisten Fällen werden beide Augen gleichzeitig ergriffen; es kann aber auch eines der beiden Augen stärker oder früher befallen werden als das andere. Der Reizzustand des Auges verursacht ausgeprägte Photophobie.

Die Nasenschleimhaut reagiert zunächst mit einer kopiösen Absonderung eines wässerigen Sekretes, ohne daß die Rhinoskopie mehr als eine leichte Hyperämie nachzuweisen vermag. Um so stärker sind die subjektiven Erscheinungen, die in einem Gefühl von Brennen, Stechen und Jucken in der Nase bestehen, welches als Niesreiz wirkt und förmliche Serien von Niesexplosionen auslöst, die sich mehrmals am Tage entweder ganz unerwartet oder zu bestimmten Tageszeiten bzw. bei bestimmten Gelegenheiten (z. B. nach dem Erwachen, beim Öffnen des Fensters, beim Verlassen der Wohnung, beim Blick auf sonnenbeleuchtete Flächen) einstellen. Willkürliche Unterdrückung des Niesens ist unmöglich; vielmehr kann, auch unmittelbar nach Ablauf einer Serie von Niesexplosionen, ein neuer Paroxysmus durch die geringfügigsten Anlässe (Luftzug, Berührung der Nase, Einatmen von etwas Staub) ausgelöst werden. Die mit dem Niesen verbundenen Anstrengungen führen zu Muskelschmerzen in den beteiligten Muskelgruppen und nehmen die Kranken so stark her, daß sie nach einem Nieskrampf oft völlig erschöpft und von Schweiß überronnen sind. Im Beginn der Anfälle fühlt sich die Nasenspitze kühl an und sieht blaß aus; die Patienten haben auch häufig selbst ein höchst lästiges Gefühl von Kälte in der Nase, speziell auch in der Nasenspitze. In den Pausen und bei längerer Dauer des Zustandes wird aber die Nase rot, heiß und erscheint gedunsen, wodurch der Patient im Vereine mit der Rötung und Schwellung der Augen erheblich entstellt wird.

Wird der Patient nicht vorzeitig der Einwirkung der Pollenart, gegen welche er empfindlich ist, entzogen, so dauert die alljährliche Erkrankung in der Regel ebensolange wie die Heufiebersaison, in unseren Gegenden somit sechs Wochen. Es beteiligen sich dann auch andere Schleimhäute an den allergischen Reaktionen. Im Schlunde, am weichen Gaumen, am Zungengrunde entstehen belästigende Gefühle von Jucken, Kitzeln und oft heftigem Brennen, ebenso an der Mündungsstelle der Tuben, wodurch unangenehme Sensationen bedingt werden, welche die Kranken durch Einpressen der Finger in den äußeren Gehörgang zu lindern suchen. Objektiv lassen sich Rötungen und Schwellungen der betroffenen Schleimhäute sowie reichlichere Schleimabsonderung feststellen. Heisere Stimme deutet auf Laryngitis, Gefühle von Kratzen und Brennen hinter dem Brustbein auf Tracheitis. Oft besteht eine Empfindung der Oppression und Beengung des Brustkorbes und eine mehr oder minder starke Dyspnoe, die entweder in gleicher Intensität während der Heufiebersaison anhält oder paroxysmale Steigerungen in Form asthmatischer Anfälle zeigt, welche sich namentlich am Abend einstellen und bis Mitternacht dauern. Die Asthmaanfälle der Heufieberpatienten haben den Typus des Asthma bronchiale und unterscheiden sich in keiner Weise von den Attacken, die nicht durch Pollen, sondern durch andere Substanzen hervorgerufen werden. Die vorwiegend expiratorische Dyspnoe wird oft von trockenem, krampfartigem Husten begleitet, wobei der Auswurf fehlt oder nur ganz spärlich, schleimig und geballt ist; bei jüngeren Individuen kann reichliches Schleimsekret nach außen befördert werden, manchmal auch eine mehr wässerige, helle und recht kopiöse Flüssigkeit (Transsudat aus den Kapillaren der Bronchialschleimhaut).

Die Heufieberkranken fühlen sich schwach, sind oft zu körperlichen oder geistigen Anstrengungen unlustig oder wirklich unfähig und leiden häufig an schlechtem, durch nervöse Unruhe, Atembeschwerden, Schweißausbrüche, Hitzegefühl am Körper und Kältegefühl an den Extremitäten gestörtem Schlaf. Häufig hört man Klagen über Eingenommensein des

Kopfes, welches in der Region über den Augenbrauen lokalisiert und als Kopfschmerz bezeichnet wird (sogenannter „Sinuskopfschmerz").

Fieber fehlt nicht selten ganz oder tritt auf der Höhe des Zustandes in Form von vorübergehenden unbedeutenden Temperatursteigerungen, bisweilen auch als 8- bis 14tägige Remittens auf. Die Maxima halten sich fast immer unter 39° C, können aber in Ausnahmefällen 40 und sogar 41° C erreichen; man kann dann einen Milztumor und hochgradige Eosinophilie feststellen, Symptome, welche, wenn sie schon im ersten Anfall auftreten, zu Fehldiagnosen Anlaß geben können [URBACH und GOTTLIEB (1946, S. 518 f.)]. Der Puls ist meist klein und leicht beschleunigt, im asthmatischen Anfall in der Regel verlangsamt; schon unbedeutende Anstrengungen führen jedoch zu einer erheblichen, häufig von Herzklopfen begleiteten Tachykardie (120 Schläge und mehr).

Die Intensität der Symptome hält sich während einer Heufiebersaison nicht auf gleicher Höhe. Es wechseln Remissionen, während welcher sich die Patienten leidlich wohl fühlen, mit plötzlichen Exacerbationen, die durch unscheinbare Veranlassungen ausgelöst werden und den Kranken wieder in einen Zustand des Elends und völliger Invalidität versetzen. Unter den Bedingungen, welche Verschlimmerungen nach sich ziehen, spielen meteorologische Vorgänge erfahrungsgemäß eine große Rolle. Trockenheit der Luft im Verein mit stärkerer Bewegung der Atmosphäre wirken ungünstig, während starke, die Luft auswaschende Regengüsse Erleichterungen schaffen, Erscheinungen, die man leicht begreift, wenn man die den Pollengehalt der Atemluft bestimmenden Witterungseinflüsse berücksichtigt (s. S. 81). Gegen das Ende der Saison klingen die Symptome allmählich ab.

Wie andere Allergieformen zeigt sich das Heufieber nicht schon im ersten Lebensjahr, sondern erst später, selten bei kleinen Kindern, meist erst im 5. bis 40. Jahre, ausnahmsweise auch noch in vorgerücktem Alter. Die ersten Anfälle sind häufig nur mild, abortiv, so daß die Natur des Leidens oft nur erkannt wird, wenn das betroffene Individuum einer Heufieberfamilie angehört. Sukzessive nimmt aber die Schwere des alljährlichen Anfalles zu, ein Phänomen, dessen schon die älteren Autoren gedenken und das ganz unverkennbar für die zunehmende Sensibilisierung spricht; dabei überwiegen bei jugendlichen Personen die Reaktionen der Bindehaut und der Nasenschleimhaut, während mit zunehmendem Alter die Beteiligung der Bronchialmucosa und die damit verknüpften Symptome (Tracheobronchitis, Dyspnoe, Asthma) immer stärker hervortreten. Die Heufieberbereitschaft (Pollenallergie) kann bis ins hohe Alter fortbestehen; sie kann aber auch wie andere Allergieformen nach jahre- und jahrzehntelanger Dauer spontan zurückgehen, sei es nun total oder partiell, indem die Jahresanfälle allmählich gelindert werden (spontane Desensibilisierung).

Auch beim Heufieberkandidaten beschränkt sich die Allergie nicht auf die Conjunctiva und die Respirationsschleimhaut. Wenn andere Gewebe meist nicht reagieren, so liegt das an der Art der auslösenden Kontakte (Inhalation) und an der örtlichen Absättigung der im Respirationstrakt in Lösung gehenden Pollenallergene. Es werden aber doch auch bei einzelnen Heufieberkranken, speziell zu Beginn der Saison, spontane Dermatosen (Urticaria oder öfter trockene, bisweilen auch nässende Ekzeme) beobachtet, in anderen Fällen wieder Gelenkschmerzen und Gelenkschwellungen, Migräneanfälle oder Magen-Darm-Störungen (Durchfälle, Verstopfung). Beim Pollenekzem handelt es sich wohl um Reaktionen der hochgradig sensibilisierten Haut auf die direkte Berührung mit Pollen, bei den gastrotestinalen Symptomen um Reaktionen der Magen-Darm-Schleimhaut auf eingeatmete, aber mit dem Speichel verschluckte Pollen, was man aus Erfahrungen schließen kann, die man bei der Desensibilisierung von Heufieberkranken per os gemacht hat [W. Berger]. Die anderen der aufgezählten Komplikationen, wahrscheinlich auch die schweren Beeinträchtigungen des Allgemeinbefindens, sind dagegen wahrscheinlich auf Auswirkungen resorbierter Pollenallergene zu beziehen. Daß solche Stoffe in die Zirkulation übertreten und am entfernten Ort pathologische Prozesse auslösen können, ist ja nicht zu bezweifeln. So wurden nach intrakutanen und subkutanen Injektionen von Pollensubstanz Urticaria, gastrointestinale Störungen oder sogar visceraler Schock beobachtet [J. Freeman (1930), K. Hansen (1933), N. Francis (1941), R. A. Cooke (1922) u. v. a.] und die Zufuhr des allergischen Stoffes per os kann ebenfalls allgemeinen Kreislaufschock oder einen asthmatischen Anfall zur Folge haben, was anders als durch Resorption und hämatogene Zufuhr der Pollenallergene nicht verständlich wäre.

Das Heufieber kann sich durch eine ganze Reihe von Jahren wiederholen, ohne daß in den Zwischenzeiten irgendwelche krankhafte Veränderungen zurückbleiben, und zwar auch dann nicht, wenn sich die Anfälle durch besondere Intensität auszeichnen. Dieser paroxysmale (intermittierende) Charakter ist ein wesentliches Merkmal des Heufiebers. Nur wird, falls die Neigung zu Sinusitis besteht, diese durch die wiederkehrenden starken Entzündungsprozesse der Nasenschleimhaut erheblich verstärkt. Von W. T. Vaughan (1939) wurden aber Fälle von Asthma beobachtet, welches nur während der Heufiebersaison auftrat, aber nicht durch Pollen, sondern durch irgendein anderes Allergen, z. B. durch ein Nahrungsmittel, verursacht war. Ausschaltung des Nahrungsmittels aus der Diät verhinderte während der Heufiebersaison die asthmatischen Anfälle. Merkwürdig war aber, daß die Asthmaanfälle außerhalb der Heufiebersaison nie auftraten, und daß dann das Nahrungsmittel ungestraft genossen werden konnte. Da die Angaben von Vaughan von

Urbach und Gottlieb (1946, S. 510) bestätigt wurden, scheint es sich nicht um besonders seltene Ereignisse zu handeln. Vom ätiologischen Standpunkt beurteilt, sind sie völlig unverständlich. Wenn H. J. Rinkel (1936) konstatiert, daß Heufieber mit starker Rhinorrhoe und ohne Juckreiz für eine begleitende Nahrungsmittelallergie charakteristisch sei, umschreibt er nur die Beobachtung, ohne die konkordante Intermittenz von Pollenallergie und Nahrungsmittelallergie zu erklären.

Zwischen Heufieber und Heuasthma besteht insofern ein Unterschied, als sich dieses in den Zwischenzeiten der Pollination nicht vollständig zurückbildet. Die asthmatischen Anfälle verlängern sich in vielen Fällen über die Pollensaison hinaus und überdauern diese von Jahr zu Jahr länger, so daß schließlich ein chronisches (perennierendes) Asthma mit Exacerbationen während der Heufiebersaison resultiert. Man beobachtet jedoch, glücklicherweise nur selten, noch einen anderen Sachverhalt. Der Patient wird zuerst von einem (oft nur milden) Heufieber befallen, das aber schnell in Heuasthma übergeht und dieses verwandelt sich rasch in ein sehr schweres perennierendes Asthma, das in der Pollensaison keine Exacerbationen zeigt; die spezifische Empfindlichkeit gegen bestimmte Pollenarten läßt sich zwar noch durch Hautproben nachweisen, hat aber keinen Anteil an der Pathogenese des endogen gewordenen Asthmas.

Unter der Bezeichnung „perennierendes Heufieber“ (perennierende allergische Rhinitis, nervöse Rhinitis, vasomotorische Rhinitis, „atopic coryza“) versteht man eine Form der allergischen Rhinitis, welche nicht an bestimmte Jahreszeiten gebunden ist und klinisch — wenn man von der schwächeren Beteiligung der Conjunctiven absieht — dem Heufieber in jeder Hinsicht ähnelt. Die Symptome sind, wie der Name „perennierendes Heufieber“ besagt, meist von langer Dauer und schwer zu bekämpfen, wenn es nicht gelingt, das auslösende Allergen durch Beobachtung, Hautproben oder durch die Aufbringung verschiedener Substanzen auf die Nasenschleimhaut (nasale Testung) ausfindig zu machen; in der Regel handelt es sich um Stoffe in der Umwelt des Kranken (Gesichtspuder, Tierepithelien, Insektenpulver), zuweilen auch um polyvalente Pollenallergien oder oft genossene Nahrungsmittel, wie Mehle oder Brot. Pollen kommen besonders in Betracht, wenn sie das ganze Jahr in der Luft vorhanden sind, wie im südlichen Kalifornien [H. D. Smith, V. Goodhill und M. E. Webb (1943)]. Im übrigen sei auf den Abschnitt „Rhinitis und Conjunctivitis (S. 67 ff.) verwiesen.

Unklar und jedenfalls nicht einheitlich ist die Ätiologie jener Reizzustände der Augen, welche im Frühjahr auftreten und daher „Frühjahrskatarrhe“ (vernal conjunctivitis) heißen. Symptomatologisch sind sie durch die interstitielle Entzündung der Conjunctiven, beständiges Jucken, Lichtscheu und fast beständigem Tränenfluß charakterisiert, wozu sich nach längerer Dauer des Leidens pflastersteinartige Wucherungen der Lidbindehäute gesellen. L. LEHRFELD (1925, 1932), A. C. WOODS (1937) u. a. waren geneigt, eine allergische Pathogenese anzunehmen, hauptsächlich weil die Conjunctiva solcher Patienten auf die Applikation spezifischer Allergene positiv reagierte und weil im Conjunctivalsekret eosinophile Zellen vorhanden waren. LEHRFELD und J. MILLER (1939) erzielten auch durch intradermale Injektion verschiedener Umgebungsallergene positive Hautreaktionen, was aber von anderer Seite bestritten wurde und auch nicht beweisend gewesen wäre. R. A. COOKE (1937) vertrat die Auffassung, daß eine bakterielle Allergie vorliege und andere Autoren sahen in diesen Frühjahrskatarrhen eine physikalische Allergie gegen Licht und warmes Wetter, da Kälteeinfall sofort Besserung brachte und der Winter eine vollständige Intermission.

3. Gastrointestinale Typen.

Der gastrointestinale Typus der allergischen Störungen beruht, sofern er rein (unkompliziert) zur Beobachtung gelangt, auf einer Reaktion der Wände des Verdauungsschlauches, wobei die glatten Muskeln durch starke tonische Kontrakturen oder erhöhte Peristaltik, die Kapillargefäße durch Erweiterung und gesteigerte Permeabilität (Ödem, Blutaustritt) auf den gesetzten Reiz antworten:

Es liegt in der Natur der Sache, daß die gastrointestinale Form am häufigsten durch Allergene ausgelöst wird, welche per os zugeführt werden. Solche Stoffe gelangen mit den Wänden des Magen-Darm-Traktes in unmittelbaren Kontakt und sind daher in der Lage, diese Gewebe direkt zu sensibilisieren und zu allergischen Reaktionen zu veranlassen. In der weitaus überwiegenden Mehrzahl der Fälle handelt es sich um Nahrungsmittel, so daß die Bezeichnungen Nahrungsmittelidiosynkrasie, alimentäre oder nutritive Allergie, Food allergy, immerhin bis zu einem gewissen Grade berechtigt erscheinen. Enterale Störungen können aber auch durch verschluckte Medikamente hervorgerufen werden oder durch Stoffe, welche, wie z. B. Pollen, mit der Atmung zunächst in die Mundhöhle gelangen und erst sekundär mit dem Speichel in den Darm.

Die Zufuhr per os und der gastrointestinale Typus sind keineswegs zwangsläufig miteinander verknüpft. Per os eingenommene Stoffe können auch andere allergische Krankheitserscheinungen, z. B. Urticaria, Ekzeme, Asthma auslösen, und Magen-Darm-Störungen können sich umgekehrt auch einstellen, wenn man die auslösende Substanz intrakutan, intramuskulär oder intravenös, also mit einem Worte parenteral einverleibt, eine Tatsache, die uns aus den anaphylaktischen Tierversuchen seit langer Zeit wohl bekannt ist. Was die Gruppe charakterisiert, ist somit die enterale Lokalisation der allergischen Reaktion, und es muß als ein grundsätzlicher Fehler bezeichnet werden, wenn man der Art der Zufuhr *begriffsbestimmende* Bedeutung einräumt. Dagegen hat die Feststellung, daß die allergische Reaktion im Magen-Darm-Trakt auftritt, wenn bestimmte Nahrungsmittel eingenommen werden, ausschlaggebende Bedeutung für die Ausschaltung dieser Stoffe aus dem Speisezettel der Patienten, das sicherste Mittel, um ihn von seinen oft bedrohlichen Symptomen zu befreien. So und nur so kann der Standpunkt von TH. G. RANDOLPH (1950) gutgeheißen werden: "Any discussion of food allergy presupposes that the existence of inhalant allergy has been carefully appraised and controlled by means of adequate avoidance or therapy prior to and during the course of diagnostic measures designed to aid in the recognition of the etiologic roles of specific foods as allergens."

Wenn es nun die Art der Zufuhr nicht ist, welche über die enterale Lokalisation entscheidet, müssen wir uns nach den eigentlich notwendigen Bedingungen fragen, und da bieten sich nach dem jetzigen Stand unserer der Anaphylaxieforschung entlehnten Kenntnisse drei Kombinationen dar, nämlich: 1. Die Darmwand reagiert, weil sie selbst sensibilisiert ist, eine Möglichkeit, welche durch den SCHULTZ-DALEschen Versuch am isolierten Darm aktiv oder passiv sensibilisierter Meerschweinchen bewiesen erscheint; 2. der Darm wird durch eine an beliebiger Stelle infolge der Reaktion zwischen Allergen und Antikörper freigewordene Substanz (Histamin, Acetylcholin) gereizt; 3. die Beteiligung des Darmes ist weder immunologisch noch chemisch bedingt, sondern physiologisch durch Vorgänge, die sich an anderen Orten bzw. in anderen Organen abspielen (venöse Lebersperre). In keinem Falle ist die Zufuhr per os eine conditio sine qua non und der Darm könnte zufolge 2. und 3. auch reagieren, wenn er selbst nicht sensibilisiert ist bzw. wenn das Allergen nicht direkt auf seine Gewebe einwirkt.

Der reichen Gliederung des Verdauungstraktes und der Kompliziertheit seiner Funktionen entsprechend zeigen schon die reinen gastrointestinalen Formen eine große Mannigfaltigkeit.

In manchen Fällen treten ödematöse, von Parästhesien (Jucken, Prickeln, Brennen) begleitete Schwellungen der Lippen (Cheilitis)[1], der Zunge, der Mund- und Rachenschleimhaut auf, welche schon wenige Minuten nach dem Kontakt mit dem auslösenden Stoffe beginnen und in kurzer Frist ihre maximale, zuweilen hochgradige Entwicklung erreichen können. Nicht immer beschränkt sich eine solche Stomatopathia allergica auf bloße Rötung und Schwellung der Schleimhaut; es kann auch zur Bildung von Knötchen, Bläschen und Geschwüren und zu einer eigentümlichen (in Amerika als „canker sore" bezeichneten) Aufrauhung der

[1] Cheilitis vom griechischen το χεῖλος (die Lippe).

Mundschleimhaut kommen, welche von den Kranken unangenehm empfunden wird. Die Zunge ist belegt; es entstehen Flecke mit geröteten Rändern und in späteren Jahren entwickelt sich das Bild der „lingua geographica“ [N. W. CLEIN (1945)]. Die Cheilitis und die Stomatopathia allergica können hervorgerufen werden a) durch Nahrungsmittel und sind dann häufig kombiniert mit gastrointestinalen Erscheinungen; b) durch Hypnotica [E. CHARGIN (1922), F. WISE (1926) u. a.]; c) durch Cosmetica, insbesondere durch Lippenstifte [M. B. SULZBERGER und J. GOODMAN (1938)], Zahnpasten und Mundwässer [H. J. TEMPLETON (1940), E. URBACH und WIETHE (1931), T. PORT (1932)] und namentlich auch durch plastische Stoffe, welche zur Anfertigung von Zahnprothesen oder Zahnfüllungen verwendet werden [H. RATTNER (1936), E. F. TRAUB und R. H. HOLMES (1938), H. N. COLE and J. R. DRIVER (1938), W. SPRENG (1945) u. a.].

Sehr häufig stellen sich unmittelbar nach der Ingestion des allergenhaltigen Nahrungsmittels oder des als Allergen wirkenden Medikamentes Druckgefühl und Schmerzen in der Magengegend ein. Der Patient wird blaß, hat Aufstoßen, Übelkeit und Brechneigung und bald folgt wirkliches Erbrechen. Die Angabe von H. WIEDEMANN (1921), daß bei rasch einsetzendem und sehr kopiösem Erbrechen alle anderen Symptome, auch jene von seiten des Darmes, ausbleiben können, ist leicht verständlich; der auslösende Stoff wird eben in solchen Fällen herausbefördert, bevor er noch in den Darm oder durch Resorption in die Blutbahn übertreten kann. Oft verstreicht aber eine gewisse Zeit (bis zu einer Stunde und mehr), bevor es zum Erbrechen kommt, welches dann meist weniger ausgiebig ist und sich einige Male unter jeweiliger Steigerung der Magenschmerzen wiederholen kann, manchmal noch 5 bis 6 Stunden nach der Aufnahme des Allergens; da auch die nach so langem Intervall erbrochenen Massen noch immer Speisereste enthalten, macht die klinische Beobachtung eine erschwerte Passage des Mageninhaltes durch den Pylorus wahrscheinlich.

Diesen Erscheinungen entsprechen die objektiven Befunde. H. WIEDEMANN (1921) ließ die Patienten den auslösenden Stoff als Beimengung zu einer Baryumkontrastmahlzeit einnehmen und beobachtete dann die Vorgänge am Magen vor dem Röntgenschirm; es zeigte sich, daß es alsbald nach dem Verschlucken des Breies zu einem spastischen Pylorusverschluß bei erhöhter Peristaltik (Erbrechen), zuweilen auch zur Ausbildung spastischer einschnürender Kontraktionsringe am Magen kam (Sanduhrmagen). Diese röntgenologischen Befunde wurden in der Folge von A. H. ROWE (1931), K. HANSEN und M. SIMONSEN (1937), K. HANSEN (1941), G. F. HAMPTON (1941), E. URBACH (1934), J. H. FRIES und M. MOGIL (1943) bestätigt und ergänzt. Durch die gastroskopischen Untersuchungen von J. PAVIOT und R. CHEVALLIER (1936) sowie von

H. M. Pollard und G. J. Stuart (1942) konnte ferner nachgewiesen werden, daß die Magenschleimhaut auf den Allergenkontakt mit einer akuten Entzündung reagiert, welche Paviot und Chevallier als Analogen der Urticaria betrachten. K. Hansen (1941) vergleicht dagegen die allergische Gastritis dem angioneurotischen Ödem der Haut. Solche Parallelen haben indes geringen Wert, sowohl in theoretischer als auch in praktischer Hinsicht. Das Studium der lokalen Anaphylaxie hat ergeben, daß die Art und die Stärke einer örtlichen anaphylaktischen Reaktion auch bei der gleichen Tierart (Kaninchen) von dem Orte abhängig ist, an dem sie abläuft, und daß selbst gleiche Stellen desselben Gewebes, z. B. der Haut, mit sehr verschiedener Intensität reagieren. Ferner verhalten sich verschiedene Tierarten hinsichtlich des optimalen Reaktionsortes ganz verschieden, indem die lokale Hautreaktion beim Hunde sehr schwach ist oder fehlt, während die Reaktion nach Injektion in die Submucosa des Magens sehr intensiv ist, beim Kaninchen kehren sich die Verhältnisse um [vgl. R. Doerr (1950, S. 85f.)]. Es hat daher, nebenbei bemerkt, keinen Sinn, das Verständnis der Gastritis allergica des Menschen durch Berufung auf Tierversuche fördern zu wollen, um so weniger, als die Reaktionen im Experiment durch intraparenchymatöse Injektionen provoziert wurden, während es sich bei der gastrointestinalen Allergie des Menschen um Oberflächenkontakte oder — weit seltener — um hämatogene Auslösungen handelt.

Die allergisch induzierten Veränderungen der Magenschleimhaut bilden sich nach den ersten Anfällen zurück, werden aber, wenn sich die Attacken oft wiederholen, schließlich irreversibel und führen so zur chronischen Gastritis. Nach K. Hansen sollen 20 bis 30 % aller Gastritiden auf diese Art entstehen.

Die oft sehr heftigen und in zeitlichem Anschluß an Mahlzeiten auftretenden Schmerzen, das saure Aufstoßen, die Anzeichen einer Pylorustenose, lassen es als begreiflich erscheinen, daß die allergischen Reaktionen des Magens, solange ihre wahre Natur nicht erkannt ist, zu falschen Diagnosen (Ulcus oder Carcinoma ventriculi) Anlaß geben, und daß solche Personen sogar auf den Operationstisch kommen, zumal auch das Röntgenbild nicht immer eine sichere Entscheidung ermöglicht [R. Kaijser (1937, 1939), M. P. Carthy und J. R. Wiseman (1937)]. Allergische Darmsymptome können ebenfalls mit anderen Krankheitsprozessen (Ileus, Appendicitis, Perforationsperitonitis, Gallensteinkoliken) verwechselt werden und ebenso zwecklose als gefährliche operative Eingriffe als indiziert erscheinen lassen [R. Kaijser, A. H. Rowe (1937), B. Efron (1931), L. P. Gay (1934), M. Gutmann (1933) u. a.].

Der Darm reagiert später als der Magen (oft erst 1 bis 3 oder mehr Stunden nach der kritischen Mahlzeit), wobei der durch den Pyloruskrampf behinderte Übertritt des auslösenden Stoffes in das Darmlumen als verzögernder Faktor beteiligt ist. Der Unterleib erscheint oft aufgetrieben, die Bauchdecken sind gespannt; der Patient hat zwar nirgends eine deutlich umschriebene druckempfindliche Stelle (außer etwa in der Magengegend), klagt aber über ein eigentümliches, unbestimmtes und beängstigendes Gefühl im Abdomen. In schweren Fällen kann das Bild des Ileus oder Darminfarktes vorgetäuscht werden [R. KAIJSER (1937, 1939)]. Manchmal stellen sich kolikartige Schmerzen ein und es kommt (2 bis 4 Stunden nach dem Genuß des auslösenden Stoffes) zu einer oder mehreren diarrhoischen, breiigen oder wässerigen, seltener blutigen Entleerungen; nach den einzelnen Durchfällen lassen die quälenden Empfindungen im Unterleib, namentlich die Koliken, gewöhnlich vorübergehend nach, bis schließlich der ganze Anfall definitiv beendet ist, was nach 3 bis 6, manchmal auch erst nach 7 bis 9 oder mehr Stunden der Fall ist. Als anatomisches Substrat konnten bei Operationen umschriebene ödematöse Schwellungen der Dünndarmwand (QUINCKEsche Ödeme) festgestellt werden; in zwei von KAIJSER operierten, allerdings nicht ganz eindeutigen Fällen (hämatogene Auslösung der lokalen Darmreaktion durch Salvarsan) waren sie so hochgradig, daß der Darm mechanisch verschlossen wurde [vgl. die Abbildungen bei W. BERGER und K. HANSEN (1940, S. 521)]. Jedenfalls sind solche lokale stenosierende Ödeme sehr selten und es sind, wenn es zu ileusartigen Symptomen kommt, fast immer Spasmen der Muskulatur verantwortlich zu machen. Daß diese Spasmen auf bestimmte Teile des Verdauungsschlauches beschränkt sind und dort zu ringförmigen Einschnürungen führen, könnte man durch stärkere Anhäufung der Muskelmasse an den Spinkteren (Pylorus) oder, wie beim Dünndarm, durch die ungleichmäßige Sensibilisierung der einzelnen Abschnitte der Darmwand [D. H. CAMPBELL und G. E. MCCASLAND (1944), A. H. KEMPF und S. M. FEINBERG (1948)] erklären.

Im Dickdarm kann sich die allergische Reaktion muskulär oder membranös auswirken. Spastische Kontrakturen der glatten Muskulatur, welche sich klinisch unter dem Bilde eines plötzlichen Darmverschlusses darstellten, wurden von R. KAIJSER (1939), B. G. EFRON (1931), M. GUTMANN (1933), C. H. EYERMANN (1927), L. P. GAY (1934) u. a. beobachtet und J. H. FRIES und M. MOGIL (1943) konnten in einigen Fällen die Reizbarkeit der Muskulatur des Colon transversum und Colon descendens röntgenologisch konstatieren, wenn sie den Patienten eine das spezifische Allergen enthaltende Baryummahlzeit verabreicht hatten. Die membranöse oder als Colitis mucosa bezeichnete allergische Reaktion des Dickdarms ist durch eine starke Schleimsekretion ausgezeichnet, klinisch durch schleimige, diarrhoische Entleerungen, die sich mit spastischer Konstipation kombinieren können; die entzündlichen Veränderungen sind meist nicht ausgeprägt, wie das ja auch bei anderen allergischen Schleimhautreaktionen der Fall ist. Der abgesonderte Schleim enthält reichlich eosinophile Zellen; CHARCOT-LEYDENsche Kristalle können nachgewiesen werden, wenn man die Stuhlproben längere Zeit stehen läßt oder wenn der Schleim erst nach längerem Verweilen im Darme entleert wird. In schweren Fällen kann die Schleimhaut abgestoßen und in größeren Fetzen entleert werden.

Während eines gastro-intestinalen Anfalles besteht in der Regel ein sehr intensives Krankheitsgefühl. Die Patienten sind schwach und hinfällig, unfähig zu körperlichen Anstrengungen, apathisch oder unruhig und ängstlich. Das Gesicht ist blaß, die Haut, besonders im Gesicht und an den Extremitäten kühl und nicht selten von kaltem, klebrigem Schweiß bedeckt. Häufig klagen die Kranken über Kopfschmerz und Herzklopfen. Zuweilen steigern sich aber diese Symptome bis zu einem effektiven schweren Kollaps oder bis zu einem mit völliger Bewußtlosigkeit verbundenen Koma. Der Puls wird klein und frequent, die Körpertemperatur sinkt (wie beim anaphylaktischen Temperatursturz) und es lassen sich jene Erscheinungen nachweisen, welche von F. WIDAL und seinen Anhängern als Kriterien der sogenannten „hämoklasischen Krise" angeführt wurden: Absinken des Blutdruckes, Veränderungen der Blutgerinnbarkeit (meist Hyperkoagulabilität) und der Blutsenkungsgeschwindigkeit, Leukopenie mit Umkehrung der Leukocytenformel (relative Lymphocytose), Verminderung des Refraktometerwertes des Serums und meist auch eine deutliche Verminderung der Thrombocyten. Ein entscheidender diagnostischer Wert kommt diesem Syndrom nicht zu [H. KÄMMERER (1926), M. WALZER in COCA, WALZER und THOMMEN (1931, S. 192)]; die Leukopenieprobe hat sich in Fällen, in welchen ein mehr oder minder motivierter Verdacht auf eine allergische Ätiologie besteht, aber nicht oder nicht sofort verifiziert werden kann, im klinischen Betrieb behauptet, wogegen schließlich nichts einzuwenden ist, da Blutuntersuchungen ohnehin vorgenommen werden müssen; nur darf man von dem Ergebnis der Blutuntersuchung nicht die Entscheidung „allergisch oder nichtallergisch" abhängig machen.

Nach Ablauf des Anfalles fühlen sich die Patienten momentan erleichtert; sie sind wohl noch matt, ruhebedürftig und verfallen, sich selbst überlassen, leicht in Schlaf, erholen sich aber in überraschend kurzer Zeit vollständig.

Wird der per os zugeführte Stoff vom Darm aus ohne Änderung seiner allergenen Komponente resorbiert, so können sich natürlich auch andere Organe und Gewebe als die Magen-Darm-Wand am allergischen Anfall beteiligen. Am häufigsten verbindet sich die gastrointestinale Reaktivität mit einem hochgradigen spezifischen Sensibilisierungszustand der Haut, welche auf die Reizung durch das resorbierte und mit dem Blute zutransportierte Allergen mit Exanthemen antwortet. Das Exanthem nimmt gewöhnlich die Form der Urticaria an, die selten schon 15 Minuten nach der kritischen Mahlzeit, gewöhnlich erst nach 1 bis 4 Stunden auftritt, entweder universell oder auf einzelne Körperteile beschränkt und stets von heftigstem Jucken begleitet ist. Die Quaddeln sind meist ziemlich groß und können so dicht stehen, daß sie konfluieren; die Haut erscheint dann in toto entzündlich-ödematös verdickt und ist schwer faltbar. Eine derartige schwere Urticaria kann auch dann auftreten, wenn die gastrointestinalen Symptome nicht besonders akzentuiert sind; Verfasser hat an sich eine solche Kombination nach Genuß einer Languste beobachtet, wie er auch anderseits an ziemlich schweren gastrointestinalen Allergien (gegen Himbeeren, Hühnereiereiweiß und Süßwasserfische) in verschiedenen Epochen seines Lebens litt, welche ohne jede Beteiligung der Haut verliefen, auch nach wiederholter Einwirkung desselben Allergens.

Außer Urticaria beobachtet man auch Erytheme und diffuse ödematöse Schwellungen, namentlich im Gesicht („angioneurotische" oder QUINCKEsche Ödeme). Andere Dermatosen werden als spontane Komplikationen der gastrointestinalen Allergie nur selten erwähnt. Wohl aber können sich bei dieser Form der „idiosynkrasischen" Anfälle auch die Conjunctiven stark röten und es kann sich eine allergische Rhinitis einstellen. Kombinationen von gastrointestinaler Allergie und Bronchialasthma sind nach den Beobachtungen von A. H. ROWE (1931, S. 124) nicht selten, besonders wenn dieses durch enterale Sensibilisierung entstanden ist.

Es wurde bereits betont, daß die allergischen Reaktionen des Verdauungstraktes eine große klinische Mannigfaltigkeit zeigen und daß sie Krankheiten von anderer Ätiologie (Ulcus oder Carcinoma ventriculi, Ileus, Appendicitis, Perforationsperitonitis, Gallensteinkoliken) vortäuschen können. Auf Grund solcher Erfahrungen entstand wohl die Frage, ob sich nicht auf der Basis von zunächst rein allergischen und reversiblen Reaktionen auch ein oder das andere der bezeichneten Leiden mit allen seinen anatomischen Merkmalen und Folgezuständen tatsächlich entwickeln kann, Krankheitsbilder, deren Ursachen nicht aufgeklärt oder nach den herrschenden Auffassungen nicht einheitlich sind, mußten diesen Gedanken naturgemäß besonderen Vorschub leisten. So entwickelte sich die Konzeption der „allergischen Appendicitis" [F. WISE und M. B. SULZBERGER (1934), L. O. DUTTON (1943) u. a.] und die These, daß das Ulcus ventriculi sowie das Ulcus duodeni infolge einer gastrointestinalen Allergie entstehen können oder, wie solche Ideen die Tendenz haben, ins Totalitäre einzulenken, entstehen müssen [D. VALLONE (1930), KERN und S. G. STUART (1931), L. P. GRAY (1937), J. EHRENFELD, A. BROWN und M. STURNEVANT (1939), K. HANSEN (1941)]. Die experimentelle Basis für die Annahme einer allergischen Ätiologie der Magen- und Duodenalgeschwüre bildeten Versuche von H. F. SHAPIRO und IVY (1926), die später von R. KNEPPER (1935) bestätigt wurden, denen zufolge die Injektion des Antigens in die Submucosa des Magens aktiv anaphylaktischer Hunde Ulcera erzeugte. Es wurde aber bereits an anderer Stelle (s. S. 93) auseinandergesetzt, daß man im Bereiche der lokalen Anaphylaxie keinen Schluß aus dem Verhalten einer Tierart auf die Reaktivität einer anderen ziehen darf; auch werden ja beim Menschen die Allergene nicht in die Submucosa der Schleimhaut injiziert, sondern wirken auf die Deckzellen ein, was jedenfalls nicht dasselbe ist. D. VALLONE (1930) suchte diese Schwierigkeiten zu überbrücken, indem er annahm, daß durch die lokale immunologische Reaktion bloß ein locus minoris resistentiae geschaffen wird, der sich durch die Einwirkung der Magensäure und des Pepsins in ein Ulcus umwandelt; doch bleibt es unter dieser Voraussetzung unverständlich, warum sich im Magen und im Duodenum in der Regel nur ein einziges Geschwür vorfindet, auch dann, wenn der Patient zahlreiche gastrointestinale Attacken durchgemacht hat.

Ein unklares Kapitel ist schließlich auch noch die Beteiligung der Leber und der Gallenblase an den gastrointestinalen Reaktionen allergischer Individuen. Im Hinblick auf die anaphylaktischen Versuche an Hunden [s. R. DOERR (1950, S. 111ff.)] und an Meerschweinchen [R. WEIL (1917), L. B. WINTER (1945), K. DEISSLER und G. M. HIGGINS (1934), P. KALLOS und L. KALLOS-DEFFNER (1937)] und mit Rücksicht auf die Tatsache, daß man auch beim Menschen die abdominale bzw. hepatogene Form des Schocks beobachten kann [s. R. DOERR (1950, S. 153)], wird man wohl hier eher zu positiver Stellungnahme geneigt sein. Wenn die Leber zu den sensibilisierbaren Organen des Menschen gehört und wenn ihr das Allergen auf irgendeinem Wege, z. B. durch Resorption vom Darm aus zugeführt werden kann, ist a priori nicht einzusehen, warum sich nicht die Gefäße der Leber oder die Muskulatur der Gallenblase an einer gastrointestinalen Reaktion, die nicht gerade die extreme Form des akuten Schocks haben muß, beteiligen können. In der Tat haben mehrere Autoren anfallsweise auftretende, mit Schmerzen, gestörter Funktion, bisweilen auch mit Ikterus einhergehende Schwellungen der Leber beschrieben und ihre allergische Natur teils durch die Ermittlung der auslösenden Stoffe, teils allerdings auch nur durch den Nachweis einer begleitenden Bluteosinophilie oder durch die Feststellung von komplizierenden allergoiden Störungen (Urticaria, Asthma) wahrscheinlich gemacht [R. GLENNARD und J. VINCHOU (1929), ANDINA (1937), P. VON VEGH (1937), C. HENSCHEN (1932), R. A. GUTMANN (1932), G. PARTURIER (1924), A. VON EISELSBERG (1933) u. a.]. Es liegen ferner Berichte vor, daß in Fällen von Cholecystitis eine Cholecystektomie vorgenommen wurde und daß die Beschwerden des Patienten trotzdem fortbestanden, bis das Allergen festgestellt und aus der Diät ausgeschaltet wurde; der Mißerfolg der Operation hatte den Verdacht auf eine allergische Ätiologie gelenkt [A. H. ROWE (1937), W. C. ALVAREZ (1934), E. A. GRAHAM, W. H. COLE, G. H. COPHER und S. MOORE (1928), A. VON EISELSBERG

(1933) u. a.]. Hiezu ist zu bemerken, daß es weit merkwürdiger wäre, wenn die Beschwerden der Gallenblase aufgehört hätten. Denn dann stünde man vor der Heilung einer Allergie durch Exstirpation des „reaginogenen“ Organs, die ihr Gegenstück in der Entfernung des Wurmfortsatzes fände, sofern die Appendicitis tatsächlich oder vermutlich allergisch bedingt ist. Nach J. R. CANCADO (1944) wird die Diagnose „allergische Cholecystopathie“ mit wachsender Erfahrung häufiger gestellt; das ist aber bei allen Allergieformen zu konstatieren und hängt weniger mit der zunehmenden Erfahrung als mit der Tendenz zusammen, hinter jedem Krankheitsfall mit unklarer Ätiologie eine allergische Reaktivität zu vermuten. Diesem Überschwang, der sich besonders auf dem Gebiete der gastrointestinalen Erkrankungen bemerkbar macht, suchten E. URBACH und PH. GOTTLIEB (1946, S. 681f.) zu steuern, indem sie folgende (hier gekürzt wiedergegebene) Normen für die Zuerkennung der allergischen Natur solcher pathologischer Zustände aufstellen:

1. Die anamnestische Feststellung, daß der Patient schon vorher an offensichtlich allergischen Krankheiten (Urticaria, Heufieber, Asthma, Migräne) gelitten hat oder daß sie bei seinen Verwandten oder Deszendenten aufgetreten sind.

2. Die Untersuchung, welchen Einfluß Epinephrin auf Schmerzen, Spasmen oder andere Symptome hat.

3. Wenn ein Nahrungsmittel in Betracht kommt, ist eine Ausschaltung aus der Diät und die Wirkung einer Wiedereinschaltung zu versuchen.

4. Kutanproben sind in der Regel nicht beweisend, es wäre denn, daß sie das gastrointestinale Syndrom, an welchem der Patient leidet, auslösen bzw. verstärken. Der Leukopenie-Index und die Beschleunigung des Pulses sind diagnostisch nicht von Bedeutung.

5. Untersuchungen des Magensaftes und der Faeces sind zu empfehlen, desgleichen röntgenologische und wenn möglich gastroskopische Untersuchungen.

6. Wird ein Medikament verdächtigt, so ist die Entziehung und, wenn diese wirksam ist, die Gegenprobe durch erneute Anwendung zu empfehlen.

7. Wiederholen sich die Anfälle, so läßt sich in den Intervallen meist eine Eosinophile des Blutes feststellen.

8. In Fällen von abdominalen Schmerzen, welche mit Fieber, Leukocytose und Rigidität der Muskeln einhergehen, ist eine Probelaparatomie angezeigt, außer wenn eine spezifische Allergie unzweifelhaft festgestellt ist oder wenn Epinephrin die Beschwerden wesentlich vermindert.

Es ist ohne weiteres klar, daß nicht alle diese Forderungen befriedigt werden können, nicht im klinischen Betrieb und noch viel weniger in der Privatpraxis. Es sind, allerdings nur in zweiter Linie, auch die Kosten der Untersuchungen sozialhygienisch zu berücksichtigen; nicht alle alimentären Allergien sind so geartet, daß sie denselben Aufwand rechtfertigen würden wie die lebensrettende Behandlung einer kroupösen Pneumonie mit Penicillin.

Von diesen Kriterien weicht der Standpunkt von H. J. RINKEL (1944) in vielen Beziehungen ab. Nach RINKEL stehen drei Symptome zur Verfügung, an welchen eine Nahrungsmittelallergie zu erkennen ist, auch wenn sie zur Zeit der Beobachtung des Patienten nicht in alarmierenden Erscheinungen zum Ausdruck kommt:

1. Die Patienten leiden von Zeit zu Zeit an Jucken in der Nase oder im Nasopharynx. Wird dies bei der Aufnahme der Anamnese in Abrede gestellt, so muß man die Beobachtung längere Zeit fortsetzen. Dieses Zeichen fehlt selten bei der alimentären Allergie.

2. Zeitweilig kann sich der Patient frei von Symptomen zur Nachtruhe begeben, wird aber entweder durch einen asthmatischen Anfall oder durch die nasale Allergie geweckt oder von diesen Symptomen nach dem Aufstehen befallen. Oder es bestehen tägliche Symptome, die sich auf einem konstanten Niveau halten, und die Exacerbation tritt während des Schlafes oder nach dem Erwachen ein.

3. Es können Exacerbationen der typischen Symptome von zwei- bis dreitägiger Dauer auftreten, welche unter Umständen auch bei Patienten beobachtet werden, welche sonst symptomfrei sind; auch können solche Exacerbationen bestehende konstante Symptome verstärken.

Es wird von RINKEL zugegeben, daß es auch Fälle gibt, in welchen sich keines der drei genannten Kriterien feststellen läßt. Aber sie seien nichtsdestoweniger zuverlässige Führer, welche die Erprobung geänderter Ernährungsverhältnisse rechtfertigen. Da nach den Erfahrungen amerikanischer Allergiespezialisten [A. H. ROWE (1944, 1945), H. J. RINKEL, T. G. RANDOLPH und M. ZELLER (1950), TH. G. RANDOLPH (1940, 1948), T. G. RANDOLPH und L. B. YEAGER (1947)], Korn, Hafer und Weizen die Hauptrolle bei der Entstehung der alimentären chronischen Allergien spielen, wurde eine Probediät festgelegt, welche frei von Zerealien war und außerdem auch weder Eier noch Milch noch Obst enthielt.

TH. G. RANDOLPH (1950) wendet sich gegen die weitverbreitete Voraussetzung, daß man durch sorgfältige Anamnese stets feststellen kann, ob es sich überhaupt um eine alimentäre Allergie handelt oder nicht. Das sei im allgemeinen nur dann möglich, wenn es sich um Produkte handelt, welche selten genossen werden oder zwar regelmäßig, aber in Intervallen von 5 bis 3 Tagen. Wenn aber eine Allergie gegen Nahrungsmittel besteht, welche täglich oder mehrmals im Verlauf des Tages verzehrt werden, ist der Patient meist nicht in der Lage, verläßliche Angaben über den Stoff zu machen, der seine Beschwerden verursacht. Daß in solchen Fällen ein psychologischer Faktor mitwirken könnte, wird anscheinend von den zitierten Autoren nicht berücksichtigt, obzwar nach der Meinung und Erfahrung des Verfassers gerade die Neigung des Patienten, dem Außergewöhnlichen und nicht dem Alltäglichen eine Bedeutung beizulegen, das Urteil einseitig beeinflußt. Vielmehr hat H. J. RINKEL (1944) den Schlüssel für die Ahnungslosigkeit der Patienten in der Beobachtung erblickt, daß die auslösende Wirkung eines alltäglichen Nahrungsmittels nicht konstant ist, sondern zyklische Schwankungen zeigt.

H. J. RINKEL will zwei Formen der alimentären Allergie unterscheiden: 1. die fixe, welche auf einem beständigen Sensibilisierungszustand beruht, und 2. die zyklische, welche sich durch eine intermittierende Reaktivität auszeichnet. Die erste Form ist von der Häufigkeit des allergenen Nahrungsmittels im Speisezettel unabhängig; auch wenn dasselbe viele Jahre hindurch nicht genossen wird, ruft es bei der ersten Ingestion wieder deutliche, oft schwere Symptome hervor. Die zyklischen alimentären Allergien werden mit der längeren Zufuhr des Nahrungsmittels klinisch manifest und haben die Tendenz, mit der Ausschaltung desselben zu verschwinden, sie sind vom Vorhandensein oder Fehlen des Allergens in der Nahrung abhängig und entstehen, wenn dieses täglich zugeführt wird. Zunächst wird der Patient allergisch, aber sein Zustand wird ihm nicht bewußt, weil er sich nach dem Genuß des sensibilisierenden Stoffes oft besser fühlt als vor der Mahlzeit. Diese Phase bezeichnet RINKEL als „maskierte Allergie“. Wird dann das sensibilisierende Agens lange genug aus der Diät ausgeschaltet, so löst die erneute Aufnahme oft intensivere und zuweilen schwere Symptome aus, die maskierte oder latente Allergie hat sich in einen manifesten Zustand aktiver Reaktivität verwandelt. Wird das nutritive Allergen nun längere Zeit gemieden, so kann wieder eine Phase der Toleranz eintreten und die Wiedereinschaltung kann abermals die Stadien des maskierten und manifesten Sensibilisierungszustandes durchlaufen. Durch entsprechend angeordnete Aus- und Einschaltungen eines sonst alltäglich konsumierten Nahrungsmittels kann man also einen Zyklus von Reaktionen erzielen. RINKEL hat die drei Phasen, aus welchen sich solche Zyklen aufbauen (Änderung der Reaktion auf ein tägliches Nahrungsmittel, abnehmender und zunehmender Sensibilisierungszustand des Patienten), mehrfach unterteilt und überdies noch klinisch wichtige Beobachtungen besonders angeführt, welche er in seinen komplizierten Schemata nicht unterbringen konnte. Dadurch nehmen seine Ausführungen, trotz des Bestrebens, die Mannigfaltigkeit der Erscheinungen, in welchen sich die alimentäre Allergie äußern kann, in ein System einzufangen, ein kasuistisches Gepräge an, was aber unvermeidlich war, da er sich an den Arzt wandte und in seinen Ratschlägen dem proteusartigen Charakter der Allergien gerecht werden mußte. Die wichtigste Tatsache ist nach RINKEL, daß weder der Patient noch der Arzt mit Sicherheit sagen kann, ob eine Allergie gegen ein Nahrungsmittel vorliegt, welches unter Bedingungen aufgenommen wird, welche eine Maskierung der Reaktionen ermöglichen. So hat auch TH. G. RANDOLPH (1950, S. 472) die Untersuchungen und Ansichten von RINKEL bewertet. Die Hautproben mit Extrakten aus Nahrungsmitteln, die früher eine so große Rolle gespielt haben, werden nunmehr als minderwertige diagnostische Hilfsmittel betrachtet, und RINKEL meint sogar, daß die oftmalige Wiederholung von Hautproben nur „zur allgemeinen Verwirrung beiträgt". An die Stelle der Hautproben sind die möglichst allergenfreien „Probediäten" getreten [A. H. ROWE (1928a, b, 1944, 1945), W. J. RINKEL, TH. G. RANDOLPH und M. ZELLER (1950)], und ihre zweckmäßige Vervollkommnung ist jetzt das Arbeitsziel, nicht nur hinsichtlich ihrer Zusammensetzung, sondern auch mit Rücksicht auf ihre praktische Anwendung und die Beobachtung ihrer Wirkungen. Dabei hat es sich unter anderem herausgestellt, daß manche Patienten, wenn sie sich einer möglichst allergenfreien Diät unterwerfen, zwar eine Besserung spüren, aber gegen die Nährmittel, die man ihnen erlaubt, allergisch werden. Im übrigen sei auf den bereits zitierten Artikel von TH. G. RANDOLPH (1950) verwiesen, der zahlreiche für den Praktiker wichtige Einzelheiten enthält.

4. Hautveränderungen.

Beim Menschen sind zweifellos psychosomatische Faktoren an der Realisierung allergischer Phänomene beteiligt [FR. ALEXANDER (1950)]. Jedermann weiß, wie sehr das Gefäßsystem der Haut von seelischen Erregungen beeinflußt wird (Schamröte, Erblassen im Schreck, Kongestionierung der Haut im Zorn, Bleichwerden des Entrüsteten). Und da an den echten allergischen Affektionen der Haut die Gefäßreaktionen einen mehr oder minder großen Anteil nehmen, kann es nicht überraschen, wenn unter der Herrschaft psychischer Vorgänge auch Veränderungen der Haut zustande kommen, die man sonst als Manifestationen eines rein somatischen Zustandes auffassen würde. Unter 500 untersuchten Fällen von Urticaria fand E. URBACH (1937) 23, bei welchen eine Entstehung auf rein psychischer Basis angenommen werden durfte; das entspricht, wenn die Beobachtungen richtig waren, einem Prozentsatz von 4,6, wäre also ziemlich hoch. Auch bei anderen allergischen Erscheinungen sind psychische Einflüsse am Werke, so z. B. beim Asthma [S. MAYER (1944)], so daß sich schließlich J. H. MITCHELL und C. C. CURRAN (1945) bemüßigt fühlten, die Kategorie der „nonallergic allergies" aufzustellen, bei welchen alle Methoden der Diagnose und Therapie versagen und die den ausgeprägten Typus der Psychoneurosen haben. Andere Publikationen [FL. DUNBAR (1947), FOSTER KENNEDY (1949), G. L. WALDBOTT (1949) usw.] befassen sich ebenfalls in zunehmendem Umfang mit der Entstehung und Auslösung allergischer Erscheinungen durch psychische Affekte. Angesichts dieser Sachlage erscheint es ratsam, von Experimenten und Beobachtungen an Tieren auszugehen, weil hier psychische Einflüsse, wenn überhaupt, so in viel geringerem Grade in Rechnung zu stellen sind. Was in dieser Beziehung bekannt ist, läßt sich wie folgt resümieren:

1. Die lokale Anaphylaxie (das sogenannte Phänomen von Arthus) hat insofern paradigmatische Bedeutung, als sie lehrt, daß die örtliche Einwirkung eines Antigens schwere entzündliche Reaktionen auslösen kann, wenn der Organismus des Versuchstieres vom Antikörper durchtränkt ist. Sie ist aber eine „Injektionskrankheit" im engsten Sinne des Wortes, erfordert die Anwendung hochmolekularer Eiweißantigene und die Reaktionen der Haut zeigen nicht die Formen der allergischen Dermatosen [vgl. hiezu R. Doerr (1950, S. 83 bis 90)].

2. Wesentlich näher steht den allergischen Hautkrankheiten des Menschen die experimentelle Serumkrankheit des Kaninchens. M. Fleischer und L. Jones (1931, 1934) fanden, daß man bei Kaninchen 5 bis 7 Tage nach der Injektion einer großen Dosis Pferdeserum Symptome feststellen kann, welche eine gewisse Ähnlichkeit mit den Hautveränderungen hatten, die man bei der Serumkrankheit des Menschen beobachtet; es traten am unteren Drittel der Ohren Rötungen und Schwellungen auf. Wie das auch beim Menschen der Fall ist, reagierten nicht alle Kaninchen, sondern von 310 Tieren nur 51,3 %; wurde die Injektion nach verschiedenen Intervallen (14, 20 bis 33, 36 bis 53 Tagen) wiederholt, so traten beschleunigte und schließlich sofortige Reaktionen auf und nach 6 Monaten überwogen wieder leicht beschleunigte oder normale Reaktionen, während sich sofortige nicht mehr ereigneten. Wie beim Menschen bestand keine Beziehung zwischen der Serumkrankheit und der Produktion von Präzipitinen; auch war Pferdeserum wirksamer als Rinderserum, und Schaf- oder Schweineserum standen hinsichtlich ihrer Fähigkeit, die Serumkrankheit zu erzeugen, noch weiter zurück [Fleischer und Jones (1934)]. Diese Resultate wurden von D. Khorazo (1933) bestätigt, der außerdem feststellte, daß das artfremde Serum im Blute der Kaninchen noch nach 10 bis 26 Tagen nachweisbar war, gleichgültig, ob sich die Symptome der Serumkrankheit eingestellt hatten oder nicht.

3. Eine dritte Etappe der experimentellen Forschung stellt die Induktion der Kontaktdermatitis dar. Durch intrakutane Injektion sehr einfach gebauter Substanzen, wie mit Cl oder NO_2 substituierter Benzole, Acylchloride, Picrylchlorid, konnte eine allgemeine Sensibilität der Hautdecke gegen die Applikation dieser Stoffe hervorgerufen werden [K. Landsteiner und J. Jacobs (1936), Landsteiner und W. M. Chase (1937, 1940, 1941)]. Es konnte gezeigt werden, daß durch die Sensibilisierung mit den genannten und ähnlichen Substanzen (Nickelsalzen, Salvarsan, Ursol) zwei Reaktionsformen nebeneinander entstehen können, der

anaphylaktische Typus („Immediatreaktion") und der allergische Typus der Kontaktdermatitis (Spätreaktion, delayed reaction). Das Verhältnis der beiden Reaktionstypen zueinander wird hauptsächlich durch die chemische Natur der sensibilisierenden Verbindungen bestimmt; es gibt Verbindungen, welche vorwiegend oder ausschließlich den anaphylaktischen Typus hervorrufen, andere, welche vorwiegend den Typus der Kontaktdermatitis produzieren und schließlich auch solche, welche beide Typen in annähernd gleichem Ausmaß entstehen lassen. Der uns hier in erster Linie interessierende Typus der Kontaktdermatitis läßt sich mit dem Serum auf normale Meerschweinchen nicht passiv übertragen; wohl aber liegen Angaben vor, daß eine Übertragung durch Zellen möglich ist [K. LANDSTEINER und M. W. CHASE (1942), H. HAXTHAUSEN (1947); s. R. DOERR (1948, S. 20)]. Wesentlich ist, daß durch Stoffe, die als solche (d. h. ohne Kuppelung an Eiweiß) nicht zu den Anaphylaktogenen gehören, aber auf der Liste der Allergene figurieren, ein typisch allergischer Reaktionstypus bei einem Versuchstier erzeugt wird, der nicht durch das Serum, sondern nur durch lebende Zellen passiv übertragen werden kann. Bemerkenswert ist ferner, daß sich die Reaktivität von einem Punkte aus über die ganze Haut ausdehnt. Um den Mechanismus dieser Ausbreitung, der für das Verständnis der sensibilisierenden „Minimalkontakte" wichtig ist, aufzuklären, wurden Versuche ausgeführt, die hier kurz besprochen werden sollen.

H. W. STRAUS und A. F. COCA (1937) isolierten bei Rhesusaffen kreisförmige Hautbezirke durch Umschneidung und pinselten die Hautinseln mit öligen Extrakten aus Rhus toxicodendron. Nur die Hautinseln wurden sensibilisiert, während die Hautdecke außerhalb der Inseln ihr normales Verhalten bewahrte. Ähnliche Versuche von H. TH. SCHREUS (1938) und W. SCHREIBER und W. MÜLLER (1938) führten zu demselben Ergebnis; SCHREUS verwendete als Allergen ebenfalls Rhusextrakte, SCHREIBER und MÜLLER Dinitrochlorbenzol. K. LANDSTEINER und M. W. CHASE (1939) konstatierten aber in Versuchen an Meerschweinchen, daß die isolierte Sensibilisierung von Hautparzellen nur gelingt, wenn die Schnitte so tief sind, daß sie die in der Hautmuskulatur eingebetteten abführenden Lymphgefäße durchtrennen; werden die Lymphgefäße durch eine oberflächliche Schnittführung geschont, so wird die ganze Haut sensibilisiert. Dem wechselnden Versuchsergebnis entsprach die Deutung. STRAUS und COCA, welche mit dem lipoidlöslichen Rhusallergen experimentierten, wollten eine Ausbreitung des Allergens von einer Zelle der Epidermis zur anderen durch Diffusion annehmen. LANDSTEINER und CHASE dachten dagegen daran, daß der Transport des Allergens durch die Lymphgefäße in die Blutzirkulation durch tiefe Isolierungsschnitte unterbrochen wird und daß das Allergen infolgedessen die antikörperbildenden Organe nicht erreichen kann. Schließlich beschäftigte sich H. HAXTHAUSEN (1939) mit diesem Problem, stellte aber seine Versuche am Menschen an und verwendete als Allergen Dinitrochlorbenzol. Zunächst wurden bei 14 Versuchspersonen sehr kleine Hautstellen mit 30% Dinitrochlorbenzol gepinselt. Bei vier Personen war das Resultat komplett negativ, fünf zeigten eine allgemeine Sensibilisierung der Haut, drei eine auf die Applikationsstelle beschränkte und zwei gaben Reaktionen auch außerhalb der gepinselten Stelle. HAXTHAUSEN schloß, daß die gepinselte Hautstelle noch immer zu groß war und stellte daher an weiteren zwölf Versuchspersonen Experimente an, indem er eine Stecknadel in geschmolzenes Dinitrochlorbenzol tauchte und mit derselben punktförmige Stichverletzungen erzeugte; nunmehr waren die Ergebnisse durchwegs negativ und HAXTHAUSEN zog daraus den Schluß, „daß die Vorgänge in der Haut nicht imstande seien, eine lokale Überempfindlichkeit zu erzeugen und daß das Antigen erst nach seiner Absorption aktiv wird". Man kann sich wohl von diesen Versuchsergebnissen nicht befriedigt erklären; praktisch genommen steht es aber wohl fest, daß geringfügige und demzufolge meist nicht beachtete Berührungen der Haut mit gewissen Allergenen eine allgemeine Hautallergie zur Folge haben können.

4. Die Lücken, welche die experimentelle Erforschung allergischer Hautveränderungen bei Tieren aufweist, werden durch eine sehr große Zahl von Beobachtungen ausgefüllt, aus denen hervorgeht, daß die Grundformen allergischer Hautreaktionen, Erythem, Urticaria, Ekzem und angioneurotisches (QUINCKEsches) Ödem und ihre Varianten bei Pferden, Rindern, Schafen, Ziegen, Schweinen, Hunden spontan auftreten. Die einschlägigen Literaturangaben sollten hier nicht in extenso zitiert werden, da sie einen zu großen Raum beanspruchen würden; es genügt, auf den Bericht von E. URBACH (1935, S. 716 bis 724) zu verweisen, der auch viele instruktive Abbildungen enthält, und auf den neueren Artikel von F. W. WITTICH (1949), in welchem der Leser u. a. auch den Fall einer Kontaktdermatitis bei einem Pferde findet, welche auf einer Sensibilisierung durch Stoffe beruhte, mit welchen das Sattelzeug behandelt worden war [L. REDDIN jr. und D. W. STEVER (1946)].

Experimente und Beobachtungen an Tieren sind somit durchaus geeignet, dem psychischen Einfluß auf das Zustandekommen allergischer Hautreaktionen keinen so großen Geltungsbereich zuzuweisen, als dies manche neuere Autoren, welche die Dinge durch die professionelle Brille des Neurologen oder Psychiaters betrachten, wahr haben wollen. Liest man, daß eine 62jährige Frau immer, wenn sie sich anschickte, Bridge zu spielen, Urticaria bekam [G. L. WALDBOTT (1949)], so darf man sich durch den allergoiden Typus der Reaktion nicht dazu verleiten lassen, in einer derartigen Beobachtung mehr zu erblicken als im psychogenen Fieber, in psychisch induzierten Hautblutungen usw., besonders wenn es sich um weibliche Individuen handelt.

Die Hautveränderungen können nicht nur als koordinierte bzw. subordinierte Symptome der bereits besprochenen Reaktionsgruppen (Asthma, Rhinopathie und Conjunctivitis, gastrointestinale Typen), sondern auch selbständig als einzige klinisch wahrnehmbare Erscheinungen auftreten; die isolierte allergische Reaktivität der äußeren Körperdecke kommt sogar häufiger vor als die Allergie der Respirations- und Verdauungsschleimhaut, speziell wenn man jene Fälle mitrechnet, in welchen die Reaktionsbereitschaft erst infolge einer willkürlichen Einwirkung eines Allergens (Hautprobe) zum Vorschein gebracht wird.

Die allergischen Reaktionen der Haut werden entweder durch direkte Berührung mit den auslösenden Substanzen (Jodoform, Primulin, Terpentin, Nickelsalze, Satinholz usw.) oder dadurch hervorgerufen, daß die Substanz inhaliert, verschluckt, parenteral injiziert wird und auf dem Blutwege in die Hautgewebe kommt (hämatogene Auslösung). Ferner ist eine Ausbreitung per continuitatem nicht selten; eine zunächst lokalisierte Hautreaktion, wie sie durch örtlich begrenzten Kontakt oder durch intrakutane Injektion hervorgerufen werden kann, greift um sich und überzieht die weitere Umgebung oder die ganze Körperoberfläche. Handelt es sich um hämatogen ausgelöste intermittierende Dermatosen (chronische Ekzeme), so kann man zuweilen feststellen, daß bestimmte Hautpartien immer wieder ergriffen und andere verschont werden, ohne daß sich ein Grund für die bevorzugten Lokalisationen oder die relative Immunität der gemiedenen Bezirke ausfindig machen läßt; manchmal ist sogar eine erhebliche Differenz zwischen bilateral symmetrischen Hautpartien vorhanden, die sich regelmäßig bei jedem neuen Schub zeigt (eigene Beobachtung).

Als Hauptformen der allergischen Hautreaktionen sind anzusehen: a) das Erythem, b) das Ekzem (Dermatitis), c) die Urticaria und d) das QUINCKEsche oder angioneurotische Ödem. Sie lassen sich gut voneinander abgrenzen und unterscheiden sich auch durch ihre Lokalisation, indem Ekzeme vorwiegend auf Vorgängen in der Epidermis (Epithelzellen und Papillarkörper) beruhen, während sich der urticarielle Prozeß an den Kapillaren und Präkapillaren der Cutis abspielt und das QUINCKEsche Ödem seinen Sitz im Unterhautzellgewebe hat.

Erytheme können als Arzneiexantheme auftreten, wobei sich in einer besonderen Gruppe zwei Eigentümlichkeiten feststellen lassen, nämlich erstens das Erscheinen des Exanthems in einem gesetzmäßigen Abstand von zirka neun Tagen nach der Zufuhr des Mittels und zweitens die zurückbleibende Immunität, indem eine erneute Anwendung des Mittels nach dem Abblassen des ersten Schubes keine Folgen nach sich zieht. Hierher gehört das Nirvanol ($\gamma\gamma$-Phenyläthylhydantoin), welches, oft genug und in hinreichender Dosis gegeben, einen von hohem Fieber begleiteten Ausschlag hervorruft, welcher dem Exanthem bei Masern oder Röteln sehr ähnlich ist; Symptome, welche auf Veränderungen anderer Organe hindeuten würden, werden nicht beobachtet [R. L. Mayer (1933)]. Ähnliche Beobachtungen hat man bei akuten Salvarsanexanthemen gemacht, die von G. Milian (1929) wegen ihrer neuntägigen Inkubation als „Erythèmes du neuvième jour" bezeichnet wurden. Durch die gesetzmäßige Inkubation, die Form des Exanthems und die zurückbleibende spezifische Immunität gewinnen diese zwei Arzneiexantheme eine Ähnlichkeit mit den bereits genannten Infektionskrankheiten [M. B. Sulzberger (1940)], ohne daß man jedoch den Grund auch nur vermutungsweise angeben könnte. Namentlich die Immunität überrascht, da die Allergie gegen Arzneien, wenn sie sich einmal entwickelt hat, in der Regel fortbesteht, oft genug das ganze Leben hindurch. Auffällig ist auch das Fieber, das man auch nach anderen Medikamenten, z. B. nach interner Behandlung mit Sulfonamiden, beobachtet, wenn sie von Exanthemen (Erythemen oder Erythema nodosum) gefolgt ist; auch in diesen Fällen geht die Empfindlichkeit häufig spontan zurück, aber nicht immer, und die systematische Desensibilisierung stößt dann auf Schwierigkeiten [J. B. Howell (1944), R. G. Park (1944) u. a.]. Unter den Symptomen der durch die Injektion von Pferdeserum verursachten Serumkrankheit stechen abermals Inkubation, morbilliforme und skarlatinöse Exantheme und eine temporäre Desensibilisierung hervor. So blitzen in dem kasuistischen Dickicht der allergischen Reaktionen fortwährend scheinbare Zusammenhänge wie verlockende Irrlichter auf, die, wenn wir ihnen zu folgen versuchen, nicht auf den Weg kausaler Erkenntnis führen.

Erytheme sind keineswegs die einzigen Manifestationen der Arzneimittelidiosynkrasien. Vielmehr treten sie häufig in der Form der Urticaria oder des Ekzems auf oder halten sich überhaupt nicht an diese Grundformen, sondern zeigen eine ausgesprochene Vielseitigkeit, welche sich in fleckigen Erythemen, vesikulösen oder knötchenförmigen Eruptionen usw. kundgibt. Ein und dieselbe Arznei kann nicht nur bei verschiedenen Personen verschiedene Hautreaktionen auslösen, sondern auch bei dem gleichen Individuum. Anderseits können sich, wie bereits angedeutet, auch Allergien, welche nicht durch Arzneimittel verursacht sind, in Form von Erythemen der Haut äußern, wie z. B. manche alimentäre Allergien (gegen Zerealien, Schweinefleisch, Hummern, Langusten, Austern, Garnelen, Brombeeren usw.), wobei auch statt des einfachen Erythems das Erythema exsudativum multiforme in Erscheinung tritt. Bemerkt sei an dieser Stelle, daß der Arzt bei der Ermittlung der Ursache einer Arzneimittelallergie nicht immer ausschließlich auf die Anamnese oder auf Hautproben angewiesen ist; die sogenannten fixen Exantheme werden, wenn auch nicht immer, so doch in der Mehrzahl der Fälle, durch Antipyrin oder Phenolphthalein hervorgerufen. Warum dies die Regel ist und warum es Ausnahmen gibt [E. W. Abramowitz und J. J. Russo (1940)], ist unbekannt bzw. Objekt der Spekulation.

Unter Urticaria versteht man das von starkem Jucken begleitete Aufschießen von meist weißlichen linsengroßen Quaddeln; manchmal sind die Effloreszenzen größer, bis zum Umfang einer Handfläche, und bilden dann den Übergang zur konfluierenden Urticaria, bei welcher die Haut in toto verdickt und schwer faltbar ist; die Eruption der Effloreszenzen und namentlich der Juckreiz sind in der Nacht in der Regel stärker als während des Tages. Man unterscheidet eine akute und eine chronische Urticaria, welche sich voneinander weniger durch die Morphologie des Exanthems als durch ihren Verlauf unterscheiden; die akute Form dauert nur einige Tage oder wenige Wochen, die chronische persistiert monate- oder sogar jahrelang, wenn auch mit gelegentlichen symptomfreien Intermissionen. Die Urticaria ist nicht immer streng auf die Haut beschränkt, sondern kann auch Schleimhäute, die Lippen, die Zunge, den Larynx und möglicherweise auch die Schleimhäute des Magens und des Darmes befallen. Die Eruption der Quaddeln kann mit Erhöhungen der Körpertemperatur einhergehen (Nesselfieber).

Ein urticarieller Ausschlag kann durch Brennesselhaar, Insektenbisse, Kontakte mit Raupenhaaren, Actinien oder mit den Nesselfäden verschiedener Seetiere, durch intrakutane Injektionen von Histamin oder Morphin, durch Belichtung der Haut, durch Muskelanstrengungen (Stiegensteigen, Kletterpartien im Gebirge) oder durch mechanische Bearbeitung der Haut (Urticaria factitia oder Dermographismus) hervorgerufen werden, muß also keineswegs immer ein allergisches Phänomen sein. Anderseits besteht kein Zweifel, daß die Urticaria ebensogut wie ein Erythem, ein Ekzem oder ein angioneurotisches Ödem die kutane Manifestation einer bestehenden Allergie sein kann, und man hat daher die Frage zu beantworten, wodurch sich eine allergische Urticaria von einer nichtallergischen (oder wie sich E. Urbach nicht gerade zutreffend, aber sprachlich bequemer ausdrückt, von einer pathergischen) Urticaria unterscheidet, und zwar nicht generell, denn das Bild des Ausschlages gibt keine Auskunft, sondern im Einzelfall. Eine Entscheidung muß aber angestrebt werden, weil die Therapie nicht ganz, aber größtenteils, davon abhängt. In erster Linie ist eine eingehende Anamnese vorzunehmen. Wenn man vom Patienten erfährt, daß die Urticaria stets nach dem Genuß eines bestimmten Nahrungsmittels (Käse, Fischen, Tomaten, Erdbeeren, rohen Hühnereiern, Krebsen, Langusten, Hummern, Buchweizen usw.) auftritt, ist man meist schon auf dem richtigen Weg. Es wurde jedoch bereits an anderer Stelle angeführt, daß diese Exploration nur dann zum Ziele führt, wenn es sich um Nahrungsmittel handelt, welche nicht in der täglichen Diät enthalten sind, sondern nur in längeren Intervallen aufgenommen werden (s. S. 99); wie man im gegenteiligen Falle vorgehen muß, um das Allergen zu ermitteln, soll hier nicht wiederholt werden. Handelt es sich um Medikamente, welche per os verabreicht werden, so ist der Zusammenhang zwischen Ursache und Wirkung meist so evident, daß er auch dem Patienten auffällt. Es kommt aber — und das ist eine Kehrseite der chemisch-pharmazeutischen Industrie und wohl auch eine Folge der ungenügenden Überwachung des Bezuges stark wirkender Mittel — immer häufiger vor, daß gewisse Präparate täglich oder mehrmals im Tage eingenommen werden, wie z. B. Aspirin (Acidum acetylosalicylicum), Antipyrin, Pyramidon, Saridon, Optalidon, Helvagit und besonders die als Schlafmittel benützten Barbiturate. Ob es unter diesen Umständen ebenso wie bei den Nahrungsmitteln des Alltags zu maskierten bzw. zyklischen Allergien kommt, ist meines Wissens noch nicht untersucht worden. Konzentriert sich der Verdacht auf ein bestimmtes Nahrungsmittel oder Medikament, so kann die Ausschaltung und Wiedereinschaltung des vermeintlichen Allergens zuweilen Gewißheit schaffen, nur ist dazu bei Betäubungs- und Schlafmitteln die Mitwirkung des Patienten erforderlich, die, wenn die Sucht voll entwickelt ist, in der Regel nicht erreicht werden kann. Hautproben geben bei chronischer Urticaria fast immer negative Resultate; in Fällen von akuter Urticaria wurden dagegen, wenn auch nur ausnahmsweise, unzweifelhaft positive Ergebnisse durch die Scarifikationsmethode (scratch test) oder durch die intrakutane Injektion erzielt. So berichteten E. Lehner und E. Rajka (1929) über eine Allergie gegen Acidum acetylosalicylicum, bei welcher die intrakutane Injektion dieser Substanz nicht nur eine intensive lokale Reaktion, sondern auch Allgemeinerscheinungen hervorrief, und über einen Patienten, der gegen Milch allergisch war und auf die intrakutane Injektion von 0,05 ccm Aolan mit einer lokalen Reaktion und mit einem schweren Schock reagierte. Schließlich kann man eine verdächtige Substanz auch durch den passiven Übertragungsversuch nach Prausnitz-Küstner als das schuldtragende Allergen agnoszieren und diesen Test noch überdies in eine suggestive Form kleiden, indem man das Serum des Patienten einer normalen Versuchsperson intrakutan injiziert und die lokale urticarielle Reaktion durch Verschlucken des in Frage stehenden Nahrungsmittels oder auch durch Inhalation gewisser Stoffe hervorruft [M. Walzer (1926), A. Walzer und M. Walzer (1927), M. B. Cohen, Ecker, Breitbart und Rudolph (1930)]. Die im ganzen unbefriedigenden Resultate, die man mit Hautproben und mit dem Prausnitz-Küstnerschen Übertragungsversuch erzielt, will H. Haxthausen (1949) in Anlehnung an wiederholt geäußerte und zum Teil auch unter Beweis gestellte Auffassungen damit begründen, daß man die aktive Substanz in den Nahrungsmitteln und in den Arzneien nicht kennt; er meint, daß die leichte und regelmäßige Passage dieser aktiven Komponenten aus dem Verdauungstrakt in das Blut dafür spreche, daß es sich um niedermolekulare Substanzen handeln dürfte, und weist darauf hin, daß die Einnahme gewisser Medikamente per os regelmäßig Urticaria hervorruft, während Hautproben meist negativ ausfallen. Es ist aber zweifelhaft, ob dies wirklich die Differenz zwischen Lokalreaktion und Fernauslösung restlos zu erklären vermag; es könnte auch die Art der Zufuhr des Allergens eine Rolle spielen und im Falle des scratch Test vielleicht auch eine Zerstörung des Gewebes, von dem man eine Reaktion erwartet. Es ist möglich, daß alle Urticariaeruptionen, mögen sie auch auf recht verschiedene Weise zustande kommen, doch eine gemeinsame pathogenetische Grundlage haben, welche wir nach den klassischen Untersuchungen von TH. LEWIS (1927) in histaminähnlichen Substanzen („H-Substanzen") erblicken dürfen, welche infolge der Reizung der Hautzellen frei werden. Die allergische Reaktion wäre dann nur einer der Reize, welche diese Histaminausschüttung, die vermutlich durch besondere Anlagen begünstigt wird, veranlassen können. H. KALK (1929) hat zuerst gezeigt, daß bei Individuen mit Dermographismus der Gehalt des Magensaftes an freier Salzsäure steigt, wenn man durch ausgiebigere mechanische Reizung der Haut die urticarielle Reaktion provoziert; BR. ROSE (1941a) konnte bei 5 von 10 Patienten eine vorübergehende Steigerung des Histamins im Blute nachweisen und in einigen Fällen ergaben auch Übertragungsversuche nach PRAUSNITZ-KÜSTNER positive Resultate [A. WALZER (1928), E. LEHNER (1932), P. M. TOSATTI (1936) u. a.]. Die passive lokale Übertragung gelingt aber jedenfalls nur ausnahmsweise und dies gilt auch für andere Formen der sogenannten physikalischen Allergien (hochgradige Empfindlichkeit gegen Kälte, Hitze, ultraviolettes Licht), so daß jene Autoren, welche bei der passiven Übertragung nur negative Ergebnisse zu verzeichnen hatten, die Existenz einer wahren physikalischen Allergie bezweifeln oder auf Ausnahmefälle beschränken möchten [E. URBACH und PH. GOTTLIEB (1946, S. 753), H. HAXTHAUSEN (1949)]. Schließlich wurde, um die physikalischen und psychogenen Allergien zu erklären, welche so wenig dem Begriff einer Antigen-Antikörper-Reaktion mit pathogener Auswirkung entsprechen, die Hypothese aufgestellt, daß das physikalische oder psychische Agens, auf welches die Patienten reagieren, die Reaktion eines im Organismus bereits vorhandenem Allergens mit einem gleichfalls vorhandenem Antikörper ermöglicht (wie bei der paroxysmalen Hämoglobinurie) und daß infolgedessen Acetylcholin frei wird, welches seinerseits histaminähnliche Substanzen freimacht. Der Reaktionszustand solcher Individuen wurde der Hypothese gemäß als „cholinergische Urticaria" bezeichnet; er soll sich dadurch auszeichnen, daß die intrakutane Injektion der stabilen Derivate des Acetylcholins (Mecholyl oder Doryl) Quaddeln erzeugt, wie man sie auch durch Injektion von Histamin hervorrufen kann [J. G. HOPKINS, B. M. KESTEN und O. G. HAZEL (1938), J. G. HOPKINS (1949), R. T. GRANT, R. S. B. PEARSON und J. W. COMEAU (1936)]. Auch G. A. PETERS und J. J. SILVERMAN (1946) zogen aus der Untersuchung eines Falles von Hitzeallergie den Schluß, daß Acetylcholin die Substanz sein dürfte, welche die Reaktion vermittelt, wollten aber Histamin nicht ausschließen. Seit es J. GAY-PRIETO (1942), E. RAJKA (1942), M. B. SULZBERGER und R. L. BLUM (1945), F. H. BLUM, R. L. BAER und M. B. SULZBERGER (1946) gelungen ist, die durch Besonnung verursachte Urticaria passiv auf normale Individuen zu übertragen, und O. DIETHELM und seine Mitarbeiter (1945) konstatiert haben, daß der Darm des Kaninchens durch das Blut von Patienten, welche im Banne psychischer Erregungen stehen, zur Kontraktion gebracht werden kann, lassen sich alle diese Angaben, Vermutungen, konstruierten Zusammenhänge, Hinweise auf mehr oder minder suggestive Analogien nicht einfach beiseite schieben. Wie sie sich aber weiter entwickeln werden und wie sich der Konnex mit der pathogenen Antikörper-Antigen-Reaktion herstellen lassen wird, ist vorderhand nicht abzusehen.

Wie die Urticaria kann auch das Ekzem sowohl auf allergischer wie auf nichtallergischer Basis entstehen; nur ist beim Ekzem der Beweis, daß es sich um eine allergische Reaktion handelt, noch weit schwieriger zu erbringen als bei den anderen Formen der Hautveränderungen. Nur die von E. URBACH und KÖNIGSTEIN angegebene passive Sensibilisierung der Haut durch den Inhalt von willkürlich, z. B. durch Canthariden-pflaster, erzeugten Blasen hat in einer Reihe von Fällen positive Resultate geliefert; aber diese Ergebnisse waren im Vergleich zu der großen Zahl der Mißerfolge doch sehr selten und brachten auch insofern eine Überraschung, als die ausgelösten Reaktionen im Gegensatz zu den passiven Übertragungen bei allergischer Urticaria nach PRAUSNITZ-KÜSTNER nicht den Immediattypus zeigten, sondern den Charakter der Spätreaktion („delayed reaction“). Auch die Reaktionen, die man beim allergischen Ekzem durch intrakutane Injektion des Allergens hervorrufen kann, sind Spätreaktionen, so daß H. HAXTHAUSEN (1949) zwei Arten von Antikörpern unterscheiden möchte, die „urticariellen“ und die „ekzematösen“, sei es, daß die Antikörper selbst differieren oder daß ihre Entstehung und Bindung anderen Gesetzen folgt. Die histologische Untersuchung der von Ekzem befallenen Haut gibt keinen Aufschluß, ob es sich um einen allergischen Prozeß handelt oder nicht. In erster Linie ist die Epidermis betroffen; in den Zellen des Rete Malpighi entsteht ein intrazellulares Ödem, aus welchem die ersten mikroskopischen Bläschen hervorgehen, die von degenerativen Veränderungen der Epidermiszellen begleitet sind. Das Corium wird ebenfalls in Mitleidenschaft gezogen, indem eine Auswanderung von Leukozyten und Lymphozyten eintritt, die sich als perivasculäre Infiltrate darstellen [W. FRIBOES (1924), W. JADASSOHN (1932), G. MIESCHER (1936) u. a.]. Ob die Veränderungen im Corium nur sekundärer Natur, d. h. durch die pathologischen Vorgänge in der Epidermis bedingt sind, kann nicht sicher beantwortet werden. Nach

Untersuchungen von J. ROKSTAD (1941)[1] soll es zwei Typen der ekzematösen Reaktion geben, von denen sich der eine dadurch auszeichnet, daß die Bildung von Blasen ganz im Vordergrund steht, während die Hyperämie und Infiltration zurücktreten und der zweite durch starke Hyperämie und Infiltration und weniger ausgesprochene Blasenbildung charakterisiert ist. Die Aufstellung dieser beiden Typen beruhte auf der Feststellung, daß manche Individuen auf die epikutane Läppchenprobe stärker reagieren als auf eine intrakutane Reaktion, während sich bei anderen das Verhältnis umkehrt.

Ob das allergische Ekzem lediglich durch eine zellständige Antikörper-Antigen-Reaktion hervorgerufen wird oder durch Vermittlung von histaminähnlichen Stoffen, welche durch die Immunitätsreaktion aus den Geweben frei gemacht werden, ist nicht bekannt. Auf jeden Fall ist das Ekzem eine Entzündung der Haut, eine Dermatitis, und, wenn sich tatsächlich zwischen die Immunitätsreaktion und die ekzematöse Manifestation eine liberierte Substanz einschaltet, müßte sie eine andere Wirksamkeit haben als das Histamin, es wäre denn, daß man den Begriff der H-Substanzen nicht mit einer bestimmten pharmakologischen Wirksamkeit verbindet, sondern kurzerhand auf alle toxischen, durch Antigen-Antikörper-Reaktionen frei gemachten Stoffe ausdehnt. Bewiesen ist die Intervention liberierter entzündungserregender Substanzen beim allergischen Ekzem nicht, vielmehr existieren Beobachtungen, welche einen an den Hautzellen ablaufenden Prozeß als unmittelbare Ursache der Eruption wahrscheinlich machen. So berichtete J. ROCKSTAD, daß man die Eruption lokal verhindern kann, wenn man vorher auf eine Hautstelle eine toxische Konzentration des Allergens einwirken läßt, und HAXTHAUSEN (1947) stellte fest, daß eine leichte Einwirkung von Kohlensäureschnee bei sensibilisierten Personen die ekzematöse Reaktion auf Nickel- oder Quecksilbersalze zu unterdrücken vermag. Noch eine andere Beobachtung sei an dieser Stelle erwähnt. Im Abschnitt über das Heufieber wurde erwähnt, daß man sich zur Entscheidung der Frage, gegen welche von zwei ähnlichen Pollenarten ein Patient sensibilisiert ist, der sogenannten Erschöpfungsprobe bedienen kann. Die erste Phase dieser Probe besteht darin, daß man eine Hautstelle einer normalen Versuchsperson durch intrakutane Injektion von 0,1 ccm Patientenserum passiv sensibilisiert und nun in dieselbe Stelle die eine der beiden Pollenarten so lange injiziert, bis die ursprünglich positive urticarielle Reaktion negativ geworden ist, was als Erschöpfung (Neutralisierung) des Antikörpers aufgefaßt wird. Nach HAXTHAUSEN (1947a) tritt eine solche Erschöpfung beim Ekzem nicht ein, vielmehr werden die an der gleichen Stelle ausgelösten Reaktionen nicht schwächer, sondern stärker. Indes ist dieser

[1] Zitiert nach HAXTHAUSEN (1949, S. 189).

Gegensatz nur scheinbar. Bei der Erschöpfungsprobe sensibilisiert man nur eine bestimmte Hautstelle eines normalen Individuums mit einer minimalen Menge antikörperhaltigen Serums, während bei einem an Ekzem erkrankten Menschen die ganze Hautdecke empfindlich ist; hat doch Haxthausen (1943) selbst durch seine Versuche an eineiigen Zwillingen gezeigt, daß eine normale Hautpartie, auf ein sensibilisiertes Individuum übertragen, allergisch wird und in diesen Versuchen hat es sich gerade um ekzematöse Reaktionen gehandelt.

In dem Werk von E. Urbach und P. M. Gottlieb (1946, S. 691) beginnt das Kapitel „Dermatitis (Eczema)" mit den Worten: „Kein anderes Wort in der medizinischen Nomenklatur wurde so leichtfertig und unkritisch gebraucht wie ‚Ekzem'. Der Terminus war lange Zeit — und ist es noch — ein wahrer Abfallkorb für verschiedene, nicht diagnostizierte Formen entzündlicher Hautkrankheiten." Mit dem Vorschlag, das Wort „Ekzem" einfach abzuschaffen und durch ätiologische Bezeichnungen zu ersetzen, wollen sich aber Urbach und Gottlieb aus zwei Gründen nicht einverstanden erklären, nämlich weil das Ekzem doch durch ein bestimmtes klinisches Bild und durch einen charakteristischen histologischen Befund ausgezeichnet ist, und weil die Histologie anderseits so mannigfaltig und die Differenzierung allergischer und nichtallergischer Ekzeme im Einzelfall so schwierig sein kann, daß die ätiologische Unterteilung notwendigerweise in der Praxis versagen müßte. Was tut man nun, wenn sich ein solches unbequemes Fremdwort das terminologische Bürgerrecht erworben hat und nicht mehr ausgemerzt werden kann? Nun, man läßt es, wie das bei der Allergie, der Antianaphylaxie, bei den Aggressinen usw. geschehen ist, in so viele spezielle Anwendungsmöglichkeiten zerfallen als die Erfahrung fordert. So ist man auch beim Ekzem vorgegangen, wie die Klassifikationen von P. Bonnewie (1939), M. B. Sulzberger (1940), W. Burckhardt (1940), J. H. Stokes (1942), S. Epstein (1944), H. M. Robinson (1944) beweisen. E. Urbach und Ph. M. Gottlieb (1946) haben ihrerseits die Unterscheidung von acht Hauptgruppen vorgeschlagen:

1. Die Kontaktdermatitis (sogenannte Epidermatitis oder Epidermitis).
2. Die allergische Dermatitis, ausgelöst
   a) durch Nahrungsmittel,
   b) durch Arzneien.
3. Die Neurodermatitis.
4. Die Dermatitis des Kindesalters.
5. Die seborrhoische Dermatitis.
6. Die infektiösen und parasitären Dermatitiden.
7. Die Stoffwechseldermatitis.
8. Die Dermatiden, skurrilerweise auch einfach als „Ids" bezeichnet.

Da die meisten dieser acht Hauptgruppen wieder unterteilt werden, nähert sich natürlich die Klassifikation einer Kasuistik. Auf alle Einzelheiten einzugehen, muß der Verfasser den Dermatologen überlassen; er ist — sit venia verbo — auch im Falle des Ekzems nur ein Dermopath. Über die Diagnose und Therapie der verschiedenen Ekzemformen findet man ausführliche Angaben bei URBACH und GOTTLIEB (1946). Nur die letzte Kategorie erfordert einen Kommentar.

Unter „Ids" versteht man allergische Exantheme, die meist in symmetrischer Verteilung auftreten, und durch Allergene entstehen, welche weder von außen auf die Haut einwirken, noch in den Organismus als reaktionsauslösende Stoffe eingeführt werden, sondern erst im Organismus entstehen. Die Ids können in morphologischer Hinsicht sehr verschieden sein; das ekzematöse „Id" ist nur ein Spezialfall. Ein Tierexperiment mag das Essentielle dieser Reaktionen illustrieren. R. HECHT, M. B. SULZBERGER und H. WEIL (1943) konnten durch Immunisierung von Kaninchen mit Extrakten aus Kaninchenhaut spezifische Präzipitine für Kaninchenhaut gewinnen, wenn sie Staphylokokkentoxin als synergistischen Faktor benützten. Die Autoren erklärten diese Ergebnisse in dem Sinne, daß die Haut durch das Toxin geschädigt wird und daß infolgedessen neue, als Antigene wirkende Produkte entstehen und auf diese Art werde eben das Kaninchen gegen Extrakte aus Kaninchenhaut sensibilisiert. Analoge Experimente wurden von H. H. HOPKINS und E. L. BURKY (1944) mitgeteilt, welche eine lokale Autosensibilisierung eines Patienten gegen körpereigenes Keratin erzielten, wobei ebenfalls Staphylokokkentoxin verwendet wurde, nicht als Adjuvans — der Ausdruck wäre hier nicht am Platze — sondern als Transformator eines körpereigenen und daher unwirksamen Stoffes in eine körperfremde, als Allergen wirksame Substanz.

Weit häufiger sind die „Ids", welche auf einer hochgradigen Sensibilisierung der Haut durch Stoffe beruhen, welche in einem entfernten Infektionsherd entstehen und durch die Blutzirkulation an die Haut herangebracht werden. BRUNO BLOCH (1928) hatte zuerst im Tierexperiment und in der Folge auch beim Menschen gezeigt, daß sich die Reaktivität der ganzen Haut ändert, wenn eine örtlich begrenzte Infektion mit Trichophytonpilzen abgelaufen ist, wobei die Umstimmung entweder als abgeschwächte Reaktion auf eine Reinfektion zum Ausdruck kommen kann oder als Allergisierung der Haut, welche auf die hämatogene Einwirkung von Pilzmaterial mit einem Trichophytid antwortet, das einen ekzematösen, maculo-papulösen, pustulösen, skarlatiniformen oder lichenoiden Typus zeigt, also ein sehr variables klinisches Bild darbietet. Es gibt aber auch Exantheme, die durch ihr Aussehen und noch mehr durch ihre Lokalisation ohne weitere Untersuchung die Diagnose eines „Id" gestatten, und das sind vesikuläre Epidermophytiden an den Händen und Füßen [C. M. WILLIAMS (1927), S. M. PECK (1930), H. BAERMAN

(1934), J. H. STOKES und G. V. KULCHAR (1934), E. D. OSBORNE und E. D. PUTNAM (1932), F. WEIDMAN (1937), H. HAXTHAUSEN (1949, S. 213)]. Insbesondere hat sich die Aufmerksamkeit der Ärzte den sogenannten Fußmykosen zugewendet, welche früher in vielen Ländern relativ selten waren, aber in neuerer Zeit zum Teil durch Einschleppungen häufiger wurden. Sie werden durch eine artenreiche Gruppe von Fadenpilzen hervorgerufen, die man unter dem Sammelnamen „Epidermophyton interdigitale" zusammenfaßt. Die Infektion wird durch das Waten im Sande von Strandbädern erworben und die Pilze siedeln sich in der Haut zwischen den Zehen an; sie erzeugen zunächst einen schuppenden Prozeß, der aber in die Entstehung eines lokalen Ekzems übergehen und zu ekzematösen Eruptionen an entfernten Orten (Händen und anderwärts) führen kann. Die ekzematösen Ausschläge können oft rezidivieren, ein Zeichen, daß keine Tendenz zu spontaner Heilung bzw. zur Entwicklung einer deutlichen Immunität wie bei den tiefsitzenden Trichophytiden besteht. Wenn auch Trichophytoninfektionen, insbesondere die in den tieferen Hautschichten lokalisierten, ätiologisch an erster Stelle stehen, kommen doch auch andere Infekte, z. B. durch Achorion Schönleini, Microsporon furfur, durch Blastomyceten [R. RAVAUT und R. RABEAU (1932)] und namentlich auch Bakterien, insbesondere Streptokokken [A. WHITFIELD (1921)] als Erreger der „Ids" in Betracht.

Als Kriterien der auf der sensibilisierenden Wirkung von Herdinfektionen beruhenden „Ids" führen URBACH und GOTTLIEB (1946, S. 782) an: 1. In den „Ids" können fast nie Mikroorganismen nachgewiesen werden; 2. die Haut der an „Ids" leidenden Personen reagiert auf Extrakte aus den im sensibilisierenden Herd vorhandenen Mikroorganismen ausgesprochen spezifisch; 3. die einzige Therapie, welche Aussicht auf Erfolg hat, besteht in der Behandlung des primären sensibilisierenden Infektionsherdes oder, wenn man den Herd in den Tonsillen vermutet, in der operativen Entfernung. G. C. ANDREWS und G. F. MACHACEK (1935) erzielten in 24 Fällen, in welchen Pusteln auf der Palma und Planta für ein „Streptococcid" sprachen, durch Tonsillektomie neunmal definitive Heilung, dreimal eine deutliche Besserung; in einem Falle bewirkte das Auspressen des Eiters aus den Tonsillen jeweils ein Zurückgehen der Prozesse in der Haut und die schließliche Tonsillektomie ein Abheilen derselben.

Wenn ein neues Phänomen — man hat es in diesem Falle das Id-Phänomen genannt — festgestellt und bis zu einem gewissen Grade mechanistisch aufgeklärt wird, trachtet man, seinen Geltungsbereich abzugrenzen. Das ist selbstverständlich. Aber die Erfahrung lehrt, daß man hierbei nicht immer kritisch vorgeht, sondern trachtet, möglichst viele, nicht hinreichend aufgeklärte pathologische Prozesse den neuern Gesichtspunkten zu unterstellen. Das ist nun auch bei dem Id-Phänomen eingetreten. Es wurde und wird erwogen, ob sich die Exantheme der Masern, der Röteln und der Scarlatina, syphilitische und tuberkuloide Hautaffektionen, das Erythema multiforme und das Erythema nodosum [J. H. STOCKES (1924)], die Akne, welche die Menstruation begleitet bzw. begleiten kann [E. URBACH (1939)] usw. nicht im Grunde dem Schema der fokalen Allergisierung eingeordnet werden können. Diese Entwicklung erinnert lebhaft an die Expansion der Lehre von den Herdinfektionen, namentlich in der speziellen Form der „oralen Sepsis", wo alle möglichen schweren und leichten Prozesse als Folgeerscheinungen an sich unbedeutender oder auch klinisch völlig latenter Infektionen in den Tonsillen, an den Zähnen, im Appendix hingestellt wurden [vgl. R. DOERR (1949, S. 79f.)]. Es wäre indes möglich, daß zwischen der fokalen Allergisierung und der fokalen Infektion auch andere Zusammenhänge als die unkritische Ausweitung der beiden Forschungsgebiete existieren. Es ist doch auffällig, daß man in den als „Ids" bezeichneten Hauterkrankungen so selten die Mikroorganismen des Herdes nachzuweisen vermag, d. h. daß es zu keiner fokalen Infektion kommt, auch dann nicht, wenn der primäre Herd auf einer Ansiedelung von Bakterien, z. B. von Streptokokken, beruht. Man hat den Eindruck, daß sich die fokale Allergisierung antiinfektionell auswirkt.

Das angioneurotische Ödem wurde zuerst im Jahre 1882 von H. QUINCKE unter der Bezeichnung „akutes umschriebenes Hautödem" beschrieben. Er sammelte gleichartige Beobachtungen, die er 1921 mitteilte und aus denen hervorging, daß es sich um ein Krankheitsbild sui generis handeln müsse. Daher wurde in der Folge statt des Terminus angioneurotisches Ödem vielfach der Ausdruck „QUINCKEsches Ödem" gebraucht. Das morphologische Substrat sind anfallsweise auftretende, umschriebene Ödeme der Haut oder der Schleimhäute bzw. des subkutanen oder submukösen Bindegewebes oder anderer Stützgewebe (Meningen, Zentralnervensystem, periphere Nerven). Diese Veränderungen entwickeln sich rasch und gehen auch wieder schnell zurück, so daß man an einen plötzlichen Austritt von Flüssigkeit aus den vermutlich erweiterten Kapillaren denken muß, sei es infolge einer momentanen Steigerung der Permeabilität der Kapillarwandungen oder, wie E. P. PICK (1922) annahm, infolge einer spastischen Kontraktion der Venen; die Annahme einer lokalen Venensperre würde die rasche Rückbildung der Schwellungen verständlich machen, aber keinen Aufschluß geben, warum nur die Gefäße eines eng umschriebenen Gebietes reagieren; das gilt jedoch auch, wenn man die Erweiterung und Steigerung der Permeabilität der Kapillaren für die lokale Ödembildung verantwortlich macht. Dazu kommt, daß das QUINCKEsche Ödem potentiell „ubiquitär", d. h. an keine bestimmte Stelle gebunden ist; in einem anatomisch und funktional scheinbar durchaus homogenen Gewebskontinuum tritt das Ödem streng lokalisiert auf und diese „Ortswahl“ ist einer kausalen Erklärung ebensowenig zugänglich wie das Phänomen der fixen Arzneiexantheme.

Das QUINCKEsche Ödem kann im Gesicht auftreten, wobei die Augen durch die polsterartig anschwellenden Lider verschlossen werden und die Schwellungen der Lippen und Wangen zu grotesken Verunstaltungen führen. Es besteht kein Juckreiz und es sind auch keine anderen Begleitsymptome vorhanden; nur bei schweren Anfällen nimmt die Harnabsonderung erheblich ab und weicht nach dem Abklingen der Attacke einer transitorischen Harnflut. Die Flüssigkeitsvolumina, welche während des Anfalls im Gewebe zurückgehalten werden, erklären aber weder die Oligurie noch die folgende Polyurie. Es muß ein anderer Konnex angenommen werden; aber der wahre Sachverhalt wurde nicht aufgeklärt. Das Auftreten der Ödeme im Gesicht ist nur eine der möglichen Lokalisationen. Man hat Zungenödeme beobachtet, welche das Schließen des Mundes verhinderten, und akute Larynxödeme, welche den Tod durch Ersticken zur Folge hatten, wenn die Tracheotomie nicht sofort vorgenommen wurde [P. KÖNIG (1924)], und diese fatale Lokalisation kann sogar in manchen Generationsfolgen gehäuft auftreten [E. HANHART (1940), A. H. FINEMAN (1940)]. Von den lokalen stenosierenden Ödemen des Darmes war schon an anderer Stelle die Rede (s. S. 94) und es liegen genügende klinische Erfahrungen vor, welche zu dem Schlusse berechtigen, daß auch das Nervensystem (in erster Linie die Meningen, aber auch die Substanz der Zentren und periphere Nerven) von diesen Ödemen befallen werden können [T. OLIARO (1933), H. QUINCKE (1921) u. a.].

Wie bei der Urticaria und dem Ekzem wird auch beim QUINCKEschen Ödem die theoretische, diagnostische und therapeutische Sachlage dadurch kompliziert, daß das Erscheinungsbild keinen Anhaltspunkt gibt, ob eine allergische Ätiologie angenommen oder abgelehnt werden muß. Daß es sich im Einzelfalle um eine Allergie handeln dürfte, wird, wie das sehr häufig der Fall ist, dann wahrscheinlich, wenn das Ödem nach dem Genuß bestimmter Nahrungsmittel (Schweinefleisch, Rindfleisch, Brot, Weizenmehl, Stachelbeeren, Hühnereier, Milch usw.) eintritt, zuweilen auch nach dem Einnehmen von Arzneimitteln (Jod, Antipyrin, Aspirin, Tannin, Salvarsan). Wenn in solchen Fällen die Ödeme an den Lippen oder an der Zunge auftreten, könnte man an eine Auslösung durch Kontakt, wenn sie im Darm lokalisiert sind, an eine alimentäre Allergie, und wenn sie auf den Larynx beschränkt sind, an eine hämatogen vermittelte Reaktion denken; das sind aber nur Analogien und die tatsächliche Art der Einwirkung des Allergens bleibt zweifelhaft, um so mehr, als ja auch Erscheinungen von seiten des Zentralnervensystems registriert wurden und Auslösungen durch Inhalation von Tabakrauch [S. SILBERT (1940)]. Die Frage, warum sich eine Allergie der Haut bald als Erythem, in anderen Fällen als Urticaria, als Ekzem oder als QUINCKEsches Ödem manifestiert, ist jedenfalls unbeantwortet; dieses Problem ist im kasuistischen Sumpf steckengeblieben. Was insbesondere das QUINCKEsche Ödem anlangt, ist es wohl bei diesem Typus der allergischen Hautreaktionen schwerer als bei den anderen, sich den Mechanismus des pathologischen Geschehens als zellständige Allergen-Reagin-Reaktion vorzustellen, da es ganz ungewiß ist, welche Zellen als Reaginträger in Betracht gezogen werden sollen; es ist unverständlich, warum unter den Zellen des subkutanen oder submukösen Gewebes nur diejenigen eines bestimmten und von Fall zu Fall variablen Standortes sensibilisiert sind, und das Entstehen und Vergehen der Ödeme kann auch nicht, wie bei der Urticaria, auf die vermittelnde Wirkung einer aus den Geweben durch die Allergen-Reagin-Reaktion freigemachten Substanz erklärt werden. Für das Auftreten des QUINCKEschen Ödems werden in höherem Grade als bei anderen allergischen Hautveränderungen psychische Faktoren als reaktionsbegünstigende Einflüsse verantwortlich gemacht. Dem ist entgegenzuhalten, daß das angioneurotische Ödem auch bei Hunden von ST. VAN LEEUWEN (1931) und von J. PHILLIPS (1922) beobachtet wurde.

VI. Diagnose.

Es gibt kein Symptom, welches für allergische Störungen aller Art pathognomonisch wäre; jedes kann im Einzelfalle fehlen, jedes kann sich auch auf einer anderen Grundlage als infolge einer allergischen Reaktion entwickeln. Das gilt nicht nur für das bronchiale Asthma, die Conjunctivitis, die Rhinitis, die Urticaria, das Ekzem, das QUINCKEsche Ödem usw., sondern auch für die Eosinophilie des Blutes (die Zahl der Eosinophilen beträgt im allergischen Anfall zuweilen 5 bis 10, ja 30% der farblosen Blutzellen), die Sekreteosinophilie der erkrankten Schleimhäute (Konjunktival-, Nasen-, Bronchial-, Vaginalsekret) und für die Kriterien der sogenannten hämoklasischen Krise, namentlich auch für den Leukocytensturz (Abnahme der Leukocytenzahlen um 30 bis 50%, vgl. S. 95).

Nichtsdestoweniger kann die Diagnose, sofern es sich nur um die allgemeine Konstatierung einer allergischen Reaktion handelt, oft leicht gestellt werden, wenn man außer den klinischen Erscheinungen auch noch die näheren Umstände der Erkrankung und insbesondere die Anamnese berücksichtigt. Viele Patienten haben schon früher einen oder mehrere Anfälle gleicher Art mitgemacht und berichten darüber nicht nur unaufgefordert, sondern sind sogar häufig in der Lage, richtige Angaben über die Natur des auslösenden Stoffes zu machen. Die Diagnose der Pollinosis bereitet infolge der alljährlichen Wiederkehr der Anfälle zu einer bestimmten Jahreszeit fast nie Schwierigkeiten, auch nicht, wenn es sich um die erste Attacke handelt, und die Koinzidenz der Störungen mit dem jeweiligen Genuß eines seltenen Nahrungsmittels oder mit dem Einnehmen einer bestimmten Arznei fällt auch Menschen auf, welche nicht gerade zu ständiger Selbstbeobachtung neigen. Die Anamnese wird ferner oft darüber belehren, ob der Patient nicht etwa beruflich bestimmten sensibilisierenden Kontakten exponiert war (Inhalation asthmogener Substanzen, Verarbeitung gewisser Drogen oder Chemikalien) und ob sich in seiner Familie bzw. in seiner Aszendenz Fälle von allergischer Reaktivität nachweisen lassen. Selbstverständlich wird man immer trachten, bei bestehendem Verdacht auf einen allergischen Anfall andere Ursachen der beobachteten Erkrankung auszuschließen; bei gastrointestinalen Symptomen z. B. Vergiftungen oder Gallensteine, bei bestehendem Asthma Trachealstenosen, schwere Veränderungen im Nasenrachenraum u. dgl.

Die Aussagen der Patienten über den auslösenden Stoff sind — auch wenn sie sehr bestimmt lauten — mit Vorsicht aufzunehmen. Täuschungen sind hier sehr leicht möglich. So hat ESKUCHEN über einen Kranken berichtet, der regelmäßig nach dem Verzehren von Beefsteak schweres Asthma bekam und das Fleisch als die schädliche Substanz betrachtete, während sich seine Reaktivität gegen die zur Zubereitung verwendeten Zwiebeln richtete. Müller und Getreidehändler, die auf die Inhalation von Mehl oder Getreidestaub reagieren, sind oft nicht gegen die normalen Bestandteile der Zerealien (Phytoproteine), sondern gegen zufällige Verunreinigungen (Leibessubstanzen von Getreideschmarotzern) empfindlich [FRUGONI und G. ANCONA (1925), G. ANCONA (1923), STORM VAN LEEUWEN (1926)]. Ferner kann die Allergie polyspezifisch sein, d. h. es können Anfälle, und zwar nicht selten von verschiedenem klinischen Typus, durch verschiedene Substanzen beim gleichen Individuum auslösbar sein, z. B. Asthma durch Inhalation von bestimmten Pollenarten und Urticaria durch Genuß von Erdbeeren. Oft kommt man dem richtigen Sachverhalt auf die Spur, wenn man den Patienten längere Zeit beobachtet oder ihm selbst die Beobachtung überträgt, nachdem man ihn — ohne zu suggerieren — aufmerksam gemacht hat, worauf es ankommt.

E. URBACH und PH. M. GOTTLIEB (1946) haben in einem Anhang zu ihrem Werke „Allergy“ ein Muster angegeben, nach welchem man sich bei der Abfassung der Krankengeschichte eines Allergiepatienten zu richten hätte. Sie soll außer den Personaldaten Angaben über die hauptsächlichen Klagen des Patienten, über die Geschichte seiner gegenwärtigen Krankheit, über die Vorgeschichte derselben (allergische Krankheiten, Kinderkrankheiten, Wurmkrankheiten, gastrointestinale Störungen, Stoffwechselanomalien, durchgemachte Operationen, Serumbehandlungen, bei Frauen Menstruationsstörungen, Komplikationen von Schwangerschaften), über die Familiengeschichte der Allergie, über das Heim des Patienten (speziell über seinen Schlafraum), über den Beruf des Kranken, seine Liebhabereien, über seine Ernährung (mit Einschluß bevorzugter Genußmittel), über oft gebrauchte Medikamente und über seinen psychosomatischen Zustand, über das Ergebnis der physikalischen Untersuchung und über bestehende Herdinfektionen enthalten. Diese Positionen sind noch eingehend detailliert, so daß eine Übersicht über „alles, was überhaupt in Betracht kommen könnte", vorliegt. Es handelt sich offenbar um vorgedruckte Formulare, in welchen nur einige Rubriken vom Dermatologen ausgefüllt werden müssen, während in manchen Kategorien nur das „Zutreffende" zu unterstreichen ist. Da es sich jedoch nicht nur um die Beantwortung von Fragen handelt, die man an den Patienten richtet, sondern auch um Untersuchungen, welche erst angestellt werden müssen, so wäre der Zeitaufwand, der einem Patienten gewidmet werden müßte, sehr groß. Auf einer Hautklinik sind solche Möglichkeiten vorhanden; im ambulatorischen Betrieb oder in der Sprechstunde des Dermatologen wird man kaum so systematisch zu Werke gehen und was dann an Vollständigkeit fehlt, muß, wie nicht selten bei internen Diagnosen, der geschärfte Blick des erfahrenen Arztes und längere Beobachtung ersetzen. Für das Bronchialasthma (inklusive die Rhinopathie) und für die Pollinosis geben URBACH und GOTTLIEB spezielle Fragebogen an und verlangen bei Kindern auch Auskünfte, welche sich auf das Leben im Elternhaus, die Verhältnisse in Kindergärten und Schulen, die angewendeten Bestrafungen, nervöse Erscheinungen usw. beziehen.

Die absichtliche Zufuhr des angeschuldigten Stoffes ohne Vorwissen des Patienten (heimliche Beimischung zur Mahlzeit, Verschluckenlassen eines in Oblaten eingehüllten Medikamentes unter Angabe einer falschen Bezeichnung, Berührungen der Haut mit dem in geeigneter Weise maskierten Stoff usw.) hat allerdings im Falle eines positiven Resultates den Charakter eines beweiskräftigen Experimentes, kann aber doch nur gebilligt oder entschuldigt werden, wenn man auf Grund früherer Anfälle, ferner mit Rücksicht auf die zur Prüfung verwendete Dosis und die Art ihrer Einverleibung sicher sein kann, keine unmittelbare Gefahr zu riskieren. Im allgemeinen wird der Arzt schon mit Rücksicht auf etwaige Schadenersatzansprüche gut tun, die für die Ermittelung der auslösenden Substanz erforderlichen Proben mit Zustimmung des Patienten vorzunehmen und diesen über den Zweck und die Folgen des Verfahrens zu unterrichten. Soweit dies möglich ist, wird man vermeiden, die diagnostische Reaktion im Gesamtorganismus oder in ganzen sensibilisierten Organen ablaufen zu lassen und trachten, durch geeignete örtliche Einwirkung des Allergens auf engbegrenzte Stellen leicht zugänglicher (oberflächlicher) Gewebe die gewünschten Aufschlüsse zu erhalten. Diesem Zweck entsprechen die Schleimhaut- und Hautproben.

1. Schleimhautproben (epimuköse Prüfungen).

a) Intranasale Probe. Bei isolierten Rhinopathien angezeigt, wenn kutane oder intrakutane Testungen negative Resultate geben [E. URBACH (1933)]. Das Allergen kann als trockenes Pulver mit einem Mikropulverbläser [E. URBACH (1935, S. 243)] oder einer Platinöse auf die Nasenschleimhaut aufgetragen werden oder in Lösung mit einem Stieltupfer. Als positiv gilt die Reaktion, wenn binnen 10 Minuten nach der Applikation eine von heftigem Juckreiz begleitete Rhinorrhoe einsetzt.

b) Die von WOLFF-EISNER und A. CALMETTE für Tuberkulinproben vorgeschlagene, von W. P. DUNBAR beim Heufieber, später von A. F. COCA (1920), A. DE BESCHE u. a. auch bei anderen Allergieformen benützte Konjunktival- oder Ophthalmoreaktion. Sie besteht im Einträufeln verdünnter Allergenlösungen in den Bindehautsack. Die positive Reaktion setzt, wenn Tuberkulin in Frage kommt, meist nach einigen Stunden ein, erreicht ihr Maximum in 24 Stunden und klingt dann wieder ab. Wenn es sich um andere Allergene handelt, verläuft die Reaktion rascher. Bei stark positivem Ausfall ist die Conjunctiva bulbi und palpebrarum intensiv gerötet und sezerniert reichlich, das Lid kann ödematös werden und es besteht heftiges Jucken und Brennen. Eine Variante wurde für Fälle angegeben, in welchen eine Allergie gegen Tierhaare oder epidermale Allergene besteht; nach DE BESCHE soll man z. B. bei bestehendem Pferdeasthma ein Pferd mit einem Finger berühren und den Finger dann sanft mit der Conjunctiva des Exploranden in Berührung bringen; ist das Individuum gegen Kontakte mit Pferden allergisch, so reagiert es mit Rötung und Schwellung der Conjunctiva und mit einem Gefühl von Brennen oder Jucken des Auges.

Wegen der Möglichkeit einer Schädigung des Sehorganes hat sich der Verfasser stets gegen die Anwendung dieser Probe in der Humanmedizin ausgesprochen und beharrt nach wie vor auf diesem Standpunkt, da es nicht einzusehen ist, warum man das Auge gefährden soll, wenn andere Proben zur Verfügung stehen. Das ließe sich nur rechtfertigen, wenn die Ophthalmoreaktion eine Lebensgefahr für den Exploranden signalisieren würde, über welcher kein anderer Test Aufschluß gibt. Dies wurde nun von W. H. PARK (1913) de facto behauptet. Wenn ein Heilserum injiziert werden soll und der Verdacht auf eine maximale Empfindlichkeit gegen Pferdeserum besteht, soll man nach PARK einen Tropfen des Serums in den unteren Konjunktivalsack bringen; wenn binnen 10 Minuten keine Reaktion (Jucken, Brennen, Rötung) eintritt, könne das Serum angewendet werden, auch wenn die Hautprobe positiv ist; denn diese kann in solchen Fällen die gefährliche konstitutionelle Reaktivität nicht anzeigen. Ob diese alte Angabe richtig ist, erscheint mehr als zweifelhaft. Die höchsten Grade der Empfindlichkeit gegen Pferdeserum trifft man bekanntlich bei den sogenannten Pferdeasthmatikern und solchen Individuen darf man eben Pferdeserum überhaupt nicht einspritzen, es wäre denn, daß man die Injektion des Heilserums für lebensrettend hält und die Gefahren einer präventiven raschen Desensibilisierung auf sich nimmt [vgl. R. DOERR (1950, S. 159 bis 163)]. Es haben sich aber doch wieder Autoren gefunden, welche sich für die Anwendung der Ophthalmoreaktion ohne zureichende Begründung einsetzen, wie z. B. W. T. VAUGHAN (1939), R. CHOBOT, H. DUNDY und N. SCHAFFER (1940), H. SHERMAN und B. BARON (1944) u. a. Daß man die Erscheinungen am Auge durch Installation von 1 bis 2 Tropfen einer Lösung von Epinephrin (1 : 1000) einschränken kann, ist kein Grund, diesen Test anzuwenden, und daß die Reaktivität der Conjunctiva zehnmal stärker sein kann als die der Haut (SHERMAN und BARON), ist eine Kontraindikation.

c) Die Feststellung der Sensibilität der Mundschleimhaut (buccaler Test). Wird angewendet, wenn der Verdacht besteht, daß die Schleimhaut der Mundhöhle durch Mundwässer, Zahnpasten, durch das Material von Prothesen oder Zahnfüllungen sensibilisiert ist und andere Proben negative Resultate geben; auch Medikamente, welche per os eingenommen werden, können derartige isolierte Sensibilisierungen der Mundschleimhaut und der Zunge verursachen. Die Reaktionen, welche infolge der lokalen Applikation des Allergens eintreten, zeigen sich durchschnittlich nach 20 bis 30 Minuten und bestehen meist in Erythem und Ödem, seltener in der Bildung von Ulcerationen und Nekrosen und nur ausnahmsweise im Aufschießen von Bläschen. Näheres bei L. GOLDMAN und B. GOLDMAN (1944), P. BLANK (1943) und E. URBACH und GOTTLIEB (1946, S. 185).

d) Die bronchiale Probe. Sie wurde zuerst von A. PEIPERS (1931) empfohlen und seit 1935 von E. URBACH zum Nachweis verschiedener Inhalationsallergene (Pollen, Mehl, Staub, Tierhaare usw.) verwendet. Die Allergene müssen zu diesem Zweck in Lösung gebracht werden, wobei darauf zu achten ist, daß das Lösungsmittel keine reizenden Stoffe enthält; URBACH und GOTTLIEB benützten mit Glyzerin-Kochsalz-Lösung hergestellte Extrakte, die mit einem elektrisch betriebenen Mikroinhalator zerstäubt und in dieser fein verteilten Form von dem vor dem Apparat sitzenden Exploranden direkt eingeatmet wurden. Man soll mit einer tausendfachen Allergenverdünnung beginnen und wenn die Atmung bei einer Inhalationszeit von einer Stunde vollkommen frei bleibt, die Allergenkonzentration auf 1 : 100 und schließlich auf 1 : 10 erhöhen, wobei jedoch nur eine Konzentration pro Tag mit Rücksicht auf die Möglichkeit von Spätreaktionen erprobt werden darf. Die Reaktionen können von einer erschwerten Atmung angefangen bis zu einem ausgesprochenen Anfall hinsichtlich ihrer Intensität variieren; werden sie beunruhigend, so kann man vernebeltes Epinephrin inhalieren lassen, doch darf dem Patienten in den dem Test vorausgehenden Stunden Epinephrin weder injiziert noch in vernebelter Form zugeführt werden, da sonst die Reaktion unterdrückt würde.

Die bronchiale Probe kann zu einem schweren Asthmaanfall führen und sollte daher nur dann angewendet werden, wenn andere Teste negativ ausfallen und trotzdem der begründete Verdacht auf eine Inhalationsallergie besteht. F. A. STEVENS (1934) fand, daß von 410 Fällen mit negativen Hautreaktionen zehn auf den Inhalationstest mit Asthma reagierten und daß anderseits bei 39 Patienten mit hochpositiven Hautreaktionen nur siebenmal die bronchiale Probe asthmogen wirkte.

Im Bereiche der Pilzallergien soll es zur Regel werden, daß Hautproben negative Resultate liefern, während die bronchiale Probe Aufschluß über das reaktionsauslösende Allergen gibt. Nun kann nicht bezweifelt werden, daß im Luftplankton flottierende Schimmelpilze oder ihre Sporen allergische Zustände hervorrufen und so wie Pollen oder andere Staubteilchen pulmonale bzw. bronchiale Reaktionen auslösen [L. O. DUTTON (1945), G. J. BLUMSTEIN (1945) u. a.]. Die in Betracht kommenden Pilze gehören verschiedenen botanischen Gruppen (Alternaria, Aspergillus, Chaerotomium, Cephalosporium, Fusarium, Helminthosporium, Homodendron, Monilia, Mucor, Penicillium, Rhizopus, Ustilago, Torula, Blastomyces) an, und sind im allgemeinen nicht infektiös, sondern wirken wie die Pollen nur allergisierend. Die erste bronchiale Probe mit den Sporen von Chaerotomium und Penicillium führte C. H. BLACKLEY (1873) an sich selbst aus, aber die Reaktion war so schwer, daß er es aufgab, das hier aufscheinende Problem in Selbstversuchen weiter zu verfolgen. Die Epigonen BLACKLEYS einigten sich auf folgende diagnostische Kriterien: a) Der Pilz muß in der unmittelbaren Umgebung des Patienten (in seinem Heim oder in seiner Werkstätte) vorhanden sein; b) die Anfälle müssen aufhören, wenn der Patient aus seinem Milieu entfernt wird, oder wenn meteorologische Faktoren den Gehalt der Luft an Pilzproben herabsetzen; c) Provokation eines Anfalles durch nasale oder bronchiale Proben oder durch Injektion des Allergens; d) ausgesprochen positive Kutanreaktion auf die Pilzsporen und e) lokale passive Übertragung der Reaktivität mit Hilfe des PRAUSNITZ-KÜSTNERschen Versuches. Diese Forderungen sind relativ streng, offenbar weil man es a priori für unwahrscheinlich hält, daß Allergien durch so ubiquitäre Stoffe wie die Schimmelpilze und ihre Sporen verursacht werden können. Im Grunde genommen sind die Verhältnisse jedoch ähnlich wie bei den Pflanzenpollen, nur daß sich bei diesen die Auslösungsmöglichkeiten auf eine enger begrenzte Jahreszeit beschränken, während sie bei den Pilzallergien zwar ebenfalls jahreszeitliche Schwankungen erkennen lassen, die aber nicht so scharf markiert sind. Zählungen der wichtigeren Sporenarten können in der Weise vorgenommen werden, daß man entweder Objektträger mit klebriger

Oberfläche der Luft exponiert und die Art der Sporen mikroskopisch feststellt oder die Sporen auf Nährböden absetzen und auskeimen läßt [O. C. DURHAM (1933, 1941), S. M. FEINBERG und H. T. LITTLE (1936)].

Was die Herstellung von Pilzextrakten zu diagnostischen Zwecken anlangt, ist in erster Linie zu verlangen, daß sie keine Substanzen enthalten, welche an sich reizend auf die Haut oder die Bronchialschleimhaut einwirken. Solche Stoffe könnten aus dem Nährboden stammen, auf dem die Pilze gezüchtet wurden, da manche der im Handel vertriebenen Peptonsorten bis zu 0,003 g Histamindichlorid in 100 g Pepton enthalten können [M. T. HANKE und K. K. KOESSLER (1920)]; dagegen kann man sich durch Verwendung von sicher histaminfreiem Pepton schützen. Es ist aber auch möglich, daß reizende Stoffe von den Pilzen und ihren Sporen herrühren oder durch die angewendeten Extraktionsmethoden erzeugt werden. Aber W. A. SELLE (1944) stellte fest, daß in der Bouillon, in welcher Aspergillus niger oder Alternaria tenuis kultiviert worden waren, weder Histamin noch histaminähnliche Substanzen nachweisbar waren, ebensowenig in den Flüssigkeiten, in denen die Pilze gewaschen wurden, oder in den konzentrierten Extrakten.

Zweitens sollten Testpräparate die Allergene in möglichst konzentrierter Form enthalten und biologisch standardisiert sein. Dieses Ziel ist jedoch bisher nicht erreicht worden. H. E. PRINCE und M. B. MORROW (1944) konstatierten, daß ein erheblicher Teil des allergenen Vermögens bei der Herstellung verlorengeht, die Angaben über optimale Methoden differierten und 1949 teilten H. E. PRINCE und seine zahlreichen Mitarbeiter mit, sie hätten durch Fällung der wässerigen Extrakte von Alternaria mit dem neunfachen Volumen Azeton Produkte erhalten, welche hochwertiger waren als jedes der bisher von ihnen geprüften Präparate. Fünf Individuen, welche gegen Alternaria empfindlich waren, gaben durchwegs positive Hautreaktionen mit der tausendfachen Verdünnung des Präparates, während zwei Individuen mit Allergien anderer Ätiologie und vier normale Personen nicht reagierten. Das klingt natürlich anders als das pessimistische Referat des „Comitee of Allergists“ aus dem Jahre 1944, welches die Aufgabe hatte, sich über die bisher unbekannten Ursachen des Heufiebers und des Asthmas unter spezieller Berücksichtigung der im Luftplankton vorhandenen Pilzsporen zu äußern und zu dem Schluß kam, daß diese Agenzien nicht die Ursache des „X“-Heufiebers und Asthmas sein können. Aber die von H. E. PRINCE und seinen Mitarbeitern 1949 mitgeteilten Resultate beziehen sich nur auf eine Pilzart (Alternaria) und die Zahl der Exploranden war klein. Es bleibt daher abzuwarten, wie sich die Dinge weiter entwickeln werden und insbesondere, ob man einmal in der Lage sein wird, auf Grund des Ergebnisses der Hautreaktionen auf die nasalen und bronchialen Proben zu verzichten; nach allem, was man über die „Organwahl“ und „Ortswahl“

allergischer Reaktionen weiß, ist es äußerst unwahrscheinlich, daß man in der Reaktivität der Haut einen hinreichenden und zuverlässigen Indikator für jede Form einer an anderem Ort in Erscheinung tretenden Allergie finden wird. Zur Frage der Pilzallergien hat auch FRANK K. HANSEL (1949) das Wort genommen; er hat aber für die Hautproben ein Präparat verwendet, welches aus einer Mischung von Alternaria, Homodendrum, Helminthosporium, Rost- und Brandpilzen hergestellt worden war, so daß die Spezifität einer bestehenden Pilzallergie nicht zum Ausdruck kommen konnte; es ist jedoch gerade der Nachweis monospezifischer Pilzallergien, wie er durch H. E. PRINCE und seine Mitarbeiter erbracht wurde, aus dem wir die Überzeugung gewinnen können, daß Schimmelpilzallergien überhaupt existieren und heufieberartige Zustände oder bronchiales Asthma verursachen. Die Dinge liegen hier doch etwas anders wie bei den Pollenallergien, wo schon die bloße Beobachtung der epidemiologischen Verhältnisse auf die rechte Spur geführt hat („Catarrhus aestivus“).

Seit den grundlegenden Untersuchungen von R. A. KERN (1921) und R. A. COOKE (1922) wissen wir, daß auch der sogenannte „Hausstaub“ zu den wichtigen Inhalationsallergenen gehört. Doch wird hier die bronchiale Testung nur in der Form von Ausschaltungen und Wiedereinschaltungen des allergengeschwängerten Milieus verwendet, während man sich sonst mit Hautproben begnügt (s. daselbst).

e) Die intestinale Probe oder die Zufuhr des verdächtigten Stoffes ist am Platze, wenn die Anfälle nach der Nahrungsaufnahme oder nach dem Verschlucken von Arzneien auftreten. Es wurde schon an anderer Stelle ausgeführt, daß maßgebende Fachleute das Ergebnis von Hautproben, im Gegensatz zu früheren Ansichten, geradezu als wertlos bezeichnen. Hält man sich an diese jetzt herrschende Meinung, so muß man logischerweise trachten, durch eine eingehende Anamnese und längere, eventuell vom Patienten unterstützte Beobachtung die in Betracht kommenden Möglichkeiten, die in jedem Falle a priori außerordentlich zahlreich sein können, so weit als möglich einzuengen. Ist man so weit, so genügt die Ausschaltung des verdächtigten Stoffes und, wenn man eine Gegenprobe verlangt, die Wiedereinschaltung, um Gewißheit zu erlangen. Kann man nicht so direkt auf das Ziel lossteuern, so stehen andere Methoden zu Gebote, die jedoch mehr Zeit erfordern und für den Patienten auch unangenehmer sind.

Die eine wird euphemistisch als Probediät („trial diet“) bezeichnet, besteht aber darin, daß man dem Patienten zunächst nur so viele sicher allergenfreie Kalorien zuführt, um ihn vor dem Verhungern zu schützen, und nun Tag für Tag eines der Nahrungsmittel zusetzt, welche in der gewohnten Ernährung des Patienten vertreten waren, wobei schließlich, wenn nicht schon früher eine Reaktion (Asthma, Migräne, Urticaria,

Ekzem) eintritt, auch Kohlehydrate, Fette, Salze, Gewürze, flüchtige Öle (z. B. in parfümiertem Zuckerwerk, in Kaugummi, in Zitronen) berücksichtigt werden müssen. Ob man mit der Darreichung von 300 bis 400 g in Wasser gelöstem Zucker, mit einem Gemisch reiner Aminosäuren oder gar nur mit bloßem Reiswasser beginnt und dann Tag für Tag ein neues Nahrungsmittel zusetzt, mit jenen beginnend, welche erfahrungsgemäß nur selten als Allergene wirken (gekochter Reis, Kartoffeln ohne Zusatz usw.), ist von den Autoren, welche sich für dieses Verfahren eingesetzt haben [O. H. Brown (1922), A. F. R. Andresen (1925), W. S. van Leeuwen (1925), W. H. Olmsted, C. G. Harford und S. F. Hampton (1944)], verschieden beantwortet worden. Auf jeden Fall bedeutet diese sogenannte Probediät eine Zumutung an den Patienten, so daß es kein Wunder ist, wenn sie manchmal abgelehnt wird, und, offen gestanden, auch ein Armutszeugnis für den Arzt, der den langweiligsten Weg einschlägt, um sich Beobachtung und Nachdenken zu ersparen. Und schließlich kann dieses scheinbar so methodische Procedere fehlschlagen, wenn es sich um ein täglich eingenommenes Nahrungsmittel handelt und der Explorand gerade in der Phase der „maskierten Allergie" steht (s. S. 100).

Besser sind die von A. H. Rowe (1937, 1944) vorgeschlagenen allergenfreien Speisezettel („elimination diets"), schon aus dem Grunde, weil man den Patienten nicht einfach hungern läßt, sondern ihm ein Regime vorschreibt, welches hinreichende Mengen Eiweiß, Kohlehydrate, anorganische Verbindungen, Vitamine und die erforderliche Zahl Kalorien enthält. Da aber jede derartige Diät zwei Wochen eingehalten werden muß, ergeben sich für Personen, welche sich in Restaurants oder Privatpensionen verköstigen, unüberwindbare Schwierigkeiten. Im übrigen sei auf den bereits an anderer Stelle zitierten Artikel von H. J. Rinkel, Th. G. Randolph und M. Zeller (1950) verwiesen, der zwar auf amerikanische Verhältnisse zugeschnitten ist, die bekanntlich puncto Ernährung recht eigenartig sind, aber mutatis mutandis an die Lebensweise der Bevölkerungen europäischer Länder angepaßt werden kann. Daß durch das Verfahren der „elimination diet" das schädliche Nahrungs- oder Genußmittel in vielen Fällen ermittelt wurde, ist durch zahlreiche Berichte bezeugt. Es können aber auch zwei oder mehr als zwei Stoffe sein, auf welche der Explorand zu einer gegebenen Zeit mit gastrointestinalen Symptomen reagiert und dann ist die Analyse einer solchen polyspezifischen Nahrungsmittelallergie natürlich komplizierter. Ferner können sich im Laufe des Lebens eines hochgradig disponierten Individuums neue Nahrungsmittelallergien einstellen und dann müßte der schwerfällige Apparat der „elimination diet" stets aufs neue in Funktion treten. Glücklicherweise weiß ein solcher „Allergiker von Beruf", woran er ist, wenn er plötzlich ein Nahrungsmittel, z. B. Kalbsniere oder Kalbsleber, nicht mehr genießen kann, ohne daß sich in dem ihm bereits bekannten Zeitabstand die ihm gleichfalls schon vertrauten abdominalen Beschwerden einstellen. Solche passive Experten geraten nur selten in Zweifel, was sie zu meiden haben und was für sie harmlos ist.

2. Hautproben.

Sie können in epikutane (epidermale) oder Kontaktproben und in kutane oder traumatische Proben eingeteilt werden. Eine scharfe Grenze zwischen diesen beiden Verfahren besteht nicht, indem man bei der von E. Moro und F. Hamburger empfohlenen Salbenprobe zur Feststellung der Empfindlichkeit gegen Tuberkulin die das Tuberkulin enthaltende Salbe in eine vorher mit Äther entfettete Hautstelle über dem Manubrium sterni einreibt, ein expeditives und schmerzloses Verfahren, das namentlich bei Massentestungen von Schulkindern angewendet wird.

a) Ganz frei von mechanischer Beeinflussung sind die Proben, durch welche die abnorme Empfindlichkeit der Haut gegen Sonnenlicht festgestellt und gleichzeitig daraufhin geprüft werden soll, welche Anteile des Sonnenspektrums an der schädigenden Einwirkung auf die Haut vorzugsweise beteiligt sind. E. Urbach und Ph. M. Gottlieb (1946, S. 179) empfehlen für diesen Zweck einen Satz von neun gefärbten, 0,5 mm dicken Gläsern, welche so beschaffen sind, daß sie das gesamte Licht, mit Ausnahme der Strahlen von 3750, 4250, 4750, 5000, 5700, 6000, 6300 und 6750 Angströms Wellenlänge, absorbieren, während das neunte Glas für den ganzen sichtbaren Teil des Spektrums und für alle ultravioletten Strahlen durchlässig ist. Die Gläser werden in einem Halter aus Pappendeckel befestigt und die umgebende Haut durch schwarzes Papier geschützt. Als Kontrolle dient eine Person mit normaler Lichtempfindlichkeit, bei welcher nur die von den zwei ersten Gläsern bedeckten Stellen eine schwache Rötung zeigen dürfen; der lichtempfindliche Patient reagiert dagegen entweder an diesen beiden Stellen mit einer starken lokalen Entzündung oder es treten auch an Stellen, die von andern Gläsern bedeckt waren, Reaktionen auf, welche anzeigen, daß er auch gegen blaues, grünes, gelbes, orangefarbenes und rotes Licht des sichtbaren Spektrums empfindlich ist. Da die Probe nur an einem klaren Sommertage vorgenommen werden kann und der Patient ebenso wie die Kontrollperson im Freien mindestens zwei Stunden ruhig sitzen müssen, sieht man ein, daß die Anwendbarkeit des Verfahrens sehr beschränkt ist. Dazu kommt, daß die Lichtempfindlichkeit bei einer einmaligen Prüfung oft nicht in Erscheinung tritt, sondern erst nach mehrmaliger Wiederholung oder nur unter besonderen Umständen (Schwitzen, Alkoholgenuß). Die Prüfungen auf Allergien gegen andere physikalische Agenzien (Kälte, Druck, Dermographismus) erfordern keine besondere Besprechung.

b) Am nächsten steht der eben beschriebenen Prüfung der Lichtallergie hinsichtlich der Ausschaltung traumatischer Eingriffe die 1894 von J. JADASSOHN angegebene und später in großem Umfange von BRUNO BLOCH angewendete Läppchenmethode (Ekzemprobe, patch test). Es ist durchaus klar, daß man zunächst trachten muß, durch eine sorgfältige Anamnese, etwa an der Hand der an anderer Stelle erwähnten vorgedruckten Fragebogen (s. S. 118f.), soweit als irgend möglich den Verdacht auf ein bestimmtes Allergen einzuengen, statt das Pferd beim Schwanz aufzuzäumen und das diagnostische Procedere mit Hautproben einzuleiten. Aber es muß doch notwendig sein, solche Selbstverständlichkeiten immer wieder in Erinnerung zu bringen, sonst wären ja alle die Warnungen früherer und neuerer Autoren [H. STAUFFER (1930), URBACH und GOTTLIEB (1946, S. 156f.)] höchst überflüssig gewesen. Vielleicht ist übrigens BRUNO BLOCH an der steuerlosen Anwendung der Läppchenprobe schuld gewesen, da er empfahl, die „*allgemeine* Überempfindlichkeit" der Haut durch Auflegen von 50% Terpentinöl, 1% alkoholischer Chininlösung, 3,5% Formalinlösung, Arnikatinktur, 1% wässeriger Sublimatlösung, Jodoform, Primelblättern oder Heftpflaster festzustellen.

Die Technik der Läppchenprobe ist, je nach der Beschaffenheit der zu prüfenden Substanz, verschieden. Mit wässerigen oder alkoholischen Lösungen können Stückchen von Leinen oder Fließpapier von 0,5 cm Durchmesser getränkt und durch ein etwas größeres Stück Heftpflaster auf der Haut fixiert werden. Trockene Pulver werden direkt auf die Haut an einer kleinen Stelle aufgetragen, sodann mit Wachspapier oder Zellophan bedeckt und schließlich mit einem etwas größeren Heftpflaster fixiert. Sollen Stoffe geprüft werden, so müssen sie vor der Applikation befeuchtet werden. Mit Nagelpolituren, Lippenstiften und anderen Kosmetika kann man eine kleine Hautstelle direkt bepinseln. Gewöhnlich läßt man die zu prüfende Substanz 24 Stunden einwirken, Kosmetika 48 Stunden und Gewebe 2 bis 5 Tage; dagegen darf man bei Pflanzenblättern und Oleoresinen nicht mehr als eine Stunde zuwarten, da die Reaktionen sonst zu stark werden könnten. Zu berücksichtigen ist, daß manche Patienten schon gegen das zur Fixierung der Probe angewendete Heftpflaster empfindlich sind und daß man dann Zellophan und nichtreizende Kollodiumsorten anwenden muß [M. GROLNICK (1936), J. G. DOWNING (1941)]. Auch sonst wurde die simple Läppchenmethode mannigfach modifiziert, z. B. in Form der Fensterläppchenmethode von B. T. GUILD (1939), welche nicht nur die Beobachtung des Reaktionsablaufs gestattet, sondern auch eine Korrektur des p_H, der durch die Hautsekretion beeinflußt werden kann, ermöglicht.

Die durch die Läppchenprobe hervorgerufenen Reaktionen sind meist erst nach 24 bis 48 Stunden voll entwickelt, sind also „Spätreaktionen"

(„delayed reactions“). Dem Grade nach unterscheidet man vier Abstufungen, welche durch die Zahl der Pluszeichen markiert bzw. registriert werden, nämlich eine einfache Rötung (+), 2. Rötung, Schwellung und Auftreten von Knötchen (++), 3. intensive Rötung und Schwellung, zahlreiche Knötchen und Bläschen (+++) und 4. große, konfluierende Blasen (++++). Da manche Stoffe toxisch bzw. reizend auf die normale Haut wirken, wenn sie in zu starker Konzentration appliziert werden, sind die empirisch gefundenen Daten in besonderen Konzentrationstabellen zusammengestellt worden, so von K. Schreiner im Lehrbuch von W. Berger und Hansen (S. 632f.) und von E. Urbach und Ph. M. Gottlieb (1946, S. 890ff.); die an zweiter Stelle zitierte Tabelle erstreckt sich auf mehr als 800 Substanzen. Meist wird die Läppchenprobe an der Beuge- oder Streckseite des Vorderarmes vorgenommen, von manchen Spezialisten auch am Oberarm, am Rücken, am Schenkel oder am Brustkorb [J. G. Downing (1943)]. Befindet sich der Patient gerade im akuten Stadium einer Dermatitis, so darf die Probe nicht angewendet werden. Wenn die Reaktion erst nach mehreren Tagen auftritt, ist sie nach Urbach und Gottlieb nicht als „Reaktion“ aufzufassen, sondern als ein Zeichen, daß der Patient durch die Probe sensibilisiert wurde, was nach der Aussage der zitierten Autoren nicht allzu selten („not extremely unusual“) vorkommen soll und, wenn dies richtig ist, davon abhalten sollte, diese wie natürlich auch andere Hautproben anzustellen, wenn dies nicht im Interesse des Patienten unbedingt notwendig ist. Daß man sich an dieses Prinzip früher nicht gehalten hat, ist allgemein bekannt, und daß man es auch jetzt noch nicht im richtigen Ausmaß befolgt, unterliegt ebenfalls keinem Zweifel; würden sonst Urbach und Gottlieb an einer anderen Stelle (S. 197) schreiben, daß man gleichzeitig nicht mehr als zehn Läppchenproben wegen der „Möglichkeit einer Kumulierung“ vornehmen und überdies den Patienten anweisen soll, das Läppchen sofort zu entfernen, wenn er Schmerzen oder Jucken am Orte der Applikation spürt. Und was kann dem Arzt der positive oder negative Ausfall der Läppchenprobe überhaupt sagen?

Wieder muß man hier das Wort anerkannten Spezialisten überlassen, da außer ihrer Erfahrung noch in Betracht kommt, daß sie nicht geneigt sein dürften, über eine von den ersten Autoritäten (J. Jadassohn, Bruno Bloch) empfohlene und von ihnen selbst und ihren Fachkollegen in großem Umfang angewendete Methode ganz absprechend zu urteilen. Und da liest man bei Urbach und Gottlieb (l. c. S. 176), es müsse zunächst betont werden, „daß die Läppchenprobe — wie die anderen Arten der Hautproben —, obwohl *spezifisch*, doch nicht notwendigerweise *diagnostisch* sind“. Es könne mit anderen Worten eine positive Reaktion nicht als absoluter Beweis betrachtet werden, daß die verwendete Substanz das ätiologische Agens ist, welches die Beschwerden des Patienten verursacht, noch gestatte ein negatives Resultat, diese Möglichkeit definitiv auszuschließen. Eigentlich ist das gar nicht befremdend, da viele Allergien, welche sich als Dermatosen manifestieren, nicht dadurch zustande kommen, daß die Sensibilisierung von außen nach innen, sondern von innen nach außen stattfindet. Man kann daher nicht erwarten, daß der Typus einer Kontaktprobe, wie es die Läppchenprobe ist, das kausale Agens anzeigen muß. Das ist ja auch der Grund, warum die Hautproben bei den Nahrungsmittelallergien jede diagnostische Bedeutung eingebüßt haben.

Mehr Sinn hat es, wenn man die Einstellung von Arbeitern in Berufe davon abhängig machen wollte, ob sie auf die Läppchenprobe mit den Substanzen, mit welchen sie manipulieren müßten, negativ reagieren. Man ist aber davon abgekommen, weil es sich herausstellte, daß die Allergie erst auftritt, wenn die Arbeiter in der neuen Stellung einige Zeit tätig waren und weil manche Personen durch die an ihnen vorgenommenen Proben sensibilisiert wurden [J. G. DOWNING (1943)]. Dagegen schien es aussichtsvoll, die sensibilisierende Kraft gewisser Industrieartikel (Stoffe, Kosmetika, Pelze, Leder, Schuhe, Gummi) durch fortgesetzte Läppchenproben (10 bis 28 Tage) festzustellen. Manche Individuen reagierten schon auf die ersten Proben, sei es, daß sie bereits sensibilisiert waren, oder daß es sich um reizende Stoffe handelte; durch die fortgesetzten Proben wurden dann jene Personen ermittelt, welche durch die Testung sensibilisiert worden waren [M. B. SULZBERGER und R. L. BAER (1945), L. SCHWARTZ und S. M. PECK (1944)].

Die kutanen oder traumatischen Hautproben werden in zweifacher Form angewendet, nämlich a) als Skarifikationsprobe („scratch test") oder b) als intrakutane Injektion.

c) Die Skarifikationsprobe wurde zuerst von C. H. BLACKLEY (1873) zur Diagnose des Heufiebers verwendet, geriet aber dann in Vergessenheit, bis sie von J. CH. WALKER (1917a) wieder hervorgeholt und für die ätiologische Diagnose anderer Allergieformen empfohlen wurde.

Man reinigt zunächst eine Hautstelle mit sterilem Wasser oder physiologischer Kochsalzlösung entweder auf der Beugeseite des Vorderarmes oder auf dem Rücken und wartet, bis die Haut wieder vollkommen trocken ist. Die Reinigung mit Alkohol und Äther, welche das Trockenwerden natürlich sehr beschleunigt, wird neuerdings nicht mehr empfohlen, weil sie möglicherweise die Reaktion beeinflussen könnte. Auf dem so vorbereiteten Feld legt man mit einem kleinen Kataraktmesser oder mit einer Impflanzette (eventuell auch mit einer gewöhnlichen, in einem Halter befestigten Nähnadel) eine Zahl von 0,5 cm langen Kratzwunden (nicht Schnitten!) an; das Instrument soll gerade nur die Epidermis durchdringen, so daß die Wunden nicht bluten. Sodann bedeckt man jeden Kratzer mit einem Tropfen n/10 oder n/20 Natronlauge und verteilt in demselben die Testsubstanz mit Hilfe eines Zahnstochers, den man dann einfach fortwirft. Flüssige Allergene oder Allergenextrakte werden als solche direkt auf die skarifizierte Haut aufgetragen und eingerieben. Legt man mehrere Kratzproben mit verschiedenen Allergenen an, so müssen die Kratzer 2,5 cm mindestens voneinander abstehen. In einer Sitzung kann man 10 bis 20 Substanzen prüfen, muß aber dann Sorge tragen, daß die Proben planmäßig angeordnet sind, um jeder Verwechselung vorzubeugen; man kann auch die verwendete Substanz auf der Haut mit einer zweiprozentigen alkoholischen Eosinlösung oder mit Hautstiften verzeichnen. Bei jeder Testung muß mindestens eine Kontrolle angelegt werden, welche darin besteht, daß man eine Hautstelle des Prüflings genau so behandelt wie die eigentlichen Proben, aber mit dem Unterschiede, daß man kein Allergen einwirken läßt; diese Kontrolle soll also über den Effekt des Traumas (skarifizieren, einreiben) und der Natronlauge belehren.

In der ersten Auflage seines Werkes über die Klinik und Therapie der allergischen Krankheiten wurde von E. Urbach (1935, S. 224) verlangt, daß man nach einer halben Stunde die aufgebrachten Substanzen wegwaschen und das Resultat der Proben feststellen soll; längeres Liegenlassen des auslösenden Stoffes sei unnötig, für den Prüfling unbequem und bei hochgradiger Empfindlichkeit auch nicht ungefährlich, da infolge der Resorption zu großer Allergenmengen auch schwere Allgemeinerscheinungen (Asthma, Schock) eintreten können, wie Erfahrungen von Roch und Schiff, Kolmer, Pasteur-Vallery-Radot und Haguenau bewiesen hätten. In die mit Gottlieb 1946 herausgegebene „Allergy“ wurde diese Vorschrift nicht mehr aufgenommen, ob absichtlich oder zufällig, entzieht sich der Kenntnis des Verfassers. Jedenfalls müßte man beim Wegwaschen oder Wegwischen der Testsubstanzen vorsichtig zu Werke gehen, um eine Verschleppung der Allergene vom Orte der beabsichtigten Probe auf andere Teststellen und damit falsche Diagnosen zu vermeiden.

Daß die Skarifikationsprobe nicht ungefährlich ist, beweisen auch neuere Erfahrungen von A. A. Brown, E. A. Socola, J. Fries und G. W. Owen sowie von W. Walzer (1942), die auch lehren, daß Allgemeinerscheinungen mit sehr verschiedenen Allergenen (Pollen, Schokolade, Paranüsse, Buchweizen, Medikamente) im Gefolge von Skarifikationsproben auftreten können; auch einige wenige Todesfälle wurden nach W. T. Vaughan bekanntgegeben und daß manche nicht veröffentlicht wurden, ist nicht unwahrscheinlich. Immerhin kennt man zwei Spezialfälle, in welchen größte Vorsicht bei kutanen Proben geboten ist, und das sind die Allergien gegen Hühnereiereiweiß (s. S.33) und die Allergie der „Pferdeasthmatiker“ gegen Pferdeserum. In solchen Fällen muß man, wenn eine Testung überhaupt notwendig ist, mit sehr hohen Verdünnungen des Allergens beginnen und nur, wenn die Reaktionen negativ sind, zu höheren Konzentrationen aufsteigen.

Die Reaktion verläuft, wenn es sich um Substanzen handelt, welche typische allergische Attacken auslösen, als „Immediatreaktion". Sie setzt schon nach 5 bis 15 Minuten ein, ist nach 30 Minuten maximal ausgeprägt und blaßt dann rasch wieder ab; ein zwei- oder mehrstündiges Persistieren ist relativ selten. Nach WALKER hat man vier Grade des positiven Resultates zu unterscheiden: 1. Einen die Skarifikation umgebenden, urticariaartigen Wall, der im Falle einer besonders intensiven Reaktion Ausläufer in die Umgebung („Pseudopodien") entsendet und von einem roten Hof umgeben ist; 2. eine urticarielle (quaddelartige) Schwellung von geringerem Durchmesser mit breiterem (1 bis 2 cm breiten) roten erythematösen Hof; 3. eine ausgedehntere Rötung, in deren Zentrum die quaddelartige Erhebung fehlt oder nur minimal entwickelt ist, und 4. kleine Rötungen, die nur 0,5 cm oder weniger im Durchmesser halten und als „zweifelhaft" zu bewerten sind.

Die Skarifikationsmethode wird hinsichtlich ihrer Verläßlichkeit und praktischen Brauchbarkeit verschieden beurteilt. K. HANSEN wirft ihr vor, daß sie keine exakte Dosierung des Allergens gestattet und, wenn zahlreiche Allergene geprüft werden sollen, unbequem ist. Dermographismus kann die Skarifikationsprobe unmöglich machen, da in diesem Falle Pseudoreaktionen an allen skarifizierten Stellen einschließlich der Kontrolle auftreten; S. M. FEINBERG und S. FRIEDLÄNDER (1945) empfehlen, bei solchen Patienten die Wirkung von freiwerdendem Histamin (s. S. 52) auszuschalten, indem man 5 Stunden, 3 Stunden und 1 Stunde vor der Testung je 50 mg Benadryl verabreicht, ein Verfahren, das auf den Untersuchungen von B. ROSE (1941) beruhte. Es wurden ferner mehrere Modifikationen der Skarifikationsprobe angegeben, die hauptsächlich den Zweck hatten, das Trauma einerseits abzuschwächen und anderseits die richtige Tiefe der Hautverletzungen zu verbürgen [J. LEVINTON (1944), H. VOLLMER, H. W. HYSLOP und H. V. LOMANT (1942)]. A. V. STOESSER (1944) schlug vor, einen Tropfen des flüssigen Allergens auf eine Hautstelle zu bringen und die Haut an dieser Stelle, also durch den Tropfen hindurch, mit einem PIRQUETschen Hautbohrer ein- bis dreimal punktförmig zu verletzen, wobei das Allergen direkt in die tieferen Hautschichten befördert wird; diese Technik ist weniger schmerzhaft wie die Skarifikation und die Patienten müssen, im Gegensatz zu dieser, auch nicht ruhig bleiben, um die Verschiebung der Tropfen zu vermeiden, so daß sich diese Art der Hautverletzung bzw. der perkutanen Einimpfung des Allergens besonders für Kinder eignet.

d) Eine vollständige Ausschaltung des Traumas ermöglicht die elektrophoretische Einführung der Allergene in das Gewebe der Haut [H. A. ABRAMSON (1939), L. O. DUTTON (1940)]. Man benötigt hiezu eine mit 0,5 Milliampere positiv geladene Elektrode, welche man 2 bis 3 Minuten lang einwirken läßt. Nach dem Zeugnis der zitierten Autoren sind die positiven Reaktionen weniger zahlreich als die mit der Skarifikationsmethode erzielten, aber in höherem Grade spezifisch. Es können zirka zehn, aber auch weit mehr verschiedene Allergene in einer Sitzung erprobt werden. L. O. DUTTON (1940) betonte, daß die Anwendbarkeit der Methode von der Beschaffenheit der Allergenextrakte abhängt, die man zur Testung verwendet. Die Wasserstoffionenkonzentration (p_H), die Gegenwart von Elektrolyten und die Konzentration der in Lösung befindlichen Allergene nehmen Einfluß auf die elektrophoretische Beweglichkeit, von welcher es abhängt, ob genügende Allergenmengen in das Gewebe der Haut geschafft werden. DUTTON gab wässerigen Extrakten den Vorzug, aber CH. O. MORSE (1950) erzielte auch mit Glyzerinextrakten aus Pflanzenpollen befriedigende Resultate. In dem Artikel von MORSE findet man auch eine genauere Beschreibung nebst Abbildungen der Apparatur und eine Anweisung für die Durchführung von Massentestungen in einer Sitzung.

e) Die intrakutane Probe wurde 1908 von MENDEL und C. MANTOUX und E. ROUX für die Prüfung der Tuberkulinempfindlichkeit angegeben und 1912 von dem Pädiater O. SCHLOSS für Allergietestungen verwendet. Sie wird am Rücken, an der Außenseite des Oberarmes oder noch besser an der Beugeseite des Vorderarmes so ausgeführt, daß man mit einer guten 1 cm^3 fassenden Spritze (Tuberkulinspritze), die mit einer feinen, scharfen, 1,0 cm langen Kanüle armiert und in Hundertstelkubikzentimeter eingeteilt ist, 0,02 bis 0,05 cm^3 einer Lösung des betreffenden Stoffes intrakutan (nicht subkutan!) injiziert. Wird die Einspritzung richtig gemacht, so muß sich während derselben eine kleine, weißliche Quaddel bilden; ist dies nicht der Fall, so befindet sich die Spritze der Kanüle in einer zu tiefen Hautschicht. Zur Kontrollinjektion verwendet man die Flüssigkeit, in welcher das Allergen gelöst wurde (0,9 % Kochsalzlösung, Kochsalzlösung mit Zusatz von 0,2- bis 0,3prozentiger Trikresol-Soda-Lösung oder dergleichen); die Kontrolle soll negativ ausfallen, kann aber bei starker mechanischer Reizbarkeit der Haut auch positiv scheinen, und die Allergenreaktionen müssen dann die Kontrollreaktion an Intensität deutlich übertreffen, um in spezifisch-diagnostischem Sinne verwertet werden zu dürfen. Der Hautbezirk, in welchem die Intrakutaninjektionen ausgeführt werden sollen, muß vorher mit Watte, die man mit 70% Alkohol befeuchtet hat, gereinigt werden. Daß man die Spritzen nicht nur sterilisieren, sondern auch von Allergenresten, die von einer früheren Benützung in der Spritze zurückgeblieben sein könnten, befreien muß, wurde bereits an anderer Stelle auseinandergesetzt (s. S. 32 f.).

Die positiven Reaktionen, welche nach einer intradermalen Injektion von Allergenen auftreten können, sind entweder Immediat- oder Spätreaktionen. Die Immediatreaktionen entwickeln sich innerhalb von 20 Minuten; morphologisch stellen sie sich als eine lokale Urticaria dar, d. h. als Quaddeln, die bei extremer Empfindlichkeit des Patienten pseudopodienartige Fortsätze zeigen können und von einem erythematösen Hof umgeben sind. Es ist also die von TH. LEWIS 1927 beschriebene Trias, die „triple response", die man zu Gesicht bekommt, und die aus drei integrierenden Symptomen (der Rötung, der Quaddel und dem roten Hof) zusammengesetzt ist. Die Spätreaktionen treten dagegen erst nach 12 bis 18 Stunden in Erscheinung, erreichen ihr Maximum nach 24 Stunden und persistieren, im Gegensatz zu den Immediatreaktionen, welche rasch zurückgehen, zwei bis drei Tage. Die Ursache, warum sich die Allergie bei intrakutaner Testung bald als Immediatreaktion, bald wieder als Spätreaktion manifestieren kann, ist bisher nicht befriedigend aufgeklärt worden. Auf alle Hypothesen, welche diesen Konflikt überbrücken oder als feststehende Tatsache ohne Möglichkeit eines Verständnisses hinnehmen wollten, einzugehen, hat keinen Zweck. Nach der Ansicht des Verfassers sind jene Theorien vorzuziehen, welche keine grundsätzliche Trennung der Allergieformen auf Grund des differenten Bildes der Intrakutanreaktionen vornehmen, sondern die Tatsache gelten lassen wollen, daß es sich in beiden Fällen um erworbene Zustände spezifischer Reaktivität handelt. Daß sich dieser Standpunkt rechtfertigen läßt, geht zunächst aus den Arbeiten von S. RAFFEL (1946, 1948) sowie von S. RAFFEL und J. E. FORNEY (1948) hervor, denen zufolge sowohl den allgemeinen wie auch den lokalen, durch Tuberkulin auslösbaren Reaktionen - eine Anaphylaxie gegen Tuberkuloprotein zugrunde liegt; der besondere Typus der Tuberkulinreaktionen beruht nach RAFFEL auf der Mitwirkung einer im Wachs der Tuberkelbazillen vorhandenen Substanz und mit Hilfe dieser Substanz gelang es, den durch Eiweißantigene auslösbaren Immediatreaktionen den Tuberkulintypus aufzuprägen. Sodann hat L. DIENES (1928, 1931) Meerschweinchen täglich intrakutan mit typischen Eiweißantigenen (artfremdem Serum oder Ovalbumin) injiziert. Nach dem dritten oder vierten Tag der Behandlung traten in der Injektionsstelle deutliche Rötungen auf, und zwar 24 Stunden nach der letzten Antigeninjektion, also als Spätreaktionen. Nach 8 bis 10 Tagen nahmen jedoch die lokalen Erscheinungen den Typus der urticariellen Immediatreaktionen an und im Serum der Tiere ließen sich spezifische Antikörper nachweisen. Die Ergebnisse dieser Tierexperimente konnten von F. A. SIMON und F. M. RACKEMANN (1934), T. D. JONES und J. R. MOTE (1924) sowie von O. TEZNER (1935, 1935a) an Menschen, die mit Meerschweinchenserum intrakutan injiziert wurden, reproduziert werden, und auch hier war das Einsetzen des Immediattypus vom Erscheinen passiv übertragbarer Antikörper im zirkulierenden Blut begleitet. Schließlich sei noch auf die Versuche von K. LANDSTEINER und

M. W. CHASE (1942) verwiesen, welche die durch das Blutserum nicht übertragbare experimentelle Kontaktdermatitis gegen Picrylchlorid von sensibilisierten Meerschweinchen auf normale passiv zu verpflanzen vermochten, wenn sie Zellen von Peritonealexsudaten als Vehikel verwendeten [vgl. hiezu R. DOERR (1948, S. 20f.)].

Die Skarifikationsprobe ist weniger empfindlich als die Intrakutanprobe, welche sehr oft noch deutliche und spezifische Ausschläge gibt, wo das erstgenannte Verfahren versagt [BLACKFAN, BROWN, RACKEMANN, ESKUCHEN]. Die Intrakutanprobe gestattet ferner zweifellos eine genauere Dosierung der Allergene und eignet sich daher besser für exakte quantitative Auswertungen. Dagegen ist die Gefahr größer, daß Allergen in die Zirkulation gelangt, sei es durch Resorption oder durch zufällige Injektion in ein kleines Gefäß, und daß auf diese Weise allergische Symptome oder schockartige Anfälle ausgelöst werden, die sehr bedrohlich verlaufen können. Besteht daher der Verdacht auf eine besonders hochgradige Allergie, so soll man zunächst die Skarifikationsmethode, eventuell mit stark verdünnter Allergenlösung, anwenden und, falls diese stark positiv ausfällt, auf den Intrakutantest ganz verzichten. Es ist übrigens zu betonen, daß beim Intrakutantest nicht nur die Verdünnung des Allergens, sondern auch das Volum der injizierten Flüssigkeit in Betracht kommt. Ferner soll man nicht gleichzeitig mit allen Allergenen einer Gruppe, z. B. mit allen für die Gegend in Betracht kommenden Pollenarten, Proben ausführen, da eine Summation der Wirkungen zu gewärtigen ist. Es ist dringend zu raten, für unerwartete Schockreaktionen Epinephrin, bereits in einer Spritze aufgezogen, injektionsbereit zur Hand zu haben, ferner, wenn kardiales Asthma oder Vasomotorenkollaps im Vordergrund stehen, Strophantin, Vorsichtsmaßregeln, welche schon R. A. COOKE 1922 als notwendig bezeichnet hat.

Was die Spezifität der Intrakutanreaktionen anlangt, verhält es sich nicht anders als bei den übrigen Hautproben, d. h. es gibt auch hier falsche negative und falsche positive Reaktionen. Der Ausdruck „falsche negative Reaktionen" soll bedeuten, daß eine Reaktion ausbleibt, wo man sie erwartet hat. Das kann darauf beruhen, daß man einfach nicht mit dem richtigen Allergen geprüft hat oder daß es sich um Allergene handelt, die erst im Organismus entstehen (endogene Allergie), oder um eine maskierte Allergie, um Erschöpfung der Reagine nach einem allergischen Anfall, um eine Lokalisation der Allergie in einem anderen Organ als der Haut, um Inanition, Kachexie oder hohes Alter, um bestehende Exantheme (Masern, Scharlach, Syphilis), um die Zeit, in welcher eine Desensibilisierung stattgefunden hat, usw. Wichtiger sind die falschen positiven Resultate. In manchen Fällen werden sie durch Dermographismus vorgetäuscht oder sind dadurch bedingt, daß die Allergenextrakte reizende Substanzen (Phenol, Merthiolat, Glyzerin, Chinin) enthalten, oder daß die Spritzen durch Allergenreste, welche von früheren Proben stammen, verunreinigt sind. Es gibt aber auch sozusagen „echte falsche positive Reaktionen", d. h. Fälle, in welchen eine Intrakutaninjektion die typische, von TH. LEWIS beschriebene, dreifache Reaktion hervorruft (lokale Vasodilation, lokales Ödem bzw. Bildung einer Quaddel und Entstehung eines roten Hofes) und das verwendete Allergen trotzdem nicht als Ursache der beim Patienten beobachteten Beschwerden verantwortlich gemacht werden kann. P. KALLOS und L. KALLOS-DEFFNER (1949) sind von der Annahme ausgegangen, daß jede dreifache Reaktion nur auf der Wirkung von liberiertem Histamin beruhen kann und, da sie sich nicht überzeugen konnten, daß die Probanden, welche das Phänomen der falschen positiven Reaktion darboten, gegen Histamin (in Substanz) empfindlicher waren als andere Individuen, verfielen sie auf die ganz willkürliche Vorstellung, daß die Zellen der Probanden mehr Histamin abstoßen als die Zellen anderer Personen. Es wurden nun 17 allergische Versuchspersonen mit Antistin 3 Tage hindurch behandelt und dann die intrakutane Testung mit 5 Allergenen vorgenommen, von denen 3 als spezifische Allergene nicht in Betracht kamen, während sich die restlichen 2 im PRAUSNITZ-KÜSTNERschen Übertragungsversuch ätiologisch legitimiert hatten. In 11 von den 17 Fällen soll es gelungen sein, auf diese Weise „die unspezifischen Reaktionen so weit zu unterdrücken, daß die Beurteilung der auch nach der Antistinbehandlung deutlich hervortretenden allergischen Reaktionen keine Schwierigkeiten bot". In den 6 restlichen Fällen führte eine neue Antistinbehandlung mit geänderter Dosierung „zu dem gewünschten Effekt". Ob diese Angaben richtig sind, muß eine Erprobung an einem größeren Material ergeben, wobei man auch andere Antihistaminica als Antistin heranzuziehen hätte, schon aus dem Grunde, weil die Fähigkeit dieser Präparate, Vergiftungen mit mehrfach tödlichen Histamindosen zu paralysieren, innerhalb weiterer Grenzen schwankt [S. FRIEDLÄNDER, S. M. FEINBERG und A. R. FEINBERG (1946), J. M. ROSE, A. R. FEINBERG, S. FRIEDLÄNDER und S. M. FEINBERG (1947)]. Dabei würde es sich auch herausstellen, wie es um die theoretische Erklärung der Wirkung der Antihistaminica auf die Spezifität der Intrakutanreaktionen, wenn sie sachlich bestätigt würde, bestellt ist. Die Annahme, daß durch die Vorbehandlung mit Antitistin (oder einem anderen Antihistaminicum) gerade nur soviel Histamin neutralisiert wird, daß der übrigbleibende Rest nur mehr für spezifische, aber nicht mehr für falsche positive Reaktionen genügt, ist nicht nur unwahrscheinlich, sondern geradezu unverständlich.

Extrakte, welche sich für die kutane Diagnostik der Allergien eignen, werden in mehreren Fabriken hergestellt und im Handel abgegeben. Es seien hier angeführt das Schweizerische Serum- und Impfinstitut in

Bern, die Firma „Zyma“ in Nyon (Schweiz), Parke, Davis and Cie., London W. 1, Beak Street 50/54, die Lederle-Laboratories, Inc. Rockefeller Plaza New York, die Hollister-Stier Laboratories, Inc. Spokane (Washington), Los Angeles (Kalifornien) und Wilkinsburg (Pennsylvanien) und die Helisenfabrik in Lübeck.

Manche Spezialisten ziehen es vor, die Extrakte selbst herzustellen, weil sie dann sicher sind, daß die Wirksamkeit der Testpräparate noch nicht durch längere Lagerung vermindert oder aufgehoben wurde. Im allgemeinen behalten die Allergenextrakte ihre volle Wirksamkeit nur wenige Monate und verhalten sich hinsichtlich ihrer Stabilität auch nicht gleichartig. Nach den Angaben von L. Tuft und G. J. Blumstein (1942) sind Extrakte aus Früchten besonders empfindlich; der Preßsaft aus frischen oder gefrorenen Früchten büßt seine Aktivität schon nach 24 Stunden fast völlig ein, wahrscheinlich infolge des Allergenabbaues durch Fermente, und nach 3 bis 4 Tagen ist er völlig unwirksam. Die Filtration frischer Fruchtsäfte durch Seitz-Filter schwächt die Wirksamkeit ebenfalls ab, ebenso wie die verschiedenen Verfahren der Konservierung. Nur die Lyophilisierung der Extrakte soll eine mehrmonatliche Haltbarkeit ermöglichen; aber auch in diesem Falle schwindet die allergene Aktivität rasch, wenn das lyophile Agens wieder aufgelöst wird.

Es kommt aber noch ein anderes Moment in Betracht. „Hausstaub“ z. B. kann sehr verschieden zusammengesetzt sein und es ist daher möglich und auch durch Erfahrung bestätigt, daß ein Patient nur auf einen Extrakt aus dem Staub seiner eigenen Wohnung positiv reagiert. Vorschriften für die Bereitung von Allergenextrakten findet man bei E. Urbach (1935, S. 262 bis 271), W. Berger und K. Hansen (1940, S. 256 f.), K. Jaffe (1939, S. 148 bis 150), A. Coca und E. L. Milford (1925) u. a. Die Herstellung der Extrakte ist indes kompliziert, an viele Kautelen gebunden, welche dem in der Materie Unerfahrenen nicht geläufig sind, erfordert überdies besondere Apparaturen und die gewonnenen Präparate müßten an Kontrollpersonen geprüft werden, welche an einer auf das extrahierte Allergen eingestellten Allergie leiden. Großen Laboratorien stehen alle technischen Mittel zu Gebote und sie sind schon aus rein merkantilen Gründen gezwungen, verläßliche Produkte abzugeben. Wenn es sich daher nicht um spezielle Fälle handelt, wie um den „eigenen Hausstaub“, wird man derzeit mit Extrakten arbeiten, die von renommierten Firmen in den Handel gebracht werden.

Die Hautreaktionen werden verwendet: 1. um die vom Patienten geäußerten oder die aus Beobachtung und Anamnese erfließenden Vermutungen über die Natur der auslösenden Substanz zu verifizieren, oder 2. um diese Substanz in Fällen zu ermitteln, in denen keine oder nur ganz vage Anhaltspunkte über ihre Beschaffenheit vorliegen. Die erstgenannte Aufgabe ist naturgemäß leichter zu lösen; die zweite erfordert oft die

Ausführung einer sehr großen Anzahl von Probereaktionen mit den verschiedensten als Allergene in Betracht kommenden Substanzen.

Da die Liste der auslösenden Stoffe, selbst wenn man bloß die in der Kasuistik öfter vertretenen Substanzen berücksichtigt, sehr reichhaltig ist, verfiel man auf den Gedanken, mehrere gleichartige Stoffe bzw. Extrakte (z. B. die für eine Gegend in Betracht kommenden Pollenarten oder die epidermalen Allergene, d. h. verschiedene Tierhaare oder Hautschuppen von Pferden, Hunden, Katzen) miteinander zu vermischen und die Empfindlichkeit der Haut zunächst mit den Gemischen abzutasten; fiel die Probe mit einem Gemisch negativ aus, so wären die Komponenten eines solchen „Gruppenextraktes" als reaktionsauslösende Stoffe auszuschließen, andernfalls Proben mit den entsprechenden monovalenten Extrakten anzusetzen, um die ätiologische Diagnose auf eine einzige Substanz einzuengen. In der Tat wurde dieses Verfahren, welches dem Arzt die Mühe einer sorgfältigen Anamnese und einer längeren Beobachtung zu ersparen schien, eine Zeitlang angewendet, kam aber bald in Mißkredit, und zwar aus zwei Gründen. Erstens wuchs die Zahl der Gruppenextrakte und zum Teil auch die Zahl der in jedem Gruppenextrakt enthaltenen Komponenten. Die Beanspruchung des Patienten nahm in gleichem Maße zu. Bei K. HANSEN (s. BERGER und HANSEN, S. 251) wird eine „Generalprobe" mit 21 Gruppenextrakten und zwei Kontrollen gleich 23 Intrakutaninjektionen als Muster geschildert, wozu noch die Intrakutaninjektionen kamen, welche für die Detaillierung eines positiven Gruppenextraktes erforderlich waren; und Intrakutaninjektionen sind, selbst wenn sie von geübter Hand ausgeführt werden, schmerzhaft. Vor allem aber zeigte es sich, daß die theoretische Grundlage der Gruppentestierung nicht ganz zuverlässig ist, indem zuweilen bei der Detaillierung einer positiven Gruppenreaktion kein positiver Einzeltest gefunden wird, oder umgekehrt, ein positiver Einzeltest mit einem Extrakt erzielt wird, der in einem negativen Gruppenextrakt enthalten ist [FRUGONI und ANCONA (1925), W. BERGER und K. HANSEN (1940)]. Häufig sind solche widersprechende Resultate zwischen Gruppenreaktion und Einzeltest nicht, aber sie können vorkommen, vielleicht aus quantitativen Gründen, weil die einzelnen Extrakte beim Mischen naturgemäß verdünnt werden und man bei der Intrakutaninjektion nicht über ein Injektionsvolum von 0,05 cm^3 hinausgeht.

Die Stärke der durch eine Intrakutaninjektion hervorgerufenen Lokalreaktion wird in der Regel durch 1 bis 4 Pluszeichen ausgedrückt, wobei für die Schätzung die Größe (Fläche) der Reaktion, die Entwickelung, d. h. der Durchmesser der Quaddel und die Entstehung von pseudopodienartigen Ausläufern der Quaddel maßgebend sind. Für praktische Zwecke genügen solche Angaben. Da aber die Bemessung der Reaktionsstärke und ihre Bezeichnung mit +, ++, +++ und ++++ zweifellos subjektiven Charakter hat, wurden verschiedene objektive Verfahren vorgeschlagen, so die Technik von H. A. ABRAMSON und M. H. GORIN (1939), welche nicht nur die Flächenausdehnung, sondern auch die Erhebung der Quaddel über das Niveau der Haut bestimmt, oder das Verfahren von P. KALLOS und L. KALLOS-DEFFNER (1949), welches darin besteht, daß man das Reaktionsfeld mit durchsichtigem Zellophan bedeckt, auf demselben die Konturen der Reaktion mit Tinte abzeichnet und den Flächeninhalt der Reaktion mit einem Planimeter ausmißt. Da es sich um Immediatreaktionen handelt, welche relativ flüchtig sind, hat man sich darauf geeinigt, die Ablesung 15 Minuten nach der Injektion vorzunehmen.

Mit Hilfe der Hautreaktionen lassen sich die auslösenden Substanzen zwar nicht immer, aber doch in einem erheblichen Prozentsatz jener Erkrankungen feststellen, bei welchen der allergische Charakter auf Grund der Sachlage als gesichert oder als sehr wahrscheinlich gelten darf. K. HANSEN (in W. BERGER und HANSEN) wollte sogar der negativen Reaktion einen gewissen ausschließenden Wert zuerkennen, falls man nur genügend viele und reichlich variierte Allergene verwendet, die Methodik gleichmäßig gestaltet und die Reaktionsfolgen kritisch beurteilt; unter solchen Bedingungen gestatte es die negative Hautreaktion, „die Antigenätiologie des in Frage stehenden Syndroms auszuschließen“. Das ist aber leider nicht richtig, vielmehr können negative Hautreaktionen auch bei zweifellos allergischen Zuständen vorkommen. Es werden von seiten erfahrener Spezialisten auch bestimmte Faktoren angegeben, von welchen das Verhältnis der einwandfrei positiven zu den negativen Reaktionen anhängt:

1. Die Form der Allergie. Im allgemeinen ist der auslösende Stoff bei den Allergien des Respirationstraktes leicht bestimmbar. Das gilt besonders für das Heufieber, bei welchem die Quote der positiven Hautreaktionen mit 90 bis 100% angegeben wird (W. BERGER und K. HANSEN, K. JAFFE, P. KALLOS und L. KALLOS-DEFFNER u. a.). Im scharfen Gegensatz dazu werden die Hautreaktionen bei den Nahrungsmittelallergien ganz allgemein als diagnostisch völlig wertlos bezeichnet (s. S. 101). Merkwürdigerweise soll auch bei den auf die Haut beschränkten Allergieformen (Erytheme, Urticaria, QUINCKEsche Ödeme) die Ermittlung der auslösenden Substanzen durch Hautreaktionen häufiger versagen.

2. Die Intensität der bestehenden spezifischen Allergie. Je hochgradiger dieselbe ist, desto öfter und stärker reagiert die Haut auf die Injektion des auslösenden Stoffes. Doch ist dieser Parallelismus nicht durchgängig; leichte allergische Störungen können mit starker, schwere Symptome mit geringer spezifischer Reaktionsfähigkeit der Haut einhergehen.

3. Das Alter, in welchem die Allergie manifest wird. Personen, bei

welchen sich die Allergie bald nach der Geburt oder in den ersten Lebensjahren eingestellt hat, geben in höherem Prozentsatz positive Hautreaktionen als Individuen, bei welchen die Störungen erst in höherem Alter auftreten.

4. Die Hautstelle, an welcher die Testung vorgenommen wird. Die Haut des Rückens ist empfindlicher und reagiert mit größeren Quaddeln als die Haut der oberen Extremitäten und im Bereiche der oberen Extremitäten reagieren die Beugeseiten stärker als die Streckseiten. Solche regionäre Differenzen sind aus der Lehre von der experimentellen lokalen Anaphylaxie des Kaninchens längst bekannt und müssen bei der diagnostischen Verwendung der Intrakutanreaktionen berücksichtigt werden, besonders wenn man zahlreiche Proben gleichzeitig ausführt und aus dem Vergleich der Reaktionsstärke Schlüsse ziehen will.

5. Die momentane Verfassung des Individuums, bei welchem die Reaktionen angestellt werden. Allergien können sich rückbilden und neu entstehen, nicht selten auch derart, daß sich zu einer bereits vorhandenen Allergie andere mit verschiedener Spezifität und Lokalisation hinzugesellen. Dementsprechend sind auch die Hautreaktionen eines Menschen, wenn sie sich einmal entwickelt haben, nicht absolut beständig, sondern bis zu einem gewissen Grade veränderlich. Es kann sich also ereignen, daß die Hautreaktion auf ein bestimmtes Allergen allmählich negativ wird und daß sich eine positive Reaktionsfähigkeit für ein anderes, vom ersten ganz verschiedenes Allergen entwickelt [C. L. Karrenberg (1932), H. Dekker (1930), Werner Schmidt (1940) u. a.]. Ein solcher Verlust und Erwerb vollzieht sich nach den vorliegenden Beobachtungen oft innerhalb eines längeren (mehrjährigen) Zeitraumes. Handelt es sich aber um nahe verwandte Allergene, so kann der Wechsel der Allergie oder die Anlagerung neuer Spezifitäten an bereits vorhandene in kürzerer Zeit erfolgen, wie dies bei Heufieberkandidaten wiederholt festgestellt wurde [E. W. Phillips (1940a), Werner Schmidt (1940) u. a.]. Positive Hautreaktionen können auch temporär negativ werden, wenn die betroffene Person gerade einen Anfall durchgemacht hat und infolgedessen temporär desensibilisiert ist. Störungen im endokrinen System, Stoffwechselprozesse, Veränderungen im Ionenhaushalt (speziell starke Zunahme der Ca-Ionen, aber auch Einnehmen von Jod- oder Bromsalzen) können die Reaktionsfähigkeit der Haut herabsetzen, aber auch steigern und die Spezifität der Reaktionen aufheben oder verschleiern. Daß die Reaktionsstärke ohne erkennbare Umstände innerhalb weniger Tage oder Wochen schwanken kann, ist ebenfalls beobachtet worden, aber selten [Werner Schmidt (1940)].

Gelingt also die Feststellung der auslösenden Substanz mit Hilfe der Hautreaktionen nicht, so kann die Ursache liegen:

a) Darin, daß man trotz umfangreicher Testung den richtigen Stoff doch nicht angewendet hat. Das ist speziell dann der Fall, wenn die allergischen Symptome nicht durch einen einzigen Stoff, sondern nur durch eine Kombination von verschiedenen Substanzen hervorgerufen werden. So berichten L. ADELSBERGER und H. MUNTER (1934) über einen Patienten, bei welchem schwere Migräneanfälle auftreten, wenn er gleichzeitig Eier (roh oder gekocht) und Tomaten zu sich nahm, während eines dieser Allergene keine Erscheinungen hervorrief, und einen zweiten Fall, der auf Eier plus Öl reagierte, aber nicht auf Eier oder Öl gesondert. FECHNER beschreibt Fälle von Allergien gegen Fische plus Phenobarbital oder Codein, BR. RATNER berichtete über eine Allergie, die durch den gleichzeitigen Genuß von Schokolade und Erdbeeren, und eine andere, die durch Hummern und Mais ausgelöst wurde, wobei wieder die Komponenten, einzeln verzehrt, unschädlich waren. Auch W. W. DUKE, H. DEKKER u. a. beschrieben Allergien gegen solche seltsame Kombinationen. Es liegt auf der Hand, daß man die Ätiologie solcher Allergieformen, meist sind es Nahrungsmittelallergien, durch Testierungen überhaupt nicht ermitteln kann, und daß nur die Selbstbeobachtung des Patienten zum erwünschten Ziele führt. Umgekehrt kann es vorkommen, daß ein Stoff, der in reinem Zustande eine positive Reaktion geben würde, im Testpräparat mit anderen Stoffen gemischt und in dieser Kombination unwirksam ist. Beim Getreideasthma kann z. B. die Haut auf Weizenextrakt negativ, auf Gliadin oder Glutenin positiv reagieren [FRUGONI und ANCONA (1925)].

b) Die abnorme Reaktivität der Haut kann gerade zur Zeit der Untersuchung aus irgendeinem Grunde zeitweilig aufgehoben (ausgelöscht) sein, z. B. durch einen vorausgehenden schweren Anfall, durch therapeutische Desensibilisierung, durch Inanition oder Kachexie, durch bestehende Infektionskrankheiten (Masern, Scharlach, Typhus), durch Wechsel des Klimas oder des Aufenthaltsortes [MAYER und CAJKOVAC (1932), BRANDT (1935), HOFBAUER (1931), K. HANSEN und MICHENFELDER (1930) u. a.]. Oft wird durch solche Einflüsse nur die Reaktionsstärke reduziert; wenn aber dies in erheblicherem Ausmaß geschieht, kann der „eindeutig positive“ Charakter des Befundes verlorengehen.

c) Von der Unmöglichkeit, traumatische Hautproben bei bestehendem Dermographismus (Urticaria factitia) in der üblichen Art vorzunehmen, war bereits auf S. 131 die Rede, woselbst auch die Mittel angegeben wurden, um diese Schwierigkeit zu umgehen.

d) Die Haut der Probanden reagiert zwar positiv, aber nur an einer ganz bestimmten Stelle (fixe Arzneiexantheme, lokalisierte, ekzematöse Allergien).

e) Die Haut der Probanden muß nicht ausschließlich gerade nur auf jene Substanzen reagieren, welche die Anfälle auslöst (auf das gesuchte „kausale Agens“), sondern kann gegen mehrere, zuweilen recht zahlreiche

Stoffe empfindlich sein (polyspezifische oder polyvalente Empfindlichkeit des Hautorgans). Manchmal ist diese polyvalente Spezifität nur vorgetäuscht, indem es sich zwar um verschiedene Substanzen handelt, die aber einen Bestandteil oder eine chemische Gruppe miteinander gemein haben, welche den eigentlichen Wirkstoff darstellt. Oft liegt aber eine reelle Polyspezifität vor und in diesen Fällen sind unter den Allergenen, welche eine positive Reaktion geben, auffallend häufig Extrakte aus Hautschuppen, speziell auch aus Menschenhautschuppen [STORM VAN LEEUWEN, Z. BIEN und H. VAREKAMP (1925)], aber auch aus Tierhaaren und Vogelfedern [L. TUFT (1934), M. M. PESHKIN (1936), S. H. FEINBERG (1944), BR. RATNER (1922), N. P. LARSEN und S. D. BELL (1922), A. DE BESCHE (1921), K. BAAGOE (1926), G. MELLI (1930) u. v. a.], Extrakte aus Wohnungsstaub und anderen Staubarten vertreten. Die Erklärung, daß die Haut sensibilisierenden Kontakten mit derartigen „Umgebungsallergenen" im hohen Grade exponiert ist und daß sich die Sensibilisierung auf jenes Gewebe beschränken kann, welches mit einem bestimmten Stoff in direkte Berührung kommt, liegt nahe; da es sich aber um ubiquitäre Allergene handelt und doch nur die Haut relativ weniger Individuen sensibilisiert wird, muß man wohl eine besondere Sensibilisierungsbereitschaft als mitbestimmenden Faktor annehmen. Immerhin muß es auffallen, daß W. BERGER (1928) unter 207 normalen (nichtallergischen) Personen, deren Haut auf die Reaktion gegen 40 verschiedene Allergene (Tierhaare, Vogelfedern, Eidotter und Eiklar, Milch, Zerealien, diversen Fleisch- und Gemüsearten, Schimmelpilzsporen usw.) durch Intrakutaninjektionen geprüft wurde, nur 44% fand, welche durchwegs negative Resultate lieferten, und daß KAY BAAGOE (1923) unter 121 Asthmatikern zwar 88 mit positiven Hautreaktionen feststellte, daß aber nur 33 von diesen 88 Kranken eine klinisch manifeste Allergie gegen jene Stoffe zeigte, auf welche ihre Haut ausgesprochen positiv reagierte. Es ist klar, daß eine solche „polyspezifische Allergie der Haut" die Ermittlung des „kausalen Agens" erschweren muß, worunter der Kliniker nur jenen Stoff versteht, der bei einer besonderen Art der Einverleibung (Ingestion, Inhalation) schwere, eine besondere Behandlung erfordernde Symptome hervorruft. Das ideale Testobjekt für diesen Fall wäre das jeweils reagierende Organ; sein Ersatz durch die Haut ist ein Notbehelf, dessen Unvollkommenheit man eben in Kauf nehmen muß, falls man nicht wie bei den alimentären Allergien gezwungen ist, auf Hautreaktionen ganz zu verzichten. Ausgesprochen positive Hautreaktionen auf Substanzen, welche mit der Auslösung der beobachteten allergischen Krankheitserscheinungen nichts zu tun haben, bezeichnet man im neueren Schrifttum als auch „falsche positive Reaktionen", was nicht richtig ist; diese Reaktionen zeigen durchaus den Charakter der von TH. LEWIS beschriebenen „triple response"; „falsch" oder richtiger, irreführend sind sie nur, weil sie die Suche nach dem kausalen Agens auf falsche Wege leiten können. Über einen Vorschlag, diese falschen positiven Hautreaktionen auszuschalten, wurde auf S. 135 hingewiesen.

Von der polyspezifischen Hautallergie sind jene Fälle abzutrennen, welche man als polyspezifische Allergien bezeichnet und die dadurch charakteristisch sind, daß ein Individuum auf zwei oder mehrere Substanzen mit Krankheitserscheinungen reagiert, wo also im Sinne des Klinikers zwei oder mehrere „kausale Agenzien" in Betracht kommen. Auch solche Kombinationen kennt man in großer Zahl und man wird sich daher bei der Anstellung von Hautproben nicht ohne weiteres mit der ersten unzweifelhaft positiven Reaktion begnügen, namentlich wenn schon die Krankengeschichte Anhaltspunkte für die Auslösbarkeit durch mehrere, voneinander verschiedene Stoffe liefert.

Lassen sich positive Hautproben mit zwei oder mehreren Testpräparaten erzielen, so empfiehlt es sich, jedes derselben auszutitrieren (quantitatives Verfahren mit fortschreitenden Verdünnungen), um aus der Zahl der bestehenden Hautallergien die vorherrschenden, d. h. am stärksten entwickelten herauszufinden. Damit ist jedoch nicht gesagt, daß man durch eine solche quantitative Auslese stets das erfährt, was man aus prophylaktischen und therapeutischen Gründen wissen will, nämlich die Substanz oder die Substanzen, welche dem allergischen Patienten gefährlich werden können. Wie schon an anderer Stelle betont, ist eben die Haut als sensibilisierbares Organ von anderen Organen bis zu einem gewissen Grade unabhängig und so wie ein als „normal" geltendes Individuum auf einen oder mehrere Stoffe mit positiven Hautreaktionen ansprechen kann, können auch bei einer allergischen Person mono- oder polyspezifische Empfindlichkeiten der Haut bestehen, welche mit dem den Kliniker interessierenden Leiden ätiologisch nichts zu tun haben.

f) Disponierte Menschen können durch Zerfallsprodukte der in ihren Luftwegen parasitierenden Bakterien sensibilisiert werden und dann auf das schubweise Freiwerden solcher Stoffe allergisch, speziell asthmatisch reagieren. Hautproben mit Extrakten aus Bakterien, die man aus dem Auswurf solcher Patienten züchtet, eignen sich aber im allgemeinen nicht besonders, um den Nachweis für diesen ätiologischen Zusammenhang zu erbringen, schon aus dem Grunde, weil auch normale Individuen auf kleine Mengen von Bakterienextrakten positiv reagieren.

g) Die Hautproben können schließlich negativ ausfallen oder in anderer Art ihren Zweck verfehlen, wenn die Vermutung des Arztes unrichtig ist, daß die beobachteten Störungen allergischer Natur sind. So muß nicht jedes Bronchialasthma auf einer durch einen bestimmten Stoff auslösbaren Allergie des Respirationstraktes beruhen [W. Berger in Berger und Hansen (1940)]. In neuerer Zeit ist man überhaupt in der Zuerkennung der allergischen Ätiologie bedenklich freigebig geworden, namentlich auf dem Gebiete nervöser Störungen. Die Migräne [FOSTER KENNEDY (1949), R. A. COOKE (1949)], die disseminierte Sklerose [L. STEVENSON (1949), E. A. KABAT, A. WOLF und A. E. BEZER (1947) u. a.], die Menieresche Krankheit [vgl. KALLOS und KALLOS-DEFFNER (1949)] und bloße Kopfschmerzen [H. G. WOLFF (1948)], aber auch Herz- und Gefäßerkrankungen aller Art, wie Myocarditis, Endocarditis, Angina pectoris, Periarteriitis nodosa, Hyper- und Hypotonie sind in diesen Expansionsprozeß einbezogen worden, so daß man fast den Eindruck gewinnt, daß der Begriff der Allergie nun zu dem werden soll, was CL. v. PIRQUET ursprünglich beabsichtigte: „zur klinischen Änderung der Reaktionsfähigkeit des Organismus in zeitlicher, quantitativer und qualitativer Beziehung ohne jedes bakteriologische, pathologische oder biologische Vorurteil" (s. S. 1). Diese Befürchtung ist jedoch nicht berechtigt. Daß man die Hautreaktionen als Indikatoren des kausalen Agens der Nahrungsmittelallergien resolut als wertlos erklärt hat, beweist, daß man einer kritischen Revision, wo es notwendig ist, nicht ausweicht und der Aufwand an experimenteller und klinischer Arbeit ist außerordentlich groß, wenn auch zu acht Zehnteln industrialisiert. Wie sich der gegenwärtige Überschwang zu einem rationalen Ausmaß reduzieren wird und wann das der Fall sein wird, kann man aber derzeit nicht voraussagen.

VII. Prophylaxe und Therapie.

Prophylaxe und Therapie der Allergien können im Prinzip ein doppeltes Ziel verfolgen, indem sie sich entweder gegen die abnorme Reaktivität selbst (gegen den allergischen Zustand) oder nur gegen die Manifestationen derselben, gegen die allergischen Anfälle, richten. Von den vier hiedurch gegebenen Kombinationen (Prophylaxe der Reaktionsbereitschaft, Prophylaxe des Anfalles, Therapie der Reaktionsbereitschaft, Therapie des Anfalles) scheidet aber die an erster Stelle genannte fast gänzlich aus; es ist in der Regel nicht möglich, die Entstehung einer Allergie durch Fernhaltung der sensibilisierenden Einflüsse zu verhüten. Selbst wenn man solche Maßnahmen auf Individuen beschränken wollte, welche nachweislich stark belastet sind, würde ihre Durchführbarkeit daran scheitern, daß die Spezifität im allgemeinen nicht vererbbar ist und daß man daher nicht weiß, vor welchen sensibilisierenden Kontakten ein disponiertes Individuum von Geburt an geschützt werden soll. Dazu kommt, daß ein und dieselbe Person gegen verschiedene Stoffe allergisch werden kann, entweder in derselben Phase des Lebens oder im Laufe der Jahre, und daß sich eine bestimmte Allergie oft genug erst als Folge eines Berufes entwickelt. Nur gegen die Entstehung gewerblicher Allergien läßt sich insoferne etwas unternehmen, als man durch geeignete Schutzmaßnahmen die Einatmung asthmogener Staubarten vermindert oder ganz beseitigt und daß man die direkte Berührung der Haut mit sensibilisierenden Stoffen möglichst einschränkt. Ferner kann man in Schulen, Versammlungslokalen, großen Wohnhäusern, die mit besonderen Ventilationseinrichtungen oder Klimaanlagen ausgestattet sind, die zugeführte Frischluft vor der Einleitung in die bewohnten Räume von Staub, besonders von organischem Staub befreien und Sorge tragen, daß die Staubentwicklung und Staubaufwirbelung in den Räumen selbst auf ein Minimum reduziert wird.

E. Hanhart, der die Aufsummierung von Allergien in den oberen Gesellschaftsklassen bekämpfen wollte, weil sie oft mit „Halt- und Instinktlosigkeit" gepaart und dann „geradezu als Entartungszeichen zu werten sind", befürwortete eugenetische Aufklärungen, durch welche vor Ehepartnern gewarnt wird, welche mit Allergiebereitschaften zu stark belastet sind. Erfolg konnte man sich von solchen Bemühungen nicht versprechen, da die Frage der Erblichkeit der allergischen Disposition und ihres Zusammenhanges mit psychischen Minusvarianten nicht geklärt war, eine Sachlage, an der sich in der Folge nichts geändert hat.

Eine große Rolle spielen dagegen jene Verfahren, welche eine bestehende allergische Reaktionsbereitschaft zu beseitigen suchen. Da hier die im Patienten liegende Ursache seiner Beschwerden eliminiert oder unwirksam gemacht werden soll, kann man von einer ätiologischen Therapie des allergischen Zustandes sprechen. Die in solcher Absicht angewendeten Methoden kann man als „Desensibilisierungen" bezeichnen, was insoferne berechtigt ist, als man die Aufhebung der Empfindlichkeit gegen die Zufuhr bestimmter Stoffe beabsichtigt.

E. Urbach (1940) will einen Unterschied zwischen Hyposensibilisierung (Desensibilisierung) und Deallergisierung machen. Die Hyposensibilisierung wird z. B. bei einem gegen Pollen empfindlichen Patienten erzielt, wenn man durch subkutane Injektion von anfänglich kleinen und später systematisch gesteigerten Pollenmengen die Konzentration der im Blute zirkulierenden Antikörper in die Höhe treibt, so daß das in den Körper eingeführte Pollenallergen neutralisiert und dadurch unschädlich gemacht wird, bevor es in Kontakt mit den Antikörpern der Gewebe kommen kann, welche ausschließlich für die Auslösung allergischer Manifestationen maßgebend sind. Werde aber die Behandlung unterbrochen, dann würden die im Blute zirkulierenden Antikörper allmählich verschwinden und dann könne zugeführtes Allergen wieder ungehindert mit den zellständigen Antikörpern reagieren und allergische Manifestationen hervorrufen. Die Deallergisierung, wie sie für klinische Zwecke durchgeführt wird, besteht nach Urbach [s. auch Urbach und Gottlieb (1946, S. 93 und 201)] hauptsächlich in der Zufuhr kleiner Allergenmengen per os, welche den Zweck haben, einen minimalen Schock hervorzurufen. Als Beispiel wird eine Allergie gegen Jodide angeführt, bei welcher man so vorgehen würde, daß man 1 mg des Jodides per os verabreicht und 45 Minuten später 0,25 g. Die erste Dosis würde einen „Mikroschock“ erzeugen, welcher zwar keine Störungen hervorruft, aber die zellständigen Antikörper soweit neutralisiert, daß sich ein anergischer Zustand einstellt, der die folgende Verabreichung der 250fachen Dosis des Jodids ermöglicht, die dann ihrerseits für die Neutralisierung neuer zellständiger Antikörper aufkommt. Durch systematische Wiederholung dieser Prozedur könne man schließlich einen anhaltenden Zustand der Unempfindlichkeit erzielen, der durch das Fehlen des Antikörpers bedingt ist. URBACH und GOTTLIEB (1946, S. 201) betonen, daß die beiden Methoden einen Faktor miteinander gemein haben, nämlich die Verabreichung minimaler Allergenmengen. Während aber die Deallergisierung das Ziel verfolge, einen antianaphylaktischen Zustand, kombiniert mit der Sistierung der Produktion spezifischer Antikörper hervorzurufen, würden die verschiedenen Methoden der Desensibilisierung darauf hinauslaufen, die Produktion zirkulierender Antikörper zu dem oben präzisierten Zweck zu steigern. Die theoretischen Grundlagen dieser scharfen Unterscheidung zwischen Desensibilisierung und Deallergisierung sind indes heute nicht mehr aufrechtzuerhalten und in der klinischen Praxis steht die Sache so, daß die üblichen Verfahren der Desensibilisierung, wenn sie genügend lange fortgesetzt werden, schließlich zu einer Deallergisierung führen können, indem die passiv durch den PRAUSNITZ-KÜSTNERschen Versuch übertragbaren Antikörper schließlich verschwinden [W. B. SHERMAN, A. STULL und R. A. COOKE (1940)], während umgekehrt eine Absättigung der zellständigen Antikörper durch wiederholte Schockreaktionen keineswegs davor schützt, daß der allergische Zustand nach kürzerer oder längerer Zeit wieder manifest wird [B. RATNER (1943)].

Das tatsächliche Fundament aller Desensibilisierungs- oder Deallergisierungsverfahren ist die Erfahrung, daß ein besonders heftiger Anfall von einer mehr oder minder langen, in allerdings seltenen Fällen sogar von einer dauernden Unempfindlichkeit gegen den auslösenden Stoff gefolgt sein kann. Man hat demgemäß versucht, die unter natürlichen Bedingungen eintretende Desensibilisierung künstlich herbeizuführen, jedoch so, daß der schwere Anfall umgangen wird, indem man den auslösenden Stoff in einer möglichst ungefährlichen Art und in kleinen unterschwelligen Dosen, aber in relativ großer Gesamtmenge einverleibt. Vom Beginn ihrer Entstehung bis auf die Jetztzeit erhielt diese Richtung theoretischen und praktischen Sukkurs durch den Ausbau der Lehre von der experimentellen Antianaphylaxie. So wie Anaphylaxie und Allergie eng verwandte Erscheinungen sind, zeigten sich immer wieder Beziehungen und Identitäten zwischen den Faktoren, durch welche der anaphylaktische Zustand abgeschwächt oder annulliert wurde und den Bedingungen, an welche die Desensibilisierung allergischer Patienten geknüpft ist. Hier wie dort war die Anwendung des schockauslösenden Antigens oder Allergens der gegebene Weg und dieses gemeinsame Motiv war der Grund, warum die Desensibilisierung anaphylaktischer und allergischer Menschen in der Monographie über die Anaphylaxie [R. DOERR (1950, S. 154—176)] gemeinsam behandelt wurde. Die Desensibilisierungsverfahren, welche man bei allergischen Patienten anwendet, zeigen jedoch bei manchen Allergieformen, wie z. B. bei dem an bestimmte Jahreszeiten gebundenen Heufieber, Besonderheiten, welche nun in diesem Bande der „Immunitätsforschung" gesondert zu besprechen sind.

Die therapeutische Verwendung des Antigens oder Allergens schien die Vorstellung zu rechtfertigen, daß die erzielten positiven Resultate, d. h. der temporäre oder dauernde Schwund der pathologischen Reaktionsbereitschaft, auf einer Absättigung oder Neutralisierung des anaphylaktischen Antikörpers bzw. des allergischen Reagins durch seinen immunologischen Partner beruht. Diese Auffassung erwies sich aber schon im Bereiche der Anaphylaxie als unzureichend, zum Teil schon in jenen Fällen, in welchen die Zufuhr des spezifischen Antigens antianaphylaktisch wirkt, allgemein aber für jene große Schar unspezifischer Agenzien, welche den anaphylaktischen Zustand bzw. seine Manifestationen antagonistisch beeinflussen. Auf diese Art entwickelten sich die unspezifischen Behandlungsmethoden der Allergien, wobei so ziemlich alles übernommen wurde, was im Tierversuch antianaphylaktische Eigenschaften gezeigt haben sollte, oft genug ohne gewissenhafte Nachprüfung der gerade hier häufig sehr ungenauen Angaben, und in der Regel auch ohne Berücksichtigung der Tatsache — daß der Mensch kein Meerschweinchen ist! Umgekehrt verlangen Fabriken, Ärzte usw., daß Mittel, von denen sie günstige Einflüsse auf allergische Zustände gesehen haben wollen, im anaphylaktischen Experiment auf ihren antagonistischen Effekt untersucht werden, wobei zuweilen der Wunsch zum Vater des positiven Resultats wird oder, wo das nicht möglich ist, das negative Ergebnis als bedeutungslos hingestellt wird, „weil ja doch keine völlige Identität zwischen Anaphylaxie und Allergie bestehe".

1. Die spezifische Desensibilisierung.

Voraussetzung ist definitionsgemäß die Kenntnis der auslösenden Substanzen. Wie man sie ermittelt, ist an mehreren Stellen dieses Werkes mit Berücksichtigung der verschiedenen Allergieformen eingehend auseinandergesetzt worden, so daß es sich erübrigt, auf dieses Kapitel nochmals zurückzukommen. Hingegen sind hier einige Vorbemerkungen allgemeineren Inhalts am Platze.

Ist die Allergie polyspezifisch, so kann die Desensibilisierung mit einem „Hauptallergen" in manchen Fällen die auslösende Wirkung der übrigen Allergene ebenfalls abschwächen. Doch sind solche partiell unspezifischen Desensibilisierungen polyspezifischer Allergien selten. In der Regel ist man genötigt, mit allen Allergenen zu behandeln, da sonst keine Heilung oder Abschwächung zustande kommt.

Bei den polyspezifischen Allergien sind übrigens zwei Fälle zu unterscheiden. Die auslösenden Allergene können entweder durchwegs dieselben Symptome hervorrufen, z. B. Asthma bronchiale, oder verschiedene Krankheitsbilder erzeugen, indem eines etwa asthmatische Anfälle provoziert, ein anderes Urticaria, ein drittes ein gastrointestinales Syndrom. Sind die Allergene hinsichtlich ihrer pathologischen Auswirkungen verschieden, so hat der Arzt und wohl auch der Patient zu entscheiden, welche der vorhandenen Reaktionsbereitschaften in erster Linie oder überhaupt durch eine desensibilisierende Kur zu beseitigen wäre. Die spezifische Desensibilisierung hat überhaupt keine absolute, sondern eine relative Indikation. Auch wenn die Reaktionen schweren Charakter haben, wird man von dieser Art der Behandlung absehen, wenn es sich um seltene und leicht vermeidbare Allergene handelt. Ich selbst reagierte auf den Genuß von Himbeeren und Fischen mit schweren Erscheinungen, welche im zweiten Fall den Verdacht auf ein Pyloruscarcinom erweckten, auf Langusten mit schwerster Urticaria usw., und bin ohne spezifische Therapie mit einfacher Abstinenzprophylaxe ausgekommen und im Laufe von Jahren spontan „desallergisiert worden“, was ich im Falle der Fischallergie sicher weiß, da ich jetzt Fische jeder Art ohne jede Nachwirkung essen kann. Eine Allergie kann also ohne Desensibilisierung oder Deallergisierung durch bloße Fernhaltung des Allergens total rückgebildet werden. Die Kenntnis des Allergens verbürgt keineswegs den Erfolg einer eingeleiteten spezifischen Desensibilisierung. Beim Heufieber, für welches dieses Verfahren zuerst von W. P. Dunbar (1903), L. Noon (1911), J. Freeman (1911), Curtis Brown (1925) und W. Weichardt (1929) vorgeschlagen wurde, sind die Resultate noch immer am günstigsten, weniger gut bei Asthma (Heuasthma, Pferdeasthma, Inhalation von Heustaub, Schimmelpilzen) oder bei Nahrungsmittelallergien, am wenigsten befriedigend mit Rücksicht auf die Gesamtzahl der behandelten Fälle und den Grad der erzielten Toleranz beim allergischen Ekzem. Übrigens haben unspezifische Behandlungsarten (Kalziumtherapie, Antihistaminica u. a.) die spezifischen Desensibilisierungen zum Teil verdrängt, worüber noch im folgenden Bericht erstattet werden soll.

Die spezifische Desensibilisierung ist häufig nur partiell und, wenn sie auch total ist, meist nur transitorisch. Das refraktäre Verhalten geht nach kürzerer oder längerer Zeit (Tagen, Wochen bis Monaten) wieder in die frühere Reaktionsbereitschaft über. Das ideale Behandlungsresultat würde aber darin bestehen, das Rezidivieren der Allergie, die „Resensibilisierung“ ein für allemal unmöglich zu machen und Experimente an anaphylaktischen Meerschweinchen lassen die Hoffnung auf solche „Radikalheilungen“ als gerechtfertigt erscheinen. Auch beim Menschen ist es wiederholt gelungen, die abnorme Reaktivität definitiv zu beseitigen. Man kennt jedoch die Bedingungen viel zu wenig, unter welchen solche Ereignisse eintreten, und ist daher nicht in der Lage, dem Patienten Prognosen in dieser Richtung zu geben. Die Erfahrung lehrt allerdings, daß der pathologische status quo rasch wieder hergestellt wird, wenn man die Behandlung nach der Erreichung einer an sich genügenden Desensibilisierung sofort aussetzt; man setzt daher die Kur vielfach in Form von Einzeldosen mit längeren, zwischengeschalteten Intervallen fort oder wiederholt sie in entsprechendem Zeitabstand. Die Allergenextrakte sind jedoch meist eiweißhaltig, und die anhaltende parenterale Einverleibung von artfremdem Eiweiß könnte den Organismus ebenso schädigen wie die Lokal- und Allgemeinreaktionen, welche sich auch bei vorsichtigem Vorgehen nicht ganz vermeiden lassen. Ein durch therapeutische Beharrlichkeit erzielter Erfolg kann übrigens auch vorgetäuscht sein, da sich Allergien spontan dauernd zurückbilden können. Erreicht man durch spezifische Desensibilisierung keine lebenslängliche, aber immerhin länger währende Auslöschung des allergischen Zustandes, so kann das Verfahren auch als langfristige ätiologische Prophylaxe der Anfälle (im Hinblick auf den angestrebten Zweck) definiert werden.

Die spezifische Desensibilisierung wird bei den verschiedenen Formen der Allergie in teilweise differenter Art ausgeführt. Einige der wichtigeren Verfahren sind im folgenden kurz erwähnt.

a) Das Heufieber.

Das Heufieber ist in Europa eine Saisonkrankheit. Im Hinblick auf den im voraus bekannten Termin des Beginnes der alljährlichen Anfälle und mit Rücksicht auf den oft nur vorübergehenden Erfolg der Desensibilisierung wird die Behandlung in der Regel jedes Jahr eingeleitet bzw. wiederholt, und zwar wegen der großen Zahl der notwendigen Injektionen drei Monate oder länger vor der kritischen Zeit (präsaisonale Behandlung). Treten trotz der präsaisonalen Kur Symptome auf, so muß man die Injektionen während der Heufieberzeit fortsetzen, indem man kleine Dosen des Pollenextraktes, am besten intrakutan, einspritzt (cosaisonale Behandlung). Kommen die Patienten zu spät, z. B. zwei oder drei Wochen vor dem Beginn der Saison zum Arzt, so kann man die Desensibilisierung forcieren, indem man zunächst täglich subkutan injiziert, und wenn man in den Bereich der großen Dosen gelangt, jeden zweiten oder dritten Tag den Pollenextrakt subkutan verabreicht, wobei die Stärke der Reaktionen für Dosierung und Intervall maßgebend ist. Schließlich kann eine sich über Monate hinziehende Therapie für manche Heufieberkandidaten aus sozialen Gründen untragbar werden und für solche Fälle sowie auch dann, wenn sich der Patient ganz kurz vor oder gar nach dem Beginn der Saison an den Arzt wendet, kann man eine „Schnelldesensibilisierung" (engl. „Rush-Desensitization") nach J. FREEMAN (1930) einleiten, indem man die Pollenextrakte alle 1½ bis 2 Stunden 14 Stunden täglich injiziert, so daß für die Behandlung nur 2 bis 5 Tage nötig sind. FREEMAN verlangte selbst, daß sich der Patient zu diesem Zwecke in ein Spital begeben und dort unter ständiger Bewachung bleiben muß, aber A. A. THOMMEN (1931) mißbilligte auch bei Einhaltung dieser Vorsichtsmaßregeln eine Therapie, welche das Leben des allergischen Patienten ohne genügende Notwendigkeit aufs Spiel setzt.

Injiziert wird meist subkutan, sofern es sich um eine präsaisonale Behandlung handelt, da die Reaktionen bei dieser Art der Einverleibung des Pollenallergens am schwächsten sind und das Befinden des Patienten daher am wenigsten beeinträchtigen. Immerhin muß man sich, wenn darüber noch keine Daten vorliegen, von dem Grade der bestehenden Allergie überzeugen; wenn die vorhandene Empfindlichkeit ungefähr dem Durchschnitt entspricht, kann man die subkutane Behandlung mit 10 Noon-Einheiten beginnen (s. weiter unten) und braucht, falls eine deutliche Besserung zu konstatieren ist, die Dosis nicht zu erhöhen; wenn dies nicht der Fall ist, muß man die Dosis sukzessive bis auf 100 Noon-Einheiten steigern. Schwere akute oder chronische Krankheiten, wie Nephritis, inkompensierte Herzfehler, Erkrankungen des Blutes, Thyreotoxikose und vorgeschrittene Schwangerschaft sind Kontraindikationen. Außerdem ist es nicht ratsam, die Dosis während der Menstruation, d. h. während der drei Tage vor bis zum Ende derselben zu erhöhen.

Als Maß der Aktivität der Pollenextrakte verwendet man in England die Einheit nach Noon, welche in folgender Weise definiert wird: aus 7 g Trockensubstanz der Pollen des Timothygrases (Phleum pratense) wird 1 ccm Extrakt gewonnen, welcher 1 Million Einheiten entspricht; eine Einheit ist somit in 1 ccm der millionenfachen Verdünnung des Stammextraktes vorhanden. Für das Einsammeln der verschiedenen Pollenarten und die Zubereitung der Extrakte haben W. DUNBAR (1903), L. NOON (1911), J. FREEMAN (1911), R. P. WODEHOUSE (1935, 1945), J. CH. WALKER (1907), R. A. COOKE und VAN DER VEER (1916), D. HARLEY (1939), K. JAFFÉ (1939), A. F. COCA und E. MILFORD (1925), A. F. COCA, A. A. THOMMEN und WALZER (1931) u. a. Vorschriften ausgearbeitet. Die gebrauchsfertigen Extrakte sind wässerige Lösungen von Pollensubstanzen, welche je nach der Beschaffenheit der Extraktionsflüssigkeit noch CaCl, geringe Mengen Alkali ($NaOH$ oder $NaHCO_3$), zuweilen auch Alkohol (10 bis 12%) und als konservierende Zusätze 0,4 bis 0,5% Phenol oder 0,3% Trikresol oder Glyzerin enthalten.

Es ist zweifellos nicht gleichgültig, welche Pollenarten für die Desensibilisierung verwendet werden. Zwar können Menschen, welche sich lang genug in der gleichen Gegend aufhalten, gegen viele Pollen der regionären Flora empfindlich werden und es ist ferner anzunehmen, daß die Pollen mancher Pflanzen, besonders Graspollen, untereinander immunbiologisch verwandt sind. Unter solchen Umständen kann dann die Behandlung mit der lokal vorherrschenden Pollenart genügen, um die Allergie gegen die anderen auf die Patienten des Bezirkes wirkenden Pollenarten gleichzeitig zu beseitigen. So sind eben die Angaben von NOON, FREEMAN und HARLEY zu verstehen, daß die Pollen des Timothygrases (Phleum pratense) alle anderen Graspollen an „Hochwertigkeit für Hautprüfung und Behandlung" übertreffen. Das mag für England, auf welches sich die Erfahrungen der genannten Autoren beziehen, im allgemeinen zutreffen, konnte aber in anderen Ländern, in welchen das Timothygras nicht vorkommt oder in der pollenstäubenden Flora quantitativ zurücktritt, nicht bestätigt werden. Kann durch Hautproben oder auf Grund der Selbstbeobachtung des Heufieberkandidaten festgestellt werden, daß er nur auf eine einzige Pollenart reagiert, so ist jedenfalls ein monovalentes, aus dieser Pollenart hergestelltes Präparat am Platze, das, falls es nicht im Handel beschafft werden kann, ad hoc zubereitet oder bei einer verläßlichen Firma bestellt werden muß. Kann man dagegen überzeugt sein, daß der Patient gegen zwei oder mehrere Pollenarten sensibilisiert ist, so ist ein polyvalentes Präparat angezeigt, das aus allen Pollenarten hergestellt wurde, gegen welche der Patient nachweislich allergisch ist (Intrakutanproben). Diese Methode ist namentlich dann zu empfehlen, wenn es sich um Pollenarten von botanisch nicht verwandten Pflanzen handelt, und begegnet überdies dem Einwand, daß neue zusätzliche Pollenallergien durch die Behandlung, die ja als parenterale Sensibilisierung wirken kann, erzeugt werden.

Den Begriff der NOONschen Einheit könnte man auch auf andere monospezifische Pollenextrakte anwenden, müßte sich aber dann klar machen, daß er eine andere Bedeutung haben könnte, da sich die verschiedenen Pollenarten durch ihre biologische Aktivität unterscheiden, gleichgültig, ob man darunter die Intensität der sensibilisierenden oder der auslösenden Wirkung verstehen will. Für polyvalente Extrakte ist diese Maßeinheit überhaupt nicht brauchbar. Bei diesen Bestrebungen, die biologische Aktivität der Pollenallergene zu messen, wurde nicht immer die Tatsache berücksichtigt, daß man mit diesem Ausdruck nichts Absolutes, sondern eine Relativität bezeichnet, die keineswegs nur von der Qualität und Quantität löslicher Pollensubstanz bestimmt wird, sondern auch, und zwar wesentlich, von der Empfindlichkeit des zu behandelnden Heufieberkandidaten. Diese Empfindlichkeit kann bei gleicher Spezifität alle Abstufungen zeigen, so daß eine Dosis, die von einem

Patienten reaktionslos vertragen wird, bei einem anderen schwere, ja bedrohliche Erscheinungen hervorruft.

Die Unzulänglichkeit der NOONschen Einheit veranlaßte R. A. COOKE (1915), als Maßstab der Aktivität den Stickstoffgehalt der Extrakte, bestimmt nach der Methode von KJELDAHL, vorzuschlagen und darnach fünf Extraktstärken (mit 0,01, 0,1, 0,5, 1,0 und 10 mg N pro 100 ccm) zu unterscheiden. Der gesamte N-Gehalt sollte als Indikator des Eiweißgehaltes fungieren [R. A. COOKE und VAN DER VEER (1916)]. Nun erfaßt man durch die Methode von KJELDAHL nicht nur den Stickstoff der Proteine, sondern auch den nicht proteinogenen Stickstoff, eine Erwägung, welche R. A. COOKE und A. STULL (1933) veranlaßte, als Maß der Aktivität 0,00001 mg Eiweiß-N, bestimmt durch Fällung der Albuminfraktion mit Phosphorwolframsäure, zu bezeichnen. Aber mehrere Autoren, wie A. F. COCA (1933), K. L. BOWMAN (1934) u. a., waren nicht in der Lage, eine Beziehung zwischen der Aktivität der Extrakte und ihrem Gehalt an Eiweißstickstoff nachzuweisen, und A. F. COCA (1934) griff daher wieder auf die etwas modifizierte NOONsche Einheit zurück und bezeichnete als Einheit das Volum des Pollenextraktes, welches 0,00001 mg Gesamtstickstoff enthält (COCA-NOONsche Einheit). De facto liegt aber die Sache so, daß weder der Gehalt der Extrakte an Gesamt-N noch an Proteinstickstoff ein Maß für ihre biologische Aktivität darstellt, wie besondere Untersuchungen von C. E. ARBESMAN und H. EAGLE (1939) sowie von R. F. A. STIER, A. L. MCNEIL und J. ERNSDORFF (1945) gezeigt haben, sondern daß man biologische Verfahren wie das anaphylaktische Experiment oder den passiven Übertragungsversuch nach PRAUSNITZ-KÜSTNER oder URBACH-KÖNIGSTEIN heranziehen muß, um die gewünschten Aufschlüsse zu erhalten. Zwecks rascher Orientierung wurde von R. A. COOKE, A. STULL, S. HEBALD und J. H. BARNARD (1935), von A. STULL und W. B. SHERMAN (1939) sowie von C. E. ARBESMAN und H. EAGLE (1939) die Bestimmung der kleinsten Extraktkonzentration empfohlen, welche zur Neutralisation des homologen Antikörpers erforderlich ist.

Übrigens meinen URBACH und GOTTLIEB (1946, S. 545), daß es mit der Standardisierung der Pollenextrakte in der Praxis doch nicht so schlimm bestellt sei, als es den Anschein hat. Denn die Fabriken, welche die Extrakte herstellen, liefern ihre Präparate in allen gebräuchlichen Einheiten, so daß der Praktiker, welcher z. B. an die Bewertung in NOON-Einheiten gewöhnt ist, nicht auf Schwierigkeiten stößt. Außerdem wird die Situation dadurch erleichtert, daß die Verdünnungen in der Regel nach Zehnerpotenzen hergestellt bzw. vorrätig gehalten werden.

Indes wurden die Bemühungen um eine wissenschaftlich besser fundierte Standardisierung der Pollenextrakte keineswegs aufgegeben, sondern von einer neuen, durchaus chemisch orientierten Seite wieder in Angriff genommen. G. E. ROCKWELL (1942, 1943a, b) wies nach, daß im rohen Extrakt der Pollen des Timothygrases (Phleum pratense) ein Hauptantigen und vier Nebenantigene enthalten sind, deren chemische Eigenschaften aus nachstehender Tabelle zu entnehmen sind.

Tab. 3. Übersicht über die chemische Natur der Fraktionen des Extraktes der Pollen von Phleum pratense.

Fraktion	Molekulargewicht	Zahl der Flavonal-Gruppen pro Molekül	Zahl der Aminosäuren im Molekül	Zahl der N-Atome im Molekül	Zahl der freien α-Aminogruppen im Molekül	Prozente des Gesamt-N, welche auf das freie α-Amino-N entfallen
1	4496	1	28	38	2	5,26
2	1096	1	6	6	1	16,66
3	951	1	3	3	1	33,33
4	651	1	2	2	1	50,00
5	1123	1	1	9	1	11,11

Die Abscheidung der aktiven Antigene aus dem rohen Pollenextrakt nimmt ROCKWELL nach dem Vorschlag von COOKE durch Fällung mit Phophorwolframsäure vor; die Spuren von aktiver Substanz, welche nach der Fällung noch in der überstehenden Flüssigkeit verbleiben (2% des in der Ausgangskonzentration vorhandenen, auf die Haut wirkenden Materials), werden vernachlässigt. Mit Rücksicht darauf, daß zwischen der Fraktion 1 und den Fraktionen 2 bis 5 eine gewaltige Differenz besteht, während sich die Fraktionen von 2 bis 5 untereinander nur wenig unterscheiden, nimmt ROCKWELL eine schematische Einteilung in zwei Gruppen A (Fraktion 1) und B (Durchschnittszahlen der Fraktionen 2 bis 5) in folgender Art vor:

Tab. 4. Die wichtigen Komponenten der beiden Antigengruppen im Pollenextrakt von Phleum pratense.

Gruppe	Molekulargewicht	Total der N-Atome im Molekül	Zahl der freien α-Amino-N Atome per Molekül	Prozent des Gesamt-N, welches als freies α-Amino-N vorhanden ist
A (Fraktion 1)	4496	38	2	5,26
B (Durchschnitt)	955	5	1	20,00
1 Molekül A + + 4 Moleküle B		58 (T)	6 (X)	10,345

In Tab. 2 bedeutet T den Gesamtstickstoff von A und B, X den gesamten Gehalt an freiem α-Amino-Stickstoff

$$= 0{,}3568\ \mathrm{T}\left(0{,}2 - \frac{\mathrm{X}}{\mathrm{T}}\right) \text{ und für}$$

$$\mathrm{B} = \mathrm{X} - \mathrm{A}.$$

Da man auf diese Weise den Gehalt des Pollenextraktes an freiem α-Amino-N kennt, welcher auf die Fraktion 1 zurückzuführen ist, kann man die molare Konzentration berechnen, da man weiß, daß jedes Molekül zwei freie Moleküle α-Amino-N enthält. Eine molare Lösung muß 28,016 g freien α-Amino-N im Liter oder 28,016 mg in ccm enthalten, da das Atomgewicht des N 14,008 beträgt.

Um die molare Standardisierung eines Extraktes aus den Pollen von Phleum pratense durchzuführen, muß man daher nach G. E. ROCKWELL nur die Größen T (Gesamtstickstoff in A + 4 B, (s. Tab. 4) und X (freier α-Aminostickstoff in A + 4 B (s. Tab. 4) bestimmen und die bereits oben angeführten Gleichungen

$$\mathrm{A} = 0{,}3568\ \mathrm{T}\left(0{,}2 - \frac{\mathrm{X}}{\mathrm{T}}\right) \text{ und}$$

$$\mathrm{A} = \mathrm{X} - \mathrm{A}$$

anwenden. Daraus ergibt sich für die molare Konzentration A

$$\mathrm{AM} = \frac{\mathrm{A}}{28{,}016}$$ und für die molare Konzentration B, welches nur eine freie α-Aminogruppe im Molekül enthält,

$$\mathrm{BM} = \frac{\mathrm{B}}{14{,}008}$$ und für die molare Gesamtkonzentration

$$\mathrm{TM} = \mathrm{AM} + \mathrm{BM}.$$

Da jedoch die Allergiespezialisten bisher nie mit dem Begriff einer „molaren Konzentration" operiert haben, sondern sich ganz auf „Einheiten" und „Verdünnungen" eingestellt hatten, sieht sich G. E. ROCKWELL (1944, S. 140) veranlaßt, an die Stelle der molaren Konzentration eine „molare Einheit" zu setzen, welche einem Kubikzentimeter einer 4×10^{-8} molaren Lösung entspricht und fast der NOONschen Einheit gleichkommt. Diese neue Einheit ist daher für A

$$\mathrm{AMU} = \frac{\mathrm{A\,M}}{4 \times 10^{-8}} \text{ und für B}$$

$$\mathrm{BMU} = \frac{\mathrm{B\,M}}{4 \times 10^{-8}} \text{ somit im ganzen}$$

$$\mathrm{TMU} = \mathrm{AMU} + \mathrm{BMU}.$$

Wenn man bedenkt, daß die NOONsche Einheit ebenfalls von der Wirksamkeit der Pollenextrakte des Timothygrases abgeleitet wurde, könnte man die Angleichung der molaren Einheit ROCKWELLS an die NOONsche Einheit so auffassen, daß sie nicht mehr bedeutet als ein Zurückgreifen auf eine Messung der Aktivität der Pollenextrakte nach einer als unzulänglich bereits abgelehnten Methode. Diese Kritik wäre jedoch durchaus verfehlt. Denn an der NOONschen Einheit sollte ja die Aktivität der verschiedensten Pollenextrakte vergleichsweise gemessen werden, während das Verfahren der molaren Standardisierung nicht nur bei verschiedenen Pollenextrakten, d. h. bei Extrakten aus Pollen verschiedener Pflanzen, sondern auch bei einem und demselben Extrakt differente Resultate geben kann, wenn derselbe längere Zeit aufbewahrt wird. Deshalb verlangt ROCKWELL, daß die molare Standardisierung sobald als möglich nach der Herstellung der Extrakte vorgenommen werden soll; er konnte feststellen, daß das Altern der Extrakte durch Bestimmungen ihres Gehaltes an freiem α-Amino-N verfolgt werden kann, eines der beiden Faktoren, auf denen die molare Standardisierung beruht. ROCKWELL gibt zu, daß der wahre Wert der molaren Standardisierung nur durch ausgedehnte Erprobung in der Klinik festgestellt werden kann und machte sich erbötig, hiebei mitzuarbeiten. Aus der Literatur konnte der Verfasser nicht entnehmen, ob sich die Standardisierung nach ROCKWELL eingebürgert bzw. bewährt hat.

Um nun wieder zur spezifischen Desensibilisierung, und zwar zur präsaisonalen Behandlung zurückzukehren, hat man sich, wie bereits erwähnt wurde, zunächst von der Empfindlichkeit des Heufieberkranken gegen den zur Behandlung benützten Pollenextrakt zu überzeugen. URBACH und GOTTLIEB (1946, S. 544) unterscheiden schematisch drei Klassen; Klasse A umfaßt die Fälle, welche noch auf die intrakutane Injektion des 1 : 100000 verdünnten Extraktes deutlich positiv reagieren, der Klasse B gehören jene Patienten an, welche auf 0,1 ccm der 10000fachen Verdünnung positiv reagieren und in Klasse C werden die Individuen eingereiht, die erst auf die Verdünnung von 1 : 100 intrakutan mit einer Reaktion antworten. Es gilt als Regel, die Behandlung mit 0,1 ccm jener Konzentration zu beginnen, welche für die Auslösung einer positiven Intrakutanreaktion gerade noch unterschwellig ist. Für einen Behandlungszyklus sind 30 bis 50 Injektionen erforderlich, die man in zweitägigen Pausen aufeinanderfolgen läßt, wobei aber immer abgewartet werden muß, bis die lokale Wirkung der vorausgehenden Injektion verschwunden ist. Wird eine Dosis ohne Allgemeinreaktion vertragen, so kann man die nächste mit 20%, bei sehr empfindlichen Patienten mit 10 bis 15% höher bemessen; andernfalls wird die gleiche Dosis wiederholt oder, falls die Allgemeinreaktion den Charakter eines Schocks gezeigt hatte, auf eine niedrigere zurückgegriffen. Die zu injizierenden Konzentrationen werden durch Verdünnen hergestellt oder von Fabriken injektionsfertig geliefert; die Dosis, welche von einer bestimmten Verdünnung injiziert werden soll, z. B. 0,4 ccm einer 100fachen Verdünnung, mißt man durch Aufziehen mit einer kalibrierten Injektionsspritze ab. Sind schwere Reaktionen zu befürchten, so kann man mit dem Pollenextrakt 0,1 ccm einer tausendfältigen Verdünnung von Epinephrin mit derselben Spritze gleichzeitig einspritzen. Wie an anderer Stelle (s. S. 32f.) ausgeführt wurde, müssen die Spritzen nicht nur steril sein, sondern auch frei von Allergenresten, die von einer früheren Benützung herrühren könnten. Auch bei vorsichtiger Steigerung der Dosen erreicht man durch eine derartige Kur eine Toleranz gegen das 5000fache Multiplum der Anfangsdosis und kann dann entweder aussetzen oder in zwei- bis vierwöchigen Intervallen die erreichte Höchstdosis als „Aufrechterhaltungsdosis“ (injection de rappel, amerikanisch booster injection) wiederholen.

Behandlungsschemata wurden von K. Hansen (1940), J. A. Kolmer (1924), W. W. Duke (1925), A. A. Thommen (1931), G. F. Brown (1932), D. Harley (1939), Aaron Brown (1928), Urbach und Gottlieb (1946) u. a. angegeben; sie unterscheiden sich voneinander in zahlreichen Punkten (Gesamtdauer der Behandlung, Intervalle zwischen den Injektionen, Abstand des Beginnes der Behandlung vom Eintritt der Heufiebersaison, Wahl der Extrakte usw.), was auch zum Teil durch den Zweck bedingt ist, dem die vorgeschlagene Methode genügen will. Soll der Schutz gerade nur über eine bevorstehende Periode der Gräserblüte hinweghelfen und die folgende Resensibilisierung in Kauf genommen werden, so wird man anders vorgehen als wenn man eine definitive Heilung (Dauerdesensibilisierung oder Deallergisierung) erreichen will.

Eine besondere Methode für die präsaisonale Behandlung wurde von M. B. Cohen und H. J. Friedman (1945) angegeben. Diese Autoren stellten immunologisch annähernd neutrale Mischungen von Pollenextrakt und dem sogenannten stabilen Antikörper her, welche weniger als 100 durch Phosphorwolframsäure fällbare Einheiten des freien Antigens pro Kubikzentimeter enthielten. Der thermostabile Antikörper wurde durch wiederholte subkutane Injektionen von Pollenextrakten von normalen Menschen gewonnen, das Immunglobulin durch fraktionierte Dialyse abgesondert, lyopil getrocknet und titriert. Diese unterneutralisierten Gemische regten sowohl bei normalen wie bei pollenempfindlichen Menschen die Antikörperproduktion an und boten den Vorteil, daß man das Pollenallergen in großen Dosen den pollenempfindlichen Patienten einspritzen konnte, ohne Allgemeinerscheinungen zu riskieren.

Die cosainonale Behandlung wurde von J. Ch. Walker 1921 empfohlen und von W. T. Vaughan (1939) für subkutane, von E. W. Phillips (1933) sowie von F. K. Hansel (1941) für intrakutane Injektionen vervollkommnet. Sie eignet sich für Fälle, welche sich zu spät in ärztliche Behandlung begeben oder für Patienten, bei welchen die präsaisonale Therapie keine oder nur eine ungenügende Besserung zur Folge hatte, gleichgültig, ob diese Therapie vollständig durchgeführt werden konnte. Wenn der Grad der Empfindlichkeit nicht schon früher festgestellt worden war, muß er nun sorgfältig ermittelt werden und, falls er über dem Durchschnitt liegt, empfiehlt es sich, lieber subkutan zu injizieren und mit 0,1 ccm der 10000fachen Verdünnung des Pollenextraktes (10 NOON-Einheiten) zu beginnen. Wenn der Patient eine deutliche Besserung spürt, braucht man die Dosis nicht zu erhöhen, andernfalls steigert man vorsichtig die Dosis um 0,1 ccm, bis 100 NOON-Einheiten erreicht sind. Kann eine Besserung konstatiert werden, so injiziert man nur jeden zweiten oder dritten Tag und schließlich nur jede Woche einmal. F. K. HANSEL (1941) und L. TUFT (1937) gaben der intrakutanen Methode den Vorzug und URBACH und GOTTLIEB berichten gleichfalls, daß sie mit dieser Technik beachtenswerte Erfolge erzielen konnten. Noch mehr als bei dem subkutanen Verfahren muß hier der Grad der Empfindlichkeit mit Hilfe von Hautreaktionen abgetastet werden. Man beginnt in der Regel mit 0,01 ccm der hunderttausendfachen Verdünnung des Pollenextraktes und injiziert zunächst jeden Tag, dann jeden 2., 3. oder 5. Tag oder in noch längeren Intervallen, je nach der Dauer der erzielten Besserung. Die Dosis wird um je 0,01 ccm der verwendeten Verdünnung gesteigert, woraus sich folgendes, dem Werke von URBACH und GOTTLIEB entlehntes Schema ergibt:

Tab. 5. Intrakutane cosaisonale Behandlung des Heufiebers

Nr. der Dosis	Konzentration der Extrakte			Total-N per Dosis in mg	Noon-Coca-Einheiten pro Dosis
	Verdünnung	mg N pro cm³	Dosis in cm³		
1	1:100 000	0,0001	0,01	0,000001	0,1
2			0,02	0,000002	0,2
3			0,03	0,000003	0,3
4			0,04	0,000004	0,4
5			0,05	0,000005	0,5
6	1:10000	0,001	0,01	0,00001	1,0
7			0,02	0,00002	2,0
8			0,03	0,00003	3,0
9			0,04	0,00004	4,0
10			0,05	0,00005	5,0
11	1:1000	0,01	0,01	0,0001	10,0
12			0,02	0,0002	20,0
13			0,03	0,0003	30,0
14			0,04	0,0004	40,0
15			0,05	0,0005	50,0
16	1:100	0,10	0,01	0,001	100,0
17			0,02	0,002	200,0
18			0,03	0,003	300,0
19			0,04	0,004	400,0
20			0,05	0,005	500,0

Die Injektionen sind, wenn immer möglich, vom Arzt vorzunehmen und sollen nicht, wie dies zuerst in England üblich wurde, dem Patienten überlassen werden. Als Grund wurde angeführt, daß es, speziell wenn die Injektionen täglich vorgenommen werden sollen, für den Patienten unmöglich sein kann, so oft in die Sprechstunde eines Arztes oder auf eine Klinik zu kommen, als es das Behandlungsschema erfordern würde. Diese Schwierigkeiten machen sich in großen Städten und im Falle der Zentralisierung der Behandlungsstätten geltend und so ist es verständlich, daß Londoner Ärzte und Kliniken, wie die Asthmaklinik des St.-Mary-Hospitals in London, zuerst diesen Weg beschritten haben. Auch URBACH und GOTTLIEB (1946, S. 548) finden, daß kein ernstlicher Einwand dagegen erhoben werden könne, einem intelligenten und züverlässigen Patienten die Technik der intrakutanen Selbstinjektion beizubringen und ihn auch über den Gebrauch von Epinephrin zu belehren. Nur dürfe die Behandlung bloß für die Zeit einer Woche vereinbart werden und der Patient müsse sich dann wieder beim Arzt einstellen, um neue Instruktionen entgegenzunehmen. Wieviele Heufieberkandidaten, denen man aus sozialen Gründen die vielen Wege zum Arzt gerne ersparen möchte, sind aber so verläßlich und so intelligent als hier gefordert wird? Und nach des Verfassers unmaßgeblicher Meinung sollte man einen Laien alles eher lehren als die Kunst, sich selbst Injektionen zu verabreichen!

Die ganzjährige oder Dauerbehandlung. Die präsaisonale und die cosaisonale Behandlung haben den Nachteil, daß sie mit dem Ende der Heufieberzeit unterbrochen werden und daß die erzielte Immunität dann rasch zurückgeht; mit dem Beginn der nächsten Heufieberperiode muß infolgedessen in der Regel eine erneute Behandlung einsetzen, um den Verlust wieder auszugleichen. Diese Überlegung veranlaßte Z. W. STEWART (1926), die ganzjährige Behandlung vorzuschlagen, die dann von einer Reihe von Autoren [A. BROWN (1927), A. VAN DER VEER, R. A. COOKE und W. C. SPAIN (1927), J. S. KAHN (1927)] vervollkommnet wurde und derzeit zahlreiche Anhänger hat.

Die ganzjährige Behandlung kann sich als einfache Fortsetzung an eine präsaisonale oder cosaisonale Therapie nach dem Ende der Heufieberperiode anschließen und besteht dann einfach darin, daß die letzte Dosis beibehalten und in Intervallen von zwei Wochen ein Jahr hindurch injiziert wird; wenn möglich, sollen nicht weniger als 4000 NOON-Einheiten verabfolgt werden. Fünf Wochen vor dem Beginn der nächsten Saison empfiehlt es sich, jede Woche zu injizieren und die Dosen soweit als möglich zu steigern, während der Heufieberzeit aber unter Beibehaltung des siebentägigen Intervalls die Dosen zu erniedrigen, mit Rücksicht darauf, daß sich zu dieser Wirkung der injizierten Pollensubstanz auch jene der vom Patienten eingeatmeten Pollen hinzugesellt. Wenn man gezwungen ist, die Behandlung mit einem frisch hergestellten Pollenextrakt fortzusetzen, wird empfohlen, zunächst einen Teil des neuen mit zwei Teilen des alten Extraktes und bei der nächsten Injektion zwei Teile des neuen mit einem Teil des alten zu vermischen; wenn keine Reaktionen eintreten, kann man dann den neuen Extrakt allein verwenden.

Wird aber die ganzjährige Behandlung außerhalb der Heufieberzeit eingeleitet, so verfährt man zunächst so wie bei der präsaisonalen Therapie. Man ermittelt also mit Hilfe von Hautreaktionen den Grad der Empfindlichkeit des Patienten gegen den für die Behandlung bestimmten Pollenextrakt und beginnt dann den Zyklus der Subkutaninjektionen in der auf S. 156 geschilderten Weise. Ist der Zyklus beendet, so schließt man an denselben die alle zwei Wochen zu verabreichenden Aufrechterhaltungsdosen in der oben beschriebenen Art an. Die ganzjährige Behandlung setzt voraus, daß der Patient die Möglichkeit und auch den Willen hat, sich den Aufrechterhaltungsinjektionen regelmäßig zu unterziehen. Ist das nicht der Fall, so sieht sich der Arzt genötigt, immer wieder auf niedrigere Dosen zurückzugreifen.

Allgemeinerscheinungen lassen sich, wenn man entsprechend vorsichtig zu Werke geht, in der Regel vermeiden. Besonders sind jene mit schockartigem Charakter zu fürchten und gerade diese können, wenn auch nur selten, auftreten, ohne daß irgendein Fehler in Frage kommt [M. M. Peshkin (1936)]. Es wird empfohlen, in solchen Fällen die weitere Aufnahme von Allergen in die Zirkulation zu verhindern (sofortiges Abbinden des Armes oberhalb der Injektionsstelle und später langsames Lockern der Staubinde) und subkutan oder intravenös 1 mg Adrenalin zu injizieren; bei drohender Atemlähmung ist Lobelin, wenn Symptome von akuter Herzdilatation auftreten, Strophantin (1 mg intravenös) angezeigt. Vielfach hat man dem Atropin den Vorzug vor dem Adrenalin bei der Behandlung des Schocks einräumen wollen; M. Walzer und A. A. Thommen [in Coca, Walzer und Thommen (1931)] teilen diese Ansicht nicht, weil das Atropin im kritischen Moment nicht rasch genug wirkt und weil es bei unmittelbarer Gefahr leicht überdosiert wird.

Über die Dosierung der Pollenextrakte sowie über die zwischen den einzelnen Injektionen einzuhaltenden Intervalle bei der ganzjährigen Behandlung gingen die Ansichten der erfahrenen Spezialisten, seit sich das Verfahren einzubürgern begann, auseinander. F. M. Rackemann (1931) empfahl das Prinzip der „optimalen Dosis“, welche bei jedem Patienten empirisch ermittelt werden muß und welche nicht zu hoch sein dürfe; G. T. Brown dagegen erzielte gerade mit sehr hohen Dosen (bis 1 bis 2 ccm eines 10%igen Pollenextraktes) gute Resultate und oft dauernde Desensibilisierungen. Was die Intervalle zwischen den einzelnen Aufrechterhaltungsdosen betrifft, sind 4 Wochen nicht ratsam, da man unter solchen Umständen relativ häufig Allgemeinerscheinungen beobachtet. URBACH und GOTTLIEB (1946, S. 549) ziehen das Intervall von 2 Wochen vor, geben aber zu, daß man bis auf 3 Wochen hinaufgehen kann, wenn sich die Dauerbehandlung bereits auf ein zweites Jahr erstreckt. Auch bestehen Differenzen hinsichtlich der Beantwortung der Frage, ob man mit Gemischen von Pollenextrakten (Gras- und Ambrosiapollen) oder mit den einzelnen Extrakten gesondert behandeln soll.

1939 äußerte sich D. HARLEY über die Erfolge der spezifischen Therapie des Heufiebers wie folgt: „Die spezifische Desensibilisierung ist zweifellos die wirksamste und am besten durchführbare Behandlungsmethode, die wir zur Zeit besitzen.“ In der Literatur stößt man auf eine stattliche Zahl von Berichten, denen zufolge 80 bis 90 % der Patienten von ihren Beschwerden während der Heufiebersaison in befriedigendem Ausmaß befreit werden können. Aber diese optimistische Beurteilung entspricht zweifellos nicht dem wahren Sachverhalt. Die Statistiken, welche veröffentlicht wurden, widersprechen einander, zum Teil in erheblichem Grade, was insoferne begreiflich ist, als verschiedene Präparate, verschiedene Dosen und verschiedene Behandlungsschemata verwendet wurden; das Patientenmaterial war inhomogen (Kinder und Erwachsene, schwere und leichte, frische und alte Fälle, verschiedene Heufiebertypen) und die Klassifikation der Ergebnisse erfolgte nach differenten Gesichtspunkten. Auch ist die Beurteilung der Besserung einerseits von der subjektiven Einschätzung des Patienten, anderseits aber auch von der parteiischen Einstellung des Arztes auf die von ihm favorisierte Methode und ihre theoretische Begründung abhängig [C. H. EYERMANN (1945)]. Die Einschätzung der Erfolge bereitet übrigens Schwierigkeiten, welche sich auch durch den Willen zur objektiven und systematischen Erfassung der Erfahrungen nicht ganz überwinden lassen. Eine „Besserung“ kann z. B. darauf beruhen, daß der Pollengehalt der Luft in der nächsten Heufieberzeit infolge der meteorologischen Verhältnisse relativ gering ist. Auch kann ein und dasselbe Verfahren in einer bestimmten Gegend besser wirken als in einer anderen, weil die Atmosphäre in dieser stärker oder mit wirksameren Pollenarten geschwängert ist.

Von den meisten Autoren werden vollkommene Versager zugegeben, d. h. Fälle, in welchen es trotz zeitgerechter und sachgemäßer Behandlung nicht gelingt, das Auftreten der Beschwerden in der folgenden Saison zu verhindern oder auch nur merklich abzuschwächen. G. T. BROWN (1934), dessen Behandlung mit maximalen Pollendosen bereits erwähnt wurde, behauptete zwar, daß sich durch diese Methode Mißerfolge sicher vermeiden lassen. Das Verfahren ist dadurch charakterisiert, daß man mit den Injektionen womöglich schon sechs Monate vor der Saison beginnt und zwischen die Einspritzungen lange (6- bis 7tägige) Intervalle einschaltet; diese lange Behandlungsdauer erlaubt es, sehr hohe Dosen zu erreichen, wozu man hochkonzentrierte (6- bis 10%ige) Pollenextrakte benötigt. Hat die Saison begonnen, so darf man mit den Dosen nach G. T. BROWN nicht weiter hinaufgeben, sondern soll die letzte vor der Saison erreichte Dosis wöchentlich einmal wiederholen oder, wenn sich Heufiebersymptome zeigen sollten, noch etwas weniger injizieren, sonst würden sich injizierte und eingeatmete Pollenmengen summieren und der refraktäre (somit als relativ gedachte) Zustand könnte einem solchen Impuls nicht standhalten. Ob das alles stimmt, darf auf Grund der Publikationen anderer Spezialisten bezweifelt werden. Im allgemeinen liegt die Sache so, daß der Grad der Immunität, gleichgültig, ob man diese als Antikörperbildung oder als Toleranz gegen ein toxisches Agens erfaßt, von der in den Organismus eingeführten Menge des immunisierenden Agens weit weniger abhängt als von der iterativen Einwirkung des Agens und von der individuellen Beschaffenheit des immunisierten Organismus. Eher könnte man sich zur Rechtfertigung der von G. T. BROWN empfohlenen supraintensiven Methode auf die im anaphylaktischen Experiment an Meerschweinchen und Hunden gemachte Erfahrung berufen, daß die Behandlung mit massiven und besonders mit oft wiederholten Antigendosen die Entwicklung des anaphylaktischen Zustandes hemmt oder ganz verhindert [vgl. hiezu das Kapitel „Immunität" bei R. DOERR (1950, S. 174)]. Wie weit diese Analogie berechtigt ist, könnte durch Experimente an Tieren ermittelt werden, etwa indem man einerseits geeignete Pollenextrakte nach dem Vorgange von A. DE BESCHE (1929), B. RATNER und H. L. GRUEHL (1930), W. L. WINKENWERDER, H. EAGLE und C. E. ARBESMAN (1939), A. H. CAULFEILD, M. H. BROWN und E. T. WATERS (1937) als Anaphylaktogene verwendet und anderseits heufiebererkrankte Hunde den supraintensiven und anderen Behandlungsmethoden unterzieht.

Praktisch genommen ist eine absolut sichere Prognose vor Beginn einer prophylaktischen Kur nicht möglich; während bzw. nach Abschluß der präsaisonalen Behandlung gibt das Verhalten der Hautreaktionen gewisse Anhaltspunkte, indem das Schwinden der Empfindlichkeit des Hautorgans eine günstige Wirkung voraussehen läßt.

Bleibt ein Heufieberkandidat infolge wiederholter Desensibilisierung durch 1, 2 oder mehrere Jahre anfallsfrei, so ist er deswegen noch nicht als geheilt zu bezeichnen; der allergische Zustand kann auch nach längerer Zeit wiederkehren, nicht selten schon im ersten Jahr, nachdem die Behandlung ausgesetzt hat. Natürlich können auch negative Hautreaktionen wieder positiv werden. Will man eine permanente Desensibilisierung oder Deallergisierung konstatieren, so kann man nur so vorgehen, daß man die Behandlung probeweise unterbricht und feststellt, ob die typischen Symptome trotz stattfindender Exposition nicht mehr auftreten; zeigen sie sich erneut, so muß man, falls Patient und Arzt an der ursprünglichen Absicht festhalten, wieder mit den Injektionen beginnen, wobei dieselbe Vorsicht geboten erscheint wie bei einem neuen Fall.

b) Andere Allergien des Respirationstraktes.

Ähnlich gestaltet sich die spezifische Desensibilisierung *bei den anderen Formen der Allergien des Respirationstraktes* (*allergische Rhinitis, allergisches Asthma*). Auch hier ist die Ermittlung des oder der auslösenden Stoffe durch die Anamnese, durch unfreiwillige oder absichtliche Versuche des Patienten und durch qualitative und quantitative Hautproben das Wichtigste. Die für die spezifische Desensibilisierung benötigten Präparate können aus Pollen (beim Heuasthma), aus Tierhaaren, Tierschuppen, Federn, aus Wohnungsstaub, aus Nahrungsmitteln (beim Asthma, welches durch Eier, Milch, Weizen usw. ausgelöst wird), aus Schimmelpilzen oder aus Bakterien (bakteriogenes Asthma) hergestellt werden oder aus Drogen (Arzneien) bestehen (Aspirin-, Chininasthma). Die Herstellung wirksamer, steriler und haltbarer Lösungen ist nicht immer ganz einfach, Vorschriften findet man bei K. Hansen (1933), E. Urbach (1935), A. Coca, M. Walzer und A. A. Thommen (1931), K. Jaffe (1939), Urbach und Gottlieb (1946) u. a. Die Einverleibung erfolgt subkutan mit mehrtägigen Intervallen, wobei meist mit 0,1 ccm jener Höchstkonzentration begonnen wird, welche gerade keine positive Intrakutanreaktion mehr hervorzurufen vermag (oft 0,1 ccm der 100000fachen Verdünnung); dann steigert man zunächst im Bereiche der gleichen Verdünnung das Injektionsvolum allmählich bis auf 0,9 ccm, geht dann zur 10000fachen Verdünnung über und beginnt hier wieder mit 0,1 ccm usw. Die Behandlung kann als beendet angesehen werden, wenn die Intrakutanprobe auch mit der 100fachen Verdünnung des zur Behandlung verwendeten Präparates negativ ausfällt und wenn der Erfolg praktisch in Erscheinung tritt, d. h. wenn der Kontakt mit der auslösenden Substanz anstandslos vertragen wird. Eine Indikation zur spezifischen Desensibilisierung besteht aber im allgemeinen nur dann, wenn die auslösende Substanz nicht oder nur schwer vermieden werden kann.

Insbesondere wird die Allergie gegen Drogen und Arzneimittel nur in ganz besonderen Fällen durch spezifisch desensibilisierende Subkutaninjektionen behandelt, einerseits wegen der Gefährlichkeit des Verfahrens, anderseits wegen der unbefriedigenden Resultate. In der Regel ist die gänzliche Ausschaltung der Substanz oder, falls es sich um ein Medikament handelt, der Ersatz durch eine andere Verbindung mit gleicher pharmakodynamischer Leistung der beste und sicherste Weg.

c) Das bakterielle Asthma.

Unter dieser Bezeichnung faßt man asthmatische Zustände zusammen, von welchen man annimmt, daß sie auf einer Sensibilisierung durch Bakterien beruhen. Man kann sich diesen ätiologischen Zusammenhang in verschiedener Weise vorstellen. Auf alle Kombinationen einzugehen, hat wenig Zweck, da es sich zum größten Teil um hypothetische Interpretationen von bestimmten Beobachtungskomplexen handelt. Es genügt, daß man drei Hauptgruppen aufgestellt hat, nämlich 1. die Sensibilisierung durch Proteine oder Polysaccharide der auf der Schleimhaut der Luftwege vorhandenen Bakterien, wobei es sich um saprophytische und nicht im engeren Sinne pathogene Keime handeln kann; 2. Sensibilisierungen, welche von fokalen extrapulmonalen Infektionen ausgehen, eine Gruppe, deren Existenz dadurch bezeugt wird, daß das Asthma verschwindet, wenn man den Infektionsherd entfernt oder zur Heilung bringt, z. B. durch Tonsillektomie, durch Extraktion infizierter Zähne oder durch chirurgische oder chemotherapeutische Behandlung einer bestehenden Sinusitis; 3. das Asthma als Folgezustand akuter Infektionskrankheiten der oberen Luftwege (Pneumonie, Influenza, Bronchopneumonie, Pertussis, Bronchitis bei Masern).

Eine spezifische Desensibilisierung wurde nur bei der ersten und der dritten Form des bakteriellen Asthmas versucht, und zwar in der Art, daß man aus dem Auswurf der Patienten Bakterien züchtete und zur Herstellung des desensibilisierenden Präparates („Vaccine") jene Stämme verwendete, auf welche die Haut des Patienten allergisch reagierte. Da aber auch die Haut normaler Individuen auf kleine Mengen solcher Präparate reagieren kann, ist der positive Erfolg der Intrakutaninjektion in ätiologischer Hinsicht nicht entscheidend und R. A. Cooke und R. C. Grove (1935) schlugen daher vor, eine positive Hautreaktion nur dann als spezifisch zu betrachten, wenn sie auch von einer Herdreaktion, d. h. von einem Asthmaanfall begleitet wird. Andere Spezialisten, u. a. E. Urbach und Ph. Gottlieb (1946, S. 575) haben sich diesem Standpunkt angeschlossen.

Man unterscheidet Autovaccinen, welche aus den Bakterien des Auswurfes des Patienten hergestellt werden und Heterovaccinen, welche vorrätig gehalten oder im Handel vertrieben werden, und nicht aus den Bakterien des zu behandelnden Falles gewonnen wurden. Statt Autovaccinen hat man auch Autolipoidextrakte aus dem Sputum oder durch Filtration sterilisierte Sputumautolysate mit Erfolg benützt. Handelt es sich um Bakteriensuspensionen, so beginnt man mit 1 Million Bakterien subkutan und steigt dann sukzessive mit der Dosis, zuerst in kürzeren (dreitägigen) Intervallen, hierauf, sobald sich die erste Lokalreaktion eingestellt hat, in längeren (einwöchigen) Abständen. Die terminale

Höchstdosis wird mit 100, 200 ja 800 Millionen Keimen bemessen; dementsprechend variiert auch die Behandlungsdauer, die aber jedenfalls mit einigen Monaten zu präliminieren ist. Es wird überdies empfohlen, die erreichte Höchstdosis noch ein halbes bis ein ganzes Jahr lang alle Monate zu wiederholen. Liefert keiner der aus dem Organismus des Kranken isolierbaren Bakterienstämme eine positive Hautreaktion, so halten sich viele Spezialisten doch für berechtigt, ein bakteriogenes Asthma (mit fehlender kutaner Allergie oder gegen unbekannte sensibilisierende Keime) anzunehmen und auf die Wahrscheinlichkeitsdiagnose hin eine Therapie einzuleiten, zu welcher dann eine polyvalente Auto- oder Heterovaccine benützt wird, d. h. Gemische verschiedener, meist willkürlich ausgewählter Bakterien der Nasen-, Mund- und Bronchialflora. Ob man unter solchen Umständen von einer spezifischen Desensibilisierung sprechen kann, ist mehr als fraglich, und viele Autoren stellen sich auf den Standpunkt, daß eine derartige Behandlung als eine Spezialform der unspezifischen Asthmatherapie aufzufassen sei. Ob die Erfolge besser oder schlechter sind als bei der Behandlung mit Autovaccinen, auf deren Komponenten die Haut des Asthmatikers positiv reagiert, wird verschieden beantwortet. MATTHEW WALZER [in COCA, WALZER und THOMMEN (1931, S. 296)] äußert sich hierzu in dem Sinne, daß man zwar häufig auf Fälle stößt, in welchen die vorrätig gehaltene Heterovaccine versagt, während eine Autovaccine wahre Wunder wirkt, daß aber oft genug das Gegenteil zutrifft; wie bei anderen Arten unspezifischer Therapie sei es meist Sache des Zufalls, ob man das wirksame Mittel findet.

Eine Kombination zwischen spezifischer und unspezifischer Behandlung des bakteriogenen Asthmas ist die Behandlung durch Inhalation von Antibioticis in Aerosolform. Sie ist in ätiologischem Sinne spezifisch, weil sie die temporäre oder permanente Ausschaltung des ätiologischen Agens, der Bakterienflora der Innenwände des unteren Respirationstraktes anstrebt, und sie ist unspezifisch, weil sie sich nicht gegen ein bestimmtes Allergen richtet. Seit H. A. ABRAMSON [s. H. A. ABRAMSON (1949, S. 84—124)] die physikalischen Bedingungen für eine Aerosoltherapie der Lungeninfektionen durch Penicillin festgelegt und insbesondere die Partikelgröße (den Durchmesser) der Teilchen ermittelt hatte, welche ein Vordringen des Penicillins bis in die Lungenalveolen ermöglicht, lag es nahe, die hiemit eröffnete Möglichkeit für die Behandlung des bakteriogenen Asthmas auszunützen. Die Flut von Publikationen, welche sich durch diesen Dammbruch über die an Allergien interessierte medizinische Welt ergoß, soll hier nicht detailliert werden; man findet ohnehin alles, was hieher gehört, in der oben zitierten, allgemein zugänglichen Abhandlung von H. A. ABRAMSON. Soweit speziell die Therapie des bakteriogenen Asthmas tangiert wird, sei ein Artikel von S. J. PRIGAL (1951) eingehender besprochen.

PRIGAL geht davon aus, daß Infektionen eine wichtige Rolle bei der Entstehung nasaler oder bronchialer Symptome allergischer Patienten spielen. Diese Infektionen können, meint PRIGAL, durch sachgemäß angewendete Antibiotica erfolgreich bekämpft werden, und nach seiner Erfahrung sei die Anwendung der Antibiotica in Aerosolform besonders wirkungsvoll. Das Antibioticum könne, wenn es sich um Penicillin oder Streptomycin handelt, in doppelter Weise zur Auswirkung gelangen, einerseits lokal und anderseits nach seiner Resorption vom Blute aus; nur das Bacitracin mache eine Ausnahme, da es bloß örtlich wirke. Nach PRIGAL ist es unwesentlich, ob die Infektion die Ursache des Asthmas ist oder eine bloße Komplikation; die Infektion müsse auf jeden Fall behandelt werden. Die Ausrottung der Infektion könne eine wesentliche Besserung zur Folge haben. Diesen verheißungsvollen allgemeinen Indikationen für die Einleitung einer Aerosoltherapie mit einem Antibioticum stehen indes einige, zum Teil theoretisch, zum Teil empirisch begründete Einschränkungen gegenüber. Zunächst kann die erwartete Besserung ausbleiben, weil das die Luftwege infizierende Bakterium nicht in den Wirkungsbereich des als Aerosol verwendeten Antibioticums fällt oder weil nur ein Teil der infizierenden Keime von dem Antibioticum erfaßt wird. Durch Kulturen und Hemmungsreaktionen kann man sich hierüber Gewißheit verschaffen. In solchen Fällen kann man Kombinationen von zwei oder mehreren Antibiotica verwenden, z. B. Penicillin und Bacitracin [S. J. PRIGAL und M. L. FURMAN (1949)]. Es kann vorkommen, daß der Patient gegen das Antibioticum allergisch ist, nach den persönlichen Erfahrungen des Verfassers sogar in hohem, das Leben bedrohendem Grade. Allerdings sind solche Vorkommnisse relativ selten. PRIGAL stieß unter 248 Patienten nur auf 9, welche auf Penicillin mehr oder minder schwer reagierten:

1 Patient zeigte das Syndrom der Serumkrankheit,
2 bekamen eine leichte Urticaria,
4 reagierten mit einer Kontaktdermatitis im Gesicht und
2 mit Glossitis.

Anderseits ist es natürlich nicht ausgeschlossen, daß die Allergie gegen das Antibioticum, speziell gegen Penicillin nicht schon vor der Behandlung besteht, sondern daß sie sich im Laufe der Aerosoltherapie entwickelt; dies scheint sogar häufiger zu sein als eine präexistente Penicillinallergie, da sonst schon sie erste Inhalation eines Penicillinaerosols Störungen hervorrufen würde, welche von einer Fortsetzung dieser Therapie abhalten müßten.

Die Dosierung, das Vehikel, die Art der Zufuhr und die Häufigkeit der Behandlung mit Penicillin, Streptomycin und Bacitracin in Aerosolform hat PRIGAL in Tab. 6 zusammengestellt, in welche auch Antispasmodica und schleimlösende Mittel aufgenommen wurden.

Tab. 6. Empfohlenes Dosierungsschema für die Aerosoltherapie (PRIGAL).

Typus der Arznei	Name des Medikamentes	Art der Zufuhr	Verdünnungsmittel	Menge / Dosis	Häufigkeit der Anwendung
Antispasmodica	Aminophyllin	freie Inhalation	H_2O	0,25 bis 0,5 g in 10 bis 20 ccm Wasser	1- bis 3mal täglich
	Isuprel	freie Inhalation	H_2O	1 bis 2 ccm einer 1- bis 280fachen Lösung in 10 ccm H_2O	1- bis 3mal täglich
Antibiotica	Penicillin	freie Inhalation	H_2O	50 bis 100000 E in 10 bis 20 ccm H_2O	2- bis 3mal täglich
		geschlossenes Zimmer („Badezimmer“)	Propylenglykol 18 ccm + 2 ccm Glyzerin	200 bis 400000 E	1- bis 2mal täglich
		Atemzelle („breathing box“)	Propylenglykol 20 ccm	50 bis 300000 E	1- bis 2mal täglich
	Streptomycin	Atemzelle („breathing box“)	1 bis 2 ccm H_2O und 18 ccm Propylenglykol	0,5 bis 1,0 g	1- bis 3mal täglich
	Bacitracin	Atemzelle („breathing box“)	Propylenglykol	25 bis 50000 E	1- bis 2mal täglich
Mucolytica	Ammoniumchlorid	freie Inhalation	H_2O	10 ccm einer 5prozentigen Lösung	1- bis 3mal täglich

In technischer Hinsicht ist zu bemerken, daß S. J. PRIGAL einen besonderen Apparat verwendete, der aus der Kombination eines Dampfkessels mit einem Aerosolerzeuger bestand [S. J. PRIGAL (1946)]. Die Dauer der Behandlung betrug 1 bis 4 Wochen, selten länger; sie muß nach PRIGAL solange fortgesetzt werden, bis alle Zeichen der Infektion geschwunden sind, was bei akuten Infektionen schon nach 24 bis 48 Stunden der Fall sein kann, während die Entkeimung bei chronischen Infektionen meist längere Zeit beansprucht. Der Erfolg hängt natürlich auch von der Art des verwendeten Antibiotikums und von der Spezies der zu eliminierenden Bakterien ab; so werden z. B. Streptokokken und Pneumokokken durch Penicillin leicht eliminiert, wogegen sich manche Staphylokokkenstämme als widerstandsfähiger erweisen.

Über die erzielten Erfolge gibt S. J. PRIGAL (1951) auf Grund seiner an 131 ambulatorischen Patienten, die an infektiösem Asthma litten, angestellten Beobachtungen in folgender Form Auskunft:

Tabelle 7.

Besserung	Erwachsene Patienten	Prozente	Kinder	Prozente
gering	9	9,2	3	9,1
mäßig	18	18,3	8	24,2
ausgesprochen	58	59,2	20	60,6
unverändert	8	8,2	2	6,0
Verschlechterung	5	5,1	0	0
	98		33	

Das Patientenmaterial war also klein, die Berechnung von Prozenten daher nicht gerechtfertigt, und die Beurteilung des Grades der erzielten Besserung war von dem subjektiven Ermessen des behandelnden Arztes und der Einstellung des Patienten abhängig.

Bei Patienten, welche im Anschluß an Erkältungen asthmatische Beschwerden bekommen, kann auch die prophylaktische Behandlung mit Penicillin-Aerosol erfolgreich angewendet werden. Das Intervall zwischen dem Beginn des infektiösen Katarrhs und dem Einsetzen der asthmatischen Störungen kann zwischen 12 Stunden und mehreren Tagen schwanken, und wenn man das Penicillinaerosol in dieser Zeit einwirken läßt, kann man nach den Erfahrungen von S. J. PRIGAL, L. J. MORGANBESSER und F. P. INTYRE (1947) und S. J. PRIGAL (1951, S. 59) das Asthma, wenn auch nicht immer, so doch sehr häufig (es werden 95% positive Resultate angegeben) verhindern, falls man zeitig genug, genauer präzisiert in der Virusphase des Katarrhs und nicht erst, wenn der Auswurf eitrig geworden ist, interveniert. Für diese Asthmaprophylaxe empfiehlt PRIGAL, das Aerosol aus 100000 Penicillineinheiten in der Atemzelle

(„breathing box") einmal täglich durch drei Tage hindurch einwirken zu lassen.

Für Kinder wird die „Baderaummethode" empfohlen. Das Kind wird in eine Badewanne gesetzt und von einem der Eltern überwacht, zweckmäßig von jenem, der selbst an einer klinisch oder bakteriologisch nachgewiesenen Infektion der Luftwege leidet. Der vorgeheizte Raum muß während der Einwirkung des Aerosols geschlossen sein. Wenn man 1 bis 2 ccm Glyzerin zu der Lösung des Penicillins in Propylenglykol zusetzt, hält sich das Aerosol wenigstens 40 Minuten lang in der Luft des Baderaumes, was durch Exponierung von Nährböden, die mit Bakterien beimpft sind, nachgewiesen werden kann.

Die Behandlung mit Antibiotica, führt PRIGAL aus, richtet sich gegen die Infektion und nicht gegen die Symptome des Asthmas, da nicht alle Fälle von Asthma von einer Infektion begleitet sind. Ist aber die Infektion die alleinige Ursache des Asthmas, so ist die antibiotische Therapie völlig ausreichend und andere Methoden der Diagnostik und Behandlung allergischer Krankheiten (Hautproben, wiederholte Vakzinetherapie) können entfallen. In anderen Fällen kann eine Kombination von antibiotischer Behandlung und Desensibilisierung indiziert sein (gemischtes Asthma). In allen Fällen sollte aber die vitale Kapazität der Lungen gebessert werden, und zwar vor Einleitung der antibiotischen Therapie, wozu sich Inhalationen mit Aminophyllin, allein oder in Kombination mit Isuprel, eignen. PRIGAL wendet sich nicht gegen die früher angewendeten Methoden der Asthmabehandlung, betont aber, daß sie nur durchgeführt werden sollen, wenn sie sich als notwendig erweisen; außerdem wird als besonderer Vorteil der antibiotischen Therapie gerühmt, daß seit ihrer ausgedehnteren Anwendung die chirurgischen Eingriffe an der Nase, dem Pharynx und den Nebenhöhlen der Nase (Tonsillektomie, Exstirpationen von Polypen, Eröffnung der Nebenhöhlen wegen Sinusitis) auffallend abgenommen haben.

d) Alimentäre Allergien.

Patienten, welche gegen *Nahrungsmittel* (mit asthmatischer, gastrointestinaler oder exanthematischer Reaktionsform) allergisch sind, können desensibilisiert werden:

1. Spontan. Spontane Heilungen kommen bei allen Formen der Allergien vor, sind aber bei den alimentären Allergien relativ häufiger. So gehen die Allergien der Säuglinge in einem gewissen Prozentsatz der Fälle von selbst zurück [O. SCHLOSS (1912)] und auch bei Erwachsenen schwinden solche Zustände bisweilen ohne jede Behandlung, besonders zwischen dem 40. und 50. Lebensjahre (eigene Beobachtungen).

2. Durch die im Abschnitt über das Heufieber beschriebenen syste-

matischen Subkutaninjektionen des Allergens. Dieses Verfahren ist jedoch nur dann angezeigt, wenn sich das auslösende Nahrungsmittel aus der Ernährung des Patienten nicht ausscheiden läßt, ein Fall, der kaum eintreten kann, da eine sehr große Zahl von verschiedenen Proteinen, Kohlehydraten, Fetten und vitaminhaltigen Stoffen bzw. Vitaminen in reiner Form zur Verfügung steht.

3. Durch Verfütterung steigender Dosen des Nahrungsmittels, das man in Form von Flüssigkeiten (Milch, Eiereiweiß) oder als trockenes Pulver in Kapseln verschlucken läßt, falls die direkte Berührung mit den Mund- oder Rachenorganen zu starken Schwellungen der Lippen, der Zunge oder des Aditus ad laryngem führt. Die Anfangsdosen müssen so niedrig bemessen werden und die allmähliche Steigerung muß so vorsichtig erfolgen, daß keine ernsteren Störungen zu befürchten sind. Namentlich bei Kindern kann man kaum behutsam genug zu Werke gehen, da Fälle bekannt sind, in welchen schon ein oder einige wenige Tropfen Kuhmilch oder Eiereiweißlösung, als einleitende Gaben verabreicht, schwere Allgemeinerscheinungen, insbesondere asthmatische Dyspnoe hervorriefen. Infolgedessen braucht man längere Zeit (3 bis 6 Monate), bis eine hinreichende Toleranz erreicht ist. Resensibilisierungen nach verschiedenen Intervallen wurden beobachtet. Manche Autoren haben über einzelne gute Resultate berichtet. A. H. Rowe (1931) bezeichnet jedoch in seinem Werk „Food allergy“ die Ergebnisse im allgemeinen als unbefriedigend und zieht die gänzliche Ausschaltung des auslösenden Nahrungsmittels vor, um so mehr, als dadurch nach seinen Erfahrungen, die mit denen des Verfassers übereinstimmen, die spontane Rückbildung der Nahrungsmittelallergie begünstigt bzw. beschleunigt wird.

2. Die unspezifische Desensibilisierung.

a) Pepton und Propeptane.

An erster Stelle wäre hier die Peptonbehandlung der Asthmatiker und der alimentären Allergien zu nennen. Sie stützt sich auf die von A. Biedl und R. Kraus (1909, 1910) an Hunden festgestellten Beziehungen zwischen Peptonschock und anaphylaktischem Schock, die sich nicht nur symptomatologisch gleichen, sondern sich auch gegenseitig antagonistisch beeinflussen können. Die Peptonbehandlung wurde für Nahrungsmittelallergien von Ph. Pagniez und Pasteur Vallery-Radot (1916) vorgeschlagen. 0,5 g Pepton, 30 bis 45 Minuten vor der Mahlzeit eingenommen, sollte das Auftreten von allergischen Symptomen (Urticaria, gastrointestinale Erscheinungen, Quinckesche Ödeme) verhindern. In der Anordnung erinnert das Verfahren an die bekannte Tatsache, daß man ein anaphylaktisches Tier gegen die Injektion einer großen Antigenmenge schützen kann, wenn man in relativ kurzem Zeitabstande die Injektion einer kleinen Antigendosis vorschaltet [A. BESREDKA (1907)]; der so erzielte Zustand rasch eintretender vorübergehender Toleranz wurde und wird vielfach als Skeptophylaxie bezeichnet. Der Unterschied gegenüber der kurzfristigen Wirkung einer prophylaktischen Peptongabe besteht nur darin, daß das Pepton nicht „spezifisch", d. h. daß es mit der Substanz nicht identisch ist, welche beim Patienten die allergischen Symptome auslöst. Dieser Mangel an Spezifität wurde von einigen Autoren [A. G. AULD (1921), F. LUITHLEN (1926), E. URBACH (1930a, b)] als Nachteil bewertet und für das gelegentliche Versagen des Peptonschutzes — speziell bei der Anwendung der gewöhnlichen Handelspeptone — verantwortlich gemacht. Um eine stärkere Annäherung an das Modell des antianaphylaktischen Experimentes und damit eine Verbesserung der praktischen Ergebnisse zu erzielen, stellten F. LUITHLEN (1926) und E. URBACH (1930a, b) spezifische Peptone (sogenannte Propeptane) aus den auslösend wirkenden Eiweißarten der Nahrung her, welche in Tablettenform 45 Minuten vor der Mahlzeit eingenommen werden können, falls nur ein skeptophylaktischer Effekt im Sinne von PAGNIEZ und PASTEUR VALLERY-RADOT beabsichtigt wird; wenn man aber eine Desensibilisierung anstrebt, muß man steigende Dosen des auslösenden Allergens verabreichen, aber unter jedesmaliger Vorschaltung des korrespondierenden Propeptans.

Als Beispiel einer derartigen Propeptankur geben URBACH und GOTTLIEB folgendes Schema an (1946, S. 220), welches einen Fall von Allergie gegen Kuhmilch betrifft.

Tabelle 8.

Tag	Propeptantablette (0,1 g pro Stück)	Milch (ccm) 45 Min. später	Symptome
1.	1	10	Dyspnoe
2.	2	10	leichte Dyspnoe
3.	3	10	—
4.	3	20	—
5.	3	30	—
6.	3	50	Diarrhoe
7.	3	50	—
8.	3	75	—
9.	3	100	—
10.	3	150	—
11.	3	200	—
12.	2	200	—
13.	1	200	—
14.	½	200	—
15.	0	200	—
sodann täglich	0	250	—

In diesem als Muster vorgeführten Beispiel scheint es sich jedenfalls um eine leichte Allergie gehandelt zu haben; eine bestimmte Aussage ist jedoch nicht möglich, da nicht angegeben wird, wie der Patient auf Kuhmilch ohne vorgeschaltetes Milchpropeptan reagiert hatte.

Nach E. URBACH (1933) erhält man die Propeptane durch langdauernde Verdauung der eiweißhaltigen Nahrungsmittel durch Salzsäure und Pepsin, woran noch eine Verdauung mit Trypsin angeschlossen wird. Sie stellen ein Gemisch von Proteosen, Peptonen, Subpeptonen, einfachen Peptiden und Aminosäuren dar, enthalten aber im Gegensatz zu den gewöhnlichen im Handel vertriebenen Peptonen kein durch Säure fällbares natürliches Protein [E. URBACH, G. JAGGARD und D. CRISMAN (1944)]. In immunologischer Hinsicht sollen die Propeptane eine durch ihre Herkunft bedingte Spezifität bekunden, indem beispielsweise ein durch Hühnereiweiß sensibilisiertes Meerschweinchen gegen den akut letalen anaphylaktischen Schock wohl durch Injektion oder Verfütterung eines aus Hühnereiereiweiß hergestellten Propeptans, nicht aber durch ein Propeptan anderer Provenienz, nicht einmal durch Propeptan aus Hühnerfleisch geschützt werden kann [E. URBACH und S. KITAMURA (1934)]. Diese strenge Spezifität ist angesichts des durch die Herstellung bewirkten weitgehenden Eiweißabbaues unverständlich und W. JADASSOHN und W. SCHAAF (1935) konnten in der Tat feststellen, daß der Uterus eines mit Eiereiweiß sensibilisierten Meerschweinchens auf das Propeptan aus Eiereiweiß im SCHULTZ-DALE-Test nicht reagiert, daß also die Propeptane nicht artspezifisch sein können, womit natürlich die ganze Propeptantherapie in Frage gestellt worden wäre. Von URBACH und S. WOLFRAM (1936) wurde aber dagegen eingewendet, daß der SCHULTZ-DALE-Test nicht geeignet sei, diese Frage zu entscheiden, da er nur bei chemisch identischen Stoffen positive Resultate liefere, aber nicht mit Substanzen, welche zwar biologisch verwandt, chemisch aber bis zu einem gewissen Grade verschieden sind. Um die Speziesspezifität auch im zweiten Falle zu demonstrieren, sensibilisierten sie Meerschweinchen mit Propeptan aus Eiereiweiß und überzeugten sich, daß der Uterus nur auf dieses Propeptan, nicht aber auf Propeptane anderer Herkunft mit einer starken Kontraktion reagiert, aber — ebensowenig auf Eiereiweiß. Dies würde somit nur besagen, daß bei der Umsetzung eines Proteins in ein Propeptan ein neues Antigen oder Allergen entsteht; warum aber dieses Derivat gegen das Ausgangsprotein schützt, ist nicht verständlich. Das muß offenbar auch URBACH gefühlt haben, da er unausgesetzt bemüht war, diese Beziehung durch besondere Versuchsanordnungen, also via facti, zu sichern. In den Arbeiten von URBACH, JAGGARD und CRISMAN aus dem Jahre 1945 wurde festgestellt, daß Propeptan aus Hühnereiereiweiß, per os, subbutan oder intravenös zugeführt, Tiere, welche gegen Hühnereiereiweiß sensibilisiert wurden, gegen den akut letalen anaphylaktischen

Schock zu schützen vermag, und daß die Organe von solchen geschützten und überlebenden Tieren im SCHULTZ-DALE-Test oder bei der Durchströmung der Lunge nicht reagieren. Es wurden Tiere auch per os sensibilisiert und der Schock ebenfalls per os ausgelöst; spezifische Propeptane, per os gegeben, vermochten den Schock zu verhindern. Nach URBACH und seinen Mitarbeitern wirken die Propeptane, indem sie kleine Schockimpulse erzeugen, die zunächst eine partielle und temporäre und schließlich eine dauernde Absättigung der Antikörper, also eine Deallergisierung zur Folge haben. Für URBACH und GOTTLIEB (1946, S. 219) war die Propeptantherapie die Methode der Behandlung aller Allergien gegen Nahrungsmittel, gleichgültig, ob die Allergie als Asthma, als Rhinopathie, Urticaria oder Colitis ihren klinischen Ausdruck fand. Um die Technik zu vereinfachen, wurden schließlich Polypropeptane hergestellt, d. h. Gemische von je 0,05 g von 13 verschiedenen Propeptanen (Rindfleisch, Hühnerfleisch, Eiereiweiß, Milch, Weizen, Reis, Hafer, Kartoffeln, Spinat, Erbsen, grünen Bohnen, Tomaten und Äpfel), welche in Kapseln verordnet werden; 2 bis 3 dieser Kapseln 45 Minuten vor dem Speisen genommen, würden den Patienten gegen jedes der 14 Nahrungsmittel, falls er dagegen allergisch ist, schützen, ohne daß man es notwendig hätte, das spezielle Allergen ausfindig zu machen. Die Diät könnte sich nach der Wahl des Patienten aus diesen 13 Nahrungsmitteln zusammensetzen; nur müßten zwischen den einzelnen Mahlzeiten jeweils 4 Stunden verstreichen, da die Kapseln nur wirken, wenn der Magen leer ist. In den Zwischenzeiten dürfe der Patient höchstens ein wenig Wasser oder Zuckerwasser zu sich nehmen. Halten die Beschwerden trotz der Verabreichung von 2 bis 3 Kapseln an, so wäre die Zahl der Kapseln, die vor jeder Mahlzeit eingenommen werden, zu erhöhen; andernfalls könne man auf eine Kapsel hinuntergehen oder bei fortschreitender Besserung das Polypropeptan vor leichteren Mahlzeiten weglassen und schließlich überhaupt ausschalten. Die durchschnittliche Dauer einer solchen Polypropeptanbehandlung wird auf 3 Wochen veranschlagt. Aber die Beschränkung auf die 13 Nahrungsmittel bleibt, wie ausdrücklich betont wird, bestehen, und um den Patienten zu einer reicheren Auswahl zu verhelfen, solle man 1 bis 2 Wochen nach Abschluß der Polypropeptantherapie jeden zweiten Tag ein neues Nahrungsmittel in den Speisezettel einfügen, unter fortgesetztem Gebrauch des Polypropeptans; treten Symptome auf, so ist das neu zugefügte Nahrungsmittel als Allergen zu betrachten und entweder aus der Diät völlig auszuschalten oder durch Zufügung eines korrespondierenden Propeptans zum Polypropeptan unschädlich zu machen.

Damit wäre die Behandlung und endgültige Heilung der für die Patienten oft außerordentlich lästigen und gefährlichen Nahrungsmittelallergien im höchsten Grade vereinfacht. Es haben sich aber mehrere Spezialisten gegen sie ausgesprochen, u. a. G. W. BRAY, A. H. ROWE, W. T. VAUGHAN, C. WHITE, und in welchem Umfange die Methode nach URBACHS Tode (17. Dezember 1946) noch praktiziert wird, vermag der Verfasser nicht zu beurteilen. Sicher ist aber, daß die fabrikmäßige Herstellung der Propeptane nicht aufgehört hat, sondern von Dalare Associates, Manufacturing Chemists, 2300 Locust Street, Philadelphia 3, Pa., weiter betrieben wird, ein Beweis, daß die Nachfrage 1951 noch lebhaft genug sein muß, da die genannte Firma 50 individuelle Propeptane den Spezialisten empfiehlt.

b) Die Tuberkulinbehandlung.

Die Tuberkulinbehandlung des Heufiebers und des Asthma bronchiale wurde besonders von W. STORM VAN LEEUWEN und H. VAREKAMP (1927) empfohlen, und zwar in erster Linie für Patienten mit positiver, dann auch für solche mit negativer Tuberkulinreaktion. Die Anfangsdosis muß bei Individuen mit positiver oder gar starker Tuberkulinreaktion so niedrig bemessen werden, daß sie keinen Schaden anrichten kann (Herdreaktion), wobei zu berücksichtigen ist, daß gerade bei Asthmatikern exzessive Grade von Tuberkulinempfindlichkeit beobachtet werden. Konzentrationen von 10^{-7} bis 10^{-8} KOCHschen Alttuberkulins können unter Umständen schon zu hoch sein und W. BERGER (1940) riet, mit 10^{-15} bis 10^{-18} zu beginnen und die Dosen nur langsam und vorsichtig zu steigern. STORM VAN LEEUWEN, der zu den optimistisch eingestellten und polypragmatischen Therapeuten gehörte, berichtete über sehr günstige Resultate, die aber von anderer Seite nicht in vollem Umfange bestätigt werden konnten. Heute wird man wohl nicht mehr zur Tuberkulintherapie greifen, sondern, wenn die spezifische Desensibilisierung versagt und die Ausschaltung des Allergens schwer durchführbar ist, zu einem der zahlreichen Antihistaminica greifen, die momentan die interne Therapie beherrschen.

c) Die Antihistaminica.

Antihistaminica werden am laufenden Band von der chemisch-pharmazeutischen Industrie erzeugt. Über die Fülle des Gebotenen gibt die Übersicht von E. A. BROWN und W. KRABEK (1950) Aufschluß[1], die aber, wie man mit Sicherheit voraussagen darf, eben auch nur über den momentanen Stand berichtet, den man nicht als einen endgültigen Abschluß betrachten kann. Immerhin ist man über die Zahl der auf den Markt geworfenen Präparate erstaunt. Neben den schon bekannten Ver-

[1] Siehe auch die Abhandlung „Antihistamine Agents in Allergy“, Annals of the New York Academy of Sciences, Vol. 50, Art, 9, Pages 1013 bis 1208.

bindungen (Benadryl, Trasentin, Neoantergan, Pyribenzamin, Procain, Trimeton, Thephorin, Antistin) tauchen unausgesetzt neue Namen, wie z. B. Decapryn, Diatrin, Diparcol, Dramamin, Histadyl, Histaphen, Hydrillin, Linadryl, Neohetramin, Perazil, Phenadryl usf. auf; alle werden, wie das ja bei industriellen Produkten nicht anders sein kann, von den produzierenden Firmen empfohlen, von Ärzten, oft nur, weil sie neu sind, angewendet und man darf sich fragen, wohin diese Betriebsamkeit führen soll. Die Patienten helfen mit und übersteigern sogar noch die chemisch motivierte Selektion des „allein wirksamen" Mittels. Ein Arzt, der gleich mir an einem allergisch bedingten Ekzem gelitten hatte, empfahl mir Benadryl, mit dem Zusatz, daß ich mir nur von dem Benadryl der Firma Park, Davis & Cie. Erleichterung erhoffen dürfe. Ich verschaffte mir das Präparat und sah zu meiner Genugtuung auf dem Verschluß des Flakons, welcher die Benadrylkapseln enthielt, die Inschrift „Medicamenta vera". Aber nicht nur ich, der von Natur aus kritisch eingestellt ist, sieht in diesem Treiben das Gegenteil von rationalem Vorgehen. Denn im Jahre 1949 wurden von dem amerikanischen „Council on Pharmacy and Chemistry" den Forschern und Fabriken folgende Leitsätze für die Beurteilung neuer Antihistaminica empfohlen: 1. Das Präparat solle eine erheblich größere Wirksamkeit als die bereits vorhandenen besitzen, so daß es gewisse Formen der allergischen Zustände günstig beeinflußt, welche bisher nicht gebessert werden konnten; 2. das neue Präparat solle erheblich weniger toxisch sein als die schon vorhandenen; 3. es soll erheblich längere Zeit seine Wirkung entfalten; 4. das Präparat soll außer der antihistaminotischen Wirkung im engeren Wortsinn noch andere Qualitäten besitzen, z. B. eine sympathomimetische oder eine andere Wirkungsqualität, welche am Zustandekommen der allergischen Manifestationen beteiligt sein könnte. Diese Kriterien sollen aber nicht für die Zulassung eines neuen Antihistaminicums durch die genannte amerikanische Korporation entscheidend sein, sondern als Ratschläge aufgefaßt werden. Die „Ratschläge" bedeuten daher praktisch einen Schlag ins Wasser.

Wie die therapeutischen Erfolge beurteilt werden, mag man aus folgender Zusammenstellung von P. Kallos und L. Kallos-Deffner (1949) ersehen.

Zu Tab. 9 geben die Autoren einen ausführlichen Kommentar, aus welchem die klinischen Details, die Art der Anwendung des Antistins und die Einschätzung des erzielten therapeutischen Erfolges zu ersehen sind. Aber es fällt doch bei der Durchsicht der Tabelle auf, wie oft — abgesehen von dem radikalen Mißerfolg bei der Migräne und beim akuten Asthmaanfall — Besserungen zu verzeichnen waren bzw. verzeichnet wurden. Man könnte erwägen, ob außer dem Antistin noch irgendein anderes Antihistaminikum therapeutische Existenzberechtigung hat.

Tab. 9. Behandlungsresultate mit Antistin.

Art der Krankheit	Anzahl der Fälle	Verbessert	Unverbessert
Akute Urticaria	188	188	—
Chronische Urticaria	41	32	9
Kälte- und Wärme-Urticaria	6	6	—
Angioneurotisches Ödem	39	39	—
Neurodermitis	24	19	5
Juckreiz bei anderen Dermatosen	6	4	2
Serumkrankheit und Arzneimittelexantheme	8	8	—
Bienenstiche	1	1	—
Ménièresche Krankheit	8	8	—
Histaminkopfschmerzen	11	11	—
Migräne	18	—	18
Mit Histamin provozierte Kopfschmerzen	34	34	—
Allergische, nicht saisongebundene Rhinitis	63	27	36
Heuschnupfen, ausschließlich mit Antistin behandelt	18	15	3
Heuschnupfen, desensibilisiert und mit Antistin behandelt	13	13	—
Akuter Asthmaanfall	23	—	23

Es wurde jedoch überhaupt nur ein Antihistaminikum, nämlich das von der Ciba A. G. (Basel) hergestellte Antistin, verwendet, so daß eine komparative Bewertung nicht möglich ist. Es liegen aber andere Berichte, welche diese Lücke zum Teil ausfüllen, vor. So z. B. die Arbeiten von A. S. Friedlaender und S. Friedlaender (1949), welche sich über Gebrauch und Mißbrauch der Antihistaminica aussprechen und feststellen, daß sie wohl für die Abschwächung gewisser allergischer Symptome nützlich sein können, aber in anderen Fällen hinter älteren symptomatischen Arzneien zurückstehen. Auf keinen Fall aber können sie von der Pflicht entbinden, jeden Fall von Allergie ätiologisch aufzuklären, da nur die Ermittlung der ätiologischen Faktoren eine dauernde Besserung ermöglicht. Die Anwendung der Antihistaminica sei nur eine Ergänzung der spezifischen Behandlung. Das ist offenbar ein anderer Standpunkt wie der von den beiden Kallos eingeschlagene Weg, der sich zu der Annahme verdichtet, daß allergische Krankheiten auch durch ausschließliche Anwendung von Antistin „gebessert“ werden können. A. W. Frankland (1949) will sogar beobachtet haben, daß die alleinige Behandlung des Heufiebers mit einem Antihistaminikum das Auftreten von Asthma am Schlusse der Heufiebersaison zur Folge haben kann.

Vergleichende Untersuchungen über den therapeutischen Wert sowie über die unerwünschten Nebenwirkungen verschiedener Antihistaminica wurden insbesondere beim Heufieber angestellt, was insofern besondere Bedeutung hat, weil die spezifische Desensibilisierung gerade bei dieser Allergieform auch von neueren Autoren, wie z. B. von A. KAPLAN und N. J. EHRLICH (1951), als die beste Therapie bezeichnet wird. Leider geben die veröffentlichten Untersuchungen von G. R. PATERSON (1949), M. H. LOVELESS und M. DWORIN (1949), H. HARRIS (1949), J. N. KUGELMASS (1949), B. DICKSTEIN (1949), A. S. FRIEDLAENDER und S. FRIEDLAENDER (1949), E. SCHWARTZ und J. WOLF (1949), W. A. BAIN (1949), J. S. BLUMENTHAL (1949), A. M. LANDS und J. C. HOPPE (1949), A. L. MAIETTA (1949) und anderen Autoren kein einheitliches Bild. Aber es geht aus diesen Ausführungen hervor: 1. daß Antistin nicht das wirksamste Antihistaminikum ist und 2. daß alle als Antihistaminica bezeichneten Präparate nur palliative Mittel sind, welche die Symptome günstig beeinflussen können, aber an dem allergischen Zustand nichts ändern.

Was die unerwünschten Nebenwirkungen, d. h. die Toxizität der Antihistaminica anlangt, findet man im Journal of the American medical Association 1949, *139*, 420, die Angabe, daß die therapeutische Wirksamkeit in dem Maße abnimmt, in welchem die unerwünschten Nebenwirkungen zurücktreten. E. SCHWARTZ (1949) hat hierüber genauere Angaben gemacht. Wenn man die Dosen so bemißt, daß sie die gleiche therapeutische Wirkung haben, so treten Nebenwirkungen, wie Beobachtungen an 781 allergischen Patienten ergaben, auf beim Benadryl in 61,3% der Fälle, beim Pyribenzamin in 35,7%, beim Neoantergan in 24,8%, beim Antistin in 22,7%, beim Histadyl in 20% und beim Neohetramin in 7,2%. Neohetramin war also in therapeutisch wirksamer Dosis am wenigsten toxisch. Da die Antihistaminica wohl in vielen Ländern nicht unter Rezepturzwang stehen, besteht die Gefahr, daß sie von den Patienten ohne Konsultierung eines Arztes zur Selbstbehandlung benützt werden und daß die Dosen dann, wie das in analogen Fällen die Regel ist, sukzessive erhöht werden. Liegt doch bereits ein Bericht von A. E. COHEN (1950) vor, daß ein Mann, der an Asthma und Brochiektasien litt, einen Selbstmordversuch unternahm, indem er das Antihistaminicum Demerol (Isonipecain) in der Menge von 1250 mg verschluckte. Der Patient wurde gerettet, wozu wohl auch der Umstand beitrug, daß er sich 30 Minuten nach dem Verschlucken des Demerols erbrach. Aber der Fall illustriert, was sich ereignen kann, wenn man stark wirkende Medikamente ohne ärztliche Verordnung abgibt.

d) Die Kalziumtherapie.

Zu den unspezifischen Methoden der Behandlung allergischer Krankheiten gehört auch die Kalziumtherapie. Sie beruht auf der Annahme, daß bei diesen Krankheiten das Ionengleichgewicht in den Geweben und im Blute gestört und daß speziell der Quotient K/Ca erhöht ist, eine Störung, die durch die Zufuhr von Kalzium per os (als Pulver, in granulierter Form, als Sirup) oder durch parenterale Injektion (intramuskulär, endovenös) ausgeglichen werden kann. Alles Wissenswerte über die theoretischen und experimentellen Grundlagen sowie über die Art der Anwendung der Kalziumtherapie findet man bei E. UNDRITZ (1939) sowie in der etwas später erschienenen Nummer 10 der Wissenschaftlichen Mitteilungen aus dem Gebiete der Pharmakologie und Klinik, welche von der Firma Sandoz in Basel herausgegeben wurde, ferner in einigen Publikationen von E. ROTHLIN (1927, 1933a, b, c, 1940), welcher 1927 eine besondere Form des Kalziums, das „Calcium-Sandoz" (Calciumgluconat) und seit 1933 das besser lösliche Doppelsalz (Calciumgluconat-Lactobionat) in die Therapie einführte. E. UNDRITZ (1939) hat für die Kalziumtherapie folgende Schemata angegeben:

a) *Parenteral.*

Dosierung I. Dreimal wöchentlich 10 ccm „Calcium-Sandoz" 10%ig intramuskulär. Beginn bei nicht eiligen Fällen mit 5 ccm auf jeder Seite zur Gewöhnung der Muskulatur.

Dosierung II. Täglich 10 ccm „Calcium-Sandoz" 10%ig intramuskulär oder, falls die Injektionsstellen durch die tägliche Beanspruchung empfindlich sein sollten, abwechselnd intramuskulär und intravenös. Dauer der intravenösen Injektion 2½ bis 5 Minuten.

Dosierung III. Täglich abwechselnd 10 ccm „Calcium-Sandoz" 10%ig intramuskulär mit 10 ccm 20%ig intravenös. Dauer der intravenösen Injektion 3½ bis 10 Minuten, je nach der Verträglichkeit des Patienten.

Dosierung IV. Täglich 10 ccm „Calcium-Sandoz" 20%ig (oder 20 ccm 10%ig) intravenös. Bei Labilen 20 ccm 10%ig intramuskulär.

Dosierung V. Täglich Doppelinjektionen, d. h. 10 ccm 20%ig oder 20 ccm 10%ig intramuskulär + 10 ccm 20%ig (oder 20 ccm 10%ig) intravenös.

Dosierung VI. Dieselbe Dosis wie Dosierung V zweimal täglich.

Die Dosierungen V und VI sollen bei akuten, schweren allergischen Manifestationen angewendet werden, die Dosierungen III und IV bei mittelschweren chronischen Allergien, Dosierung I und II im Anschluß an III und IV als „Sicherungskuren" oder bei leichteren allergischen Krankheiten oder zu prophylaktischen Zwecken.

Es wird außerdem empfohlen, „Calcium-Sandoz" auch per os zu geben, zumindest an Tagen, an denen keine Injektionen ausgeführt werden. Nach E. UNDRITZ sind viele Mißerfolge auf „unzureichende Dosierung, ungeeignete Applikationsart oder ungenügende Dauer der Behandlung" zurückzuführen. Als Indikationen werden angegeben: a) der beginnende oder bereits entwickelte Anfall, insbesondere auch das QUINCKEsche Ödem, gleichgültig, wo es lokalisiert ist, b) die Gefährdung durch unvermeidliche Allergenexposition (Prophylaxe) und als Spezialfall dieser Anwendungsart c) die Kombination mit einer spezifischen Desensibilisierung zwecks Verhütung eventueller Allgemeinreaktionen.

Von anderen unspezifischen Verfahren seien noch kurz erwähnt:

e) Die Fieberbehandlung.

Die Fieberbehandlung mit Vaccineurin, Pyrifer, Pyrmeton usw. wurde von STORM VAN LEEUWEN (1926), H. KÄMMERER (1926, 1929), S. FEINBERG u. a. bei einzelnen, jeder anderen Therapie trotzenden Asthmafällen mit Erfolg angewendet, ist aber nicht ungefährlich (Kreislaufschwäche, Aktivierung tuberkulöser Herde) und kann unter Umständen auch das Asthma verschlimmern.

Parenterale Injektionen von gekochter Kuhmilch, allein oder in Kombination mit einer Tuberkulinkur gegen Asthma.

f) Röntgenbestrahlungen.

Röntgenbestrahlungen des ganzen Körpers, der vorderen oder hinteren Fläche des Brustkorbes, der Gegend der Lungenwurzeln, der Milz, der Leber, der Thyreoidea, der Nebennieren. Auch ein und dieselbe Art der Bestrahlung, wie z. B. die am häufigsten angewendete Bestrahlung der Milz wird hinsichtlich ihres therapeutischen Wertes beim Asthma von verschiedenen Autoren verschieden beurteilt, meist in dem Sinne, daß ausgesprochen günstige Resultate, vor allem Dauerheilungen, zu den Seltenheiten gehören.

g) Hormone, Vitamine.

Behandlung des Asthmas mit Produkten endokriner Drüsen (Thyreoidin, Pituitrin, Adrenalin), Hormonen (Extrakten aus Ovavium und Corpus luteum), Vitaminen (A, D oder C).

h) Chirurgische Eingriffe.

In schweren, gegen jede Art der Behandlung refraktären Asthmafällen wurde eine Durchschneidung des linken Halssympathicus [H. KÜMMEL (1924)] oder eine Durchtrennung des rechten Vagus [M. KAPPIS (1924)] oder eine Kombination beider Methoden [K. HAJOS (1925a, b)] empfohlen und bei einer größeren Zahl von Patienten auch ausgeführt. Nach einem Referat von E. W. PHILLIPS und W. J. SCOTT über 300 Fälle, welches 1929 veröffentlicht wurde, konnten bei einigen hoffnungslosen Fällen ausgezeichnete Resultate erzielt werden. Sehr häufig wirken aber die Operationen überhaupt nicht oder es stellt sich nach vorübergehender Besserung der frühere Zustand wieder ein, es können sich später Schädigungen der Herzfunktion zeigen und dies alles, im Verein mit den großen unmittelbaren Gefahren solcher Eingriffe, bewirkte, daß man sich jetzt nicht so leicht zu einem solchen „letzten Schritt" entschließen wird, als dies früher unter dem Eindruck der ersten ermutigenden Berichte geschah, um so weniger, als nur wenige und unzuverlässige Anhaltspunkte existieren, ob die pathologische Physiologie eines bestimmten asthmatischen Zustandes die Nervendurchtrennung a priori als aussichtsvoll erscheinen läßt.

Der Vollständigkeit halber sei angeführt, daß R. LERICHE und R. FONTAINE (1939) auch durch unilaterale oder bilaterale Exstirpation des Ganglion stellatum sehr befriedigende Resultate erzielt haben wollen und daß A. MALHERBE (1939) sowie A. TAPELLA (1940) vorschlugen, die Ganglia stellata nicht zu exstirpieren, sondern mit Alkohol und Procain zu infiltrieren.

Zu den Bedenken, welche gegen eine neurochirurgische Behandlung des Asthmas sprechen, gesellt sich auch noch die Frage nach der zweckmäßigsten Art der Anästhesie. Die Meinungen gehen auseinander [R. ANDRÉ und R. C. GROVE (1934), L. E. PRICKMAN und P. D. GELBACH (1944)]. Daß postoperative Pneumonien, Atelektasen und schweres Asthma vorkommen können, wird zugegeben; es wird auch verlangt, daß man sich, falls eine Lokalanästhesie mit Procain oder anderen Kokainderivaten in Aussicht genommen wird, vorher überzeugt, daß keine Allergie gegen diese Anaesthetica besteht. F. W. GAARDE, L. E. PRICKMAN und H. J. RASZKOWSKY (1942) meinen, daß die Gefahr eines operativen Eingriffes nicht allzu groß ist, wenn man den Patienten vorher sorgfältig behandelt hat und die Operation in einem symptomfreien Intervall vornimmt. Es ist ja schließlich zu verstehen, daß ein an schwerem chronischen Asthma leidender Mensch auf dem Standpunkt „Entweder-Oder" steht.

i) Histaminase, Histamin, Hapamine.

Der irrigen Annahme, daß die allergischen Manifestationen ganz oder doch zum größten Teile Auswirkungen des im Organismus frei werdenden Histamins sind, verdanken außer den Antihistaminica, die bereits besprochen wurden, noch einige andere Behandlungsarten ihr Auftauchen im Kreis der Therapie allergischer Krankheiten.

So wurde die von BEST und MCHENRY (1940) an verschiedenen Geweben, namentlich in den Nieren und im Dünndarm nachgewiesene Histaminase als Prophylaktikum allergischer Anfälle empfohlen und in Tablettenform als Torantil in den Handel gebracht. Die theoretische Grundlage bildete die Behauptung von S. KARADY und J. S. L. BROWNE (1939), daß Histaminase, parenteral injiziert, den akut anaphylaktischen

Schock des Meerschweinchens verhindert, eine Angabe, die von O. W. BARLOW und E. HAMBURGER (1941) bestätigt, aber von A. F. KNOLL (1940), C. H. BEST und McHENRY (1940), B. ROSE und J. S. L. BROWNE (1941), H. L. ALEXANDER und D. BOTTOM (1940), L. J. COURTRIGHT, S. R. HURWITZ und A. B. COURTRIGHT (1942), also sozusagen per majoritatem als unrichtig zurückgewiesen wurde. Derartige unverständliche Widersprüche gehören keineswegs zu den Seltenheiten [siehe die Angaben über die antianaphylaktische Wirkung des Rutins bei R. DOERR (1951)]. Auch ist die Histaminase keineswegs aus dem Arzneischatz der Allergiespezialisten verschwunden. Man hat ihr nur andere Indikationen zuerkannt, so die Verhütung oder Abschwächung der Serumkrankheit [L. FOSHAY und O. E. HAGEBUSCH (1939), J. H. CHERRY und L. E. PRICKMAN (1941)] sowie die Prophylaxe und Therapie der physikalischen Allergien [G. M. ROTH und B. T. HORTON (1937), M. VAISBERG (1939), W. H. GOODSON (1938) u. a.]. Aber selbst gegen Allergien im engeren Wortsinn, z. B. gegen Leberextrakt [C. B. TAYLOR und D. W. HILGER (1941)], wurde die Histaminase empfohlen. Schließlich gibt es auch Patienten, welche behaupten, daß kein anderes Mittel ihre Beschwerden lindert als eben Torantil. Ich selbst kenne einen solchen Fall und da es sich um die Frau eines Kollegen handelte, war ich bemüßigt, das außer Kurs gesetzte Mittel aufzutreiben, was nicht gerade leicht war.

In diese Kategorie gehört auch der Vorschlag von M. RAMIREZ und A. V. ST.-GEORGE (1929), Allergiepatienten mit steigenden Dosen Histamin zu behandeln, der aber nicht viele Anhänger fand. Dagegen wurde die Idee von SHELDON, FALL, JOHNSTONE und HOWES (1942) von manchen Autoren als aussichtsvoll bezeichnet, aus dem Histamin nach der von K. LANDSTEINER ausgebauten Methode durch Kupplung an Kasein oder despezifiziertes Pferdeserumglobulin ein Azoprotein herzustellen und dieses zur Behandlung von allergischen Patienten zu verwenden. Mit diesen Präparaten, die man als „Hapamine" bezeichnet, konnten bei physikalischer Allergie und allergischen Dermatosen ermutigende Erfolge erzielt werden und N. FELL, G. RODNEY und D. E. MASHALL (1943) sowie G. RODNEY und N. FELL (1943) bemühten sich nachträglich, für diese Therapie eine experimentelle Grundlage durch den Nachweis antianaphylaktischer Eigenschaften der Hapamine zu schaffen. Die mitgeteilten Ergebnisse waren jedoch nicht überzeugend [vgl. R. DOERR (1948, S. 270)] und da außerdem das aus „despezifiziertem" Pferdeserumglobulin hergestellte Hapamin bei gegen Pferdeserum empfindlichen Personen schwere Reaktionen auslöste, traten diese Präparate in den Hintergrund und mußten das Feld den synthetischen Antihistaminica überlassen.

Die Behandlung mit Reticulin M, einem von Prof. J. MOLDOVAN (1940) hergestellten und als Hormon des reticuloendothelialen Systems bezeichneten Präparat, welches im Meerschweinchenversuch antianaphylaktisch wirkt, soll sich in Form subkutaner Injektionen „bei rein monovalenten Allergiefällen“ bewährt haben.

In summa erweckt der Überblick über die nichtspezifischen Behandlungen der Allergien den Eindruck therapeutischer Polypragmasie und in mehrfacher Beziehung auch eines durch wissenschaftliche Erkenntnis nicht hinreichend gestützten Herumprobierens.

3. Die Abstinenzprophylaxe und Abstinenztherapie.

Für das Zustandekommen allergischer Manifestationen sind zwei Grundbgriffe erforderlich: die Reaktionsbereitschaft und die Auslösung der Reaktion. Wie die Reaktionsbereitschaft zeitweilig oder dauernd herabgesetzt oder endgültig beseitigt werden kann, wurde in den vorstehenden Kapiteln auseinandergesetzt. Offenbar muß der Effekt der gleiche, ja im Grunde genommen weit radikaler sein, wenn man die Auslösung verhindert; wenn das auslösende Agens ein Stoff ist, der von außen an das allergische Individuum herantritt, kann dieser zweite Weg nur in einer Einschränkung oder Ausschaltung der Kontakte mit diesem Agens bestehen (sogenannte „Abstinenzprophylaxe“ oder „Eliminationstherapie“). Die Anwendung solcher Methoden hängt hauptsächlich von drei Umständen ab: 1. Man muß wissen, daß eine pathologische Reaktionsbereitschaft gegen die Substanz, welche man in den Organismus des Patienten einführen will, besteht; 2. die auslösenden Substanzen müssen nach Zahl und Art bekannt sein und 3. die Beziehungen zum allergischen Individuum müssen so beschaffen sein, daß sie eine Unterbrechung ohne besondere Nachteile für den Patienten gestatten.

Was man unter der an erster Stelle genannten Bedingung zu verstehen hat und daß sie mit der zweiten nicht identisch ist, mag folgender Fall erläutern: Ein Mann, der an einer „Fußmykose“ litt, begab sich zu einem Zahnarzt, um sich einen kariösen Zahn extrahieren zu lassen. Der Zahnarzt injizierte, um eine Ausbreitung der Infektion zu verhindern, Penicillin paradental, worauf der Mann sofort die Symptome eines schweren Schocks zeigte, zu Boden fiel und binnen wenigen Minuten starb. Weitere Einzelheiten sind dem Verfasser nicht bekannt, aber die Tatsache war nicht zu bezweifeln. Ob die extreme Empfindlichkeit gegen Penicillin in einem genetischen Zusammenhang mit der Fußmykose stand, ist natürlich fraglich, aber keineswegs unwahrscheinlich. Denn aus den Beobachtungen und experimentellen Untersuchungen von A. G. Schurman (1946), M. H. Kolodny und E. Denhoff (1946), F. W. Cormia und G. M. Lewis (1946), F. W. Cormia, G. M. Lewis und M. E. Hopper (1947) geht hervor, daß zwischen dem Penicillin und den Erregern der Hautmykosen enge immunologische Beziehungen bestehen müssen und daß eine Fußmykose sehr wohl geeignet ist, eine Allergie gegen Penicillin hervorzurufen. So konnten CORMIA, LEWIS und HOPPER mit Hilfe des SCHULTZ-DALE-Testes nachweisen, daß man Meerschweinchen durch eine Infektion der Haut mit Trichophyton gypseum gegen Penicillin anaphylaktisch machen kann, und schlossen aus diesen experimentellen Ergebnissen, daß auch der Mensch durch eine vorausgehende Sensibilisierung mit den Erregern oberflächlicher Dermatosen gegen das käufliche Penicillin oder das kristallinische Natriumpenicillin derart sensibilisiert werden kann, daß die Injektion des Antibiotikums eine schockartige Reaktion zur Folge hat. Anderseits sind allergische Reaktionen gegen Penicillin keine sehr große Seltenheit [vgl. das Sammelreferat von E. A. BROWN (1948)], und daß sie mitunter schweren Charakter annehmen können, lehrt u. a. der von M. L. GELFAND (1947) veröffentlichte Fall. Hätte nun der Zahnarzt in dem oben besprochenen Todesfall das Unheil ahnen und sich bzw. den Patienten schützen können? Hätte man gegen ihn die Anklage wegen fahrlässiger Tötung erheben müssen? Das wird wohl niemand bejahen. Verfasser hat mit einem sehr erfahrenen und belesenen Kollegen die Sachlage diskutiert und der Zusammenhang zwischen der Fußmykose und der extremen Empfindlichkeit gegen Penicillin wurde nicht als wahrscheinlich bezeichnet. Und wenn der Zahnarzt in der kasuistischen Literatur so ungewöhnlich bewandert gewesen wäre und eine Hautprobe angestellt hätte, so hätte auch diese Vorsichtsmaßregel versagen können; denn die Haut muß sich an den allergischen Manifestationen gegen Penicillin nicht beteiligen [D. B. CORCORAN (1950)]. Allerdings haben in jüngster Zeit E. RAJKA und E. HEGYI (1950) eine ungefährliche und angeblich absolut sichere Methode angegeben, um eine Arzneiallergie festzustellen. Man verabreicht das Medikament an einem Abend und am folgenden Morgen einer normalen Versuchsperson und injiziert derselben zwei Stunden später das Serum des Patienten, bei dem man eine Allergie gegen das Medikament vermutet, intrakutan nebst einem normalen Kontrollserum; wenn die mit dem Serum des allergischen Patienten behandelte Stelle stärker reagiert, ist die Allergie des Patienten erwiesen. Daß das Verfahren, welches als umgekehrte passive Übertragung der Antikörper mit Fernauslösung („reverse distant passive transfer of antibodies") bezeichnet wird, ungefährlicher ist als die Probe am Patienten, liegt auf der Hand. Aber seine Anwendung setzt voraus, daß man bereits über das Bestehen einer Allergie gegen ein bestimmtes Medikament unterrichtet ist, und dann hat die von RAJKA und HEGYI vorgeschlagene Probe keinen Sinn, um so weniger, als sie über einen sehr wichtigen Punkt, nämlich den Grad der Allergie, keinen Aufschluß gibt. RAJKA und HEGYI sehen den praktischen Wert ihrer Untersuchungen darin, daß sie die allergische Natur der Arzneiidiosynkrasien außer Zweifel stellen und infolgedessen die Anwendung aller antiallergischen Behandlungsmethoden rechtfertigen. Zweitens machen sie darauf aufmerksam, daß Arzneiallergien eine außerordentlich unangenehme Komplikation von großer Wichtigkeit darstellen, weil sie sich gegen ein Medikament richten können, dessen weitere Verwendung noch notwendig ist, und weil sie sich im Laufe der Behandlung in schwerer Form entwickeln. Um sich dagegen zu schützen, solle man, wenn der Verdacht einer solchen Allergie auftaucht, die oben definierte einfache und ungefährliche Probe anstellen, bevor man die Behandlung beginnt oder fortsetzt. Ganz richtig, man muß eben den Verdacht haben; aber der Fall kann auch so liegen, daß man keinen Verdacht hat und den Patienten durch die Injektion von Penicillin (s. oben) tötet. Penicillin ist ein Mittel, welches das Leben eines Menschen retten kann, und die Medizin der Gegenwart kennt noch eine ganze Reihe von anderen Stoffen, welche an therapeutischer Wirksamkeit ihm ebenbürtig sind; aber gegen alle kann der Mensch allergisch werden oder auch, ohne es zu wissen, allergisch sein. Wir wollen auf diesen Punkt später zurückkommen und uns zunächst der selbstverständlichen Voraussetzung der Abstinenzprophylaxe und Abstinenztherapie, nämlich der Ermittlung der auslösenden Substanz, die im Abschnitt „Diagnose“ ausführlicher erörtert wurde, nochmals mehr summarisch zuwenden.

Bei manchen Allergieformen, z. B. beim bakteriogenen Asthma, läßt sich die Natur des auslösenden Allergens oft überhaupt nicht ermitteln. Bakterienaufschwemmungen können auch auf die normale Haut reizend einwirken und nach J. Ilavsky (1950) können sie bei allergischen Patienten sogar psychische Reaktionen (Somnolenz, Reizbarkeit, Depression) hervorrufen, besonders wenn es sich um Darmbakterien (Escherichia coli) handelt. In anderen Fällen leiten erst schwierige und zeitraubende Prüfungen oder systematische Beobachtungen, die viel Geduld seitens des Arztes und des Patienten erfordern, auf die richtige Spur. Es liegt das daran, daß die auslösenden Stoffe meist nicht in reinem Zustande, sondern als höchst komplizierte und variable Substanzgemische einwirken, deren aktive Komponente zunächst unbekannt ist. Wird z. B. eine bestimmte Fleischspeise nicht vertragen, so kann das Fleisch ganz nebensächlich sein und eine Zutat (Gewürz usw.) die Symptome hervorrufen. Besteht eine Allergie gegen eine verstäubte Mehlart, so stellt sich oft heraus, daß reines Mehl der gleichen botanischen Herkunft für den Patienten völlig harmlos ist und daß das Allergen in akzidentellen Verunreinigungen des Getreides oder Mehles (Getreideschmarotzer oder Entleerungen derselben, Schimmelpilze, Mehlverfälschungen usw.) zu suchen war. Diese Beispiele, die durchaus keine vereinzelten Vorkommnisse darstellen, sondern durch zahlreiche analoge Erfahrungen ergänzt werden können, lehren gleichzeitig, daß das wahre Allergen häufig maskiert ist, indem sich die Aufmerksamkeit naturgemäß in erster Linie auf das zufällige „Vehikel“ richtet. Anderseits muß man aber die ätiologische

Analyse nur so weit verfeinern, als dies eben der Zweck, nämlich eine einfache, sichere und den Patienten möglichst wenig beeinträchtigende Ausschaltung des auslösenden Stoffes erheischt. Es genügt, wenn man beispielsweise herausgebracht hat, daß der Genuß von Erdbeeren eine heftige Urticaria hervorruft, oder daß der Staub in der Wohnung eines Asthmatikers seine Anfälle erzeugt; man wird nicht darauf bestehen, selbst wenn das möglich wäre, den Bestandteil der Erdbeeren oder des Zimmerstaubes zu ermitteln, welcher das Allergen in reinerer oder reinster Beschaffenheit darstellt. Was zu wissen not tut, ist also die Gebrauchs- oder Kontaktform, in welcher das Allergen an den Patienten herantritt, und die weitere Entscheidung, ob es in dieser Form immer enthalten oder, wie in obigem Beispiel, als ein Gewürz in Fleischgerichten nebensächlich und leicht eliminierbar ist. Die spezifische Diagnose und Therapie tragen diesen praktischen Gesichtspunkten Rechnung.

Was die Unterbrechung des auslösenden Kontaktes anlangt, ist es für den allergischen Patienten in sehr vielen Fällen (Allergien gegen den Duft von Zierblumen, gegen Kosmetika, gegen seltene Arzneien, welche durch andere, pharmakodynamisch gleichwertige ersetzt werden können, gegen seltene, mehr einen Luxus als eine Notwendigkeit darstellende Nahrungsmittel usw.) weder mit einer Entbehrung noch mit einem materiellen Opfer oder mit anderen Schwierigkeiten verbunden, den ihm wohlbekannten Gelegenheiten auszuweichen. Auch der Austausch von als schädlich festgestellten Bettensorten gegen anderes, kein Allergen enthaltendes Material läßt sich selbst von minderbemittelten „Wohnungsasthmatikern" leicht in Kauf nehmen. Anders liegt die Sache, wenn das Vermeiden der auslösenden Kontakte einen Berufswechsel voraussetzt (Berufsidiosynkrasien) oder wenn der Patient seinen Wohnsitz verlegen müßte, um sich dem Einfluß des gefährlichen Stoffes zu entziehen (Wegziehen aus der Nähe von Tierstallungen wegen „Tierasthma", zeitweilige oder dauernde Übersiedlung in vegetationsarme Gegenden oder Klimate mit einer für den Patienten unschädlichen Flora beim Heufieber). Speziell beim Heufieber und namentlich bei den schweren, einer spezifischen Desensibilisierung unzulänglichen Fällen können so radikale, in die ganze Existenz des Individuums einschneidende Maßnahmen in Frage kommen. Erlauben die finanziellen Verhältnisse des Kranken einen Aufenthaltswechsel, so bereitet die Frage nach dem „Wohin" insofern geringere Schwierigkeiten, als Karten existieren (die unter anderem auch von den „Verbänden der Heufieberkranken" herausgegeben und zeitweilig ergänzt werden), welche über die regionäre Verbreitung der verschiedenen stäubenden Pflanzenarten und über ihre jährlichen Blütezeiten Aufschluß geben. Freilich kann man nicht versprechen, daß nicht in der neuen Gegend eine Sensibilisierung gegen die dort vorhandenen Pollenarten erfolgt, da ja der Patient seine Disposition mitbringt.

Ein besonderes Kapitel bilden die Allergien gegen notwendige Medikamente. Von der das Leben bedrohenden Allergie gegen Penicillin war schon an anderer Stelle die Rede. Ergänzend sei hier noch der letal abgelaufene Fall von R. M. BERNE (1950), die Beobachtung von S. L. FELDER und L. FELDER (1950), bei der es sich ebenfalls um eine sehr schwere Reaktion handelte, und die Mitteilung von M. H. SAMITZ, P. HORVATH und S. BELLET (1950) über eine hämorrhagische Blaseneruption nach der Injektion von Penicillin G erwähnt. In dem Fall von BERNE konnte eine vorausgegangene Pilzinfektion nicht festgestellt werden, was im Hinblick auf den S. 180 f. erörterten Zusammenhang zwischen Fußmykosen und Penicillinallergie Erwähnung verdient. Der Fall von S. SAMITZ und seinen Mitarbeitern erscheint bemerkenswert, weil sich die Allergie nur gegen Penicillin G, aber nicht gegen Penicillin O richtete, welches sich von Penicillin G dadurch unterscheidet, daß der Benzolring durch eine Allylmerkaptangruppe ersetzt ist, eine wertvolle Feststellung für den Fall, daß man rechtzeitig auf das Bestehen einer Allergie gegen ein bestimmtes Präparat aufmerksam gemacht wird. Mit Rücksicht auf die von BERNE mitgeteilte Krankengeschichte wäre es allerdings nicht ratsam, verschiedene Penicillinpräparate auszuprobieren, wenn eines schwere Erscheinungen ausgelöst hat, sondern eher zu einem bewährten Sulfonamid zu greifen (z. B. Elkosin). Allergien gegen Aureomycin wurden ebenfalls beobachtet, u. a. von A. D. PARETS (1950) und S. M. PECK und F. F. FELDMAN (1950), desgleichen solche gegen Streptomycin [S. W. SIMON (1950)]. Sehr unangenehm sind auch die Allergien gegen Insulin, welche sich schon bei der ersten Injektion in schweren lokalen und Allgemeinsymptomen manifestieren können [M. LASERSOHN (1930), A. BERNARD (1927), H. HUNSCHEIDT (1934) u. a.]; oder der erste Zyklus der Injektionen bleibt frei von allergischen Erscheinungen und die Allergie zeigt sich erst, wenn die Behandlung nach einem kurzen oder längeren Intervall wieder aufgenommen wird. Die Symptome können entweder leicht sein (lokale Urticaria) oder in schweren örtlichen Reaktionen (Pseudoerysipel oder Pseudophlegmone) und schließlich in Allgemeinerscheinungen (Asthma, Erbrechen, schmerzhaften Gelenksschwellungen, Purpura, anaphylaktischer Schock) bestehen. Ausführliche Angaben unter Anführung der einschlägigen Literatur findet man bei M. HARTEN und M. WALZER (1941) sowie bei E. URBACH und PH. M. GOTTLIEB (1946, S. 344 bis 348). Da die Insulinbehandlung in vielen Fällen nicht dauernd ausgeschaltet werden kann, weil sich der Diabetes und seine Folgen durch diätetische Maßnahmen nicht beherrschen lassen, bleibt nichts anderes übrig, als entweder langsame oder rasche Desensibilisierungen [UMBER und STOETTER (1934), A. C. CORCORAN (1938)] zu versuchen. Die Empfindlichkeit gegen Insulin kann, wie sich URBACH und GOTTLIEB a. a. Ort ausdrücken, so „unglaublich“ hoch sein, daß man eine langsame

Desensibilisierung mit 0,00001 Einheit beginnen müßte, und man kommt dann erst nach relativ langer Zeit zu den Insulindosen, welche den diabetischen Zustand genügend stark beeinflussen, oder man wendet ein Schnellverfahren („rush desensitization") an und gefährdet dann das Leben des Patienten, wenn die Insulinallergie hochgradig ist, ebenso wie bei der raschen Desensibilisierung eines Pferdeasthmatikers gegen Pferdeserum [vgl. R. DOERR (1950, S. 162)]. Und das ist nicht alles. In einigen Fällen von Insulinallergie setzte nämlich gleichzeitig mit dem Auftreten der allergischen Erscheinungen (Urticaria und starke Lokalreaktion) plötzlich die Wirkung des Insulins auf den Zuckerspiegel aus. Diese eigenartige Koinzidenz wurde von mehreren Autoren [H. F. ROOT (1943), J. LERMANN (1944); s. auch HARTEN und WALZER (1941, S. 86)] durch die Annahme zu erklären versucht, daß das Insulin zwei Arten von Antikörpern zu bilden vermag, von welchen der eine den allergischen Zustand bedingt, während der andere die hormonale Wirkung neutralisiert. F. C. LOWELL (1942) teilte mit, daß er die beiden Antikörper in einem mit Insulinallergie kombinierten Fall von Insulinresistenz tatsächlich nachweisen konnte. Ob weitere Beobachtungen dieser Art veröffentlicht wurden, entzieht sich meiner Kenntnis, und der Fall von LOWELL genügt aus mehrfachen Gründen nicht, die Kombination von Insulinallergie mit Insulinresistenz generell in dem präzisierten Sinne sicherzustellen (s. die Kritik von R. DOERR, 1948, S. 275).

Bei denjenigen Allergenen, die in staubförmiger Verteilung in der Luft suspendiert sind und entweder inhaliert werden oder durch den Luftkontakt auf zugängliche Schleimhäute gelangen (Pollen, Schimmelpilze, Haare, Epithelien, Hausstaub), besteht noch eine andere Möglichkeit der Allergenausschaltung. Da es sich um relativ grobkorpuskuläre Elemente handelt, kann man die Patienten eine gewisse Zeit (z. B. während einer Desensibilisierungskur oder auch, um den Kranken eine Zeit der Ruhe und Erholung zu verschaffen) in Räumen halten, welchen filtrierte oder auf andere Weise entstaubte Luft zugeführt wird und in denen man die Staubentwicklung auf ein erreichbares Minimum einschränkt. Es gibt verschiedene Typen solcher „allergenfreier Kammern". Die ersten allergenfreien Kammern von STORM VAN LEEUWEN habe ich selbst, sozusagen in statu nascendi, besichtigt und will, um kein absprechendes Urteil fällen zu müssen, hier nur sagen, daß sie ihren Zweck unmöglich erfüllen konnten. Die moderne Technik gestattet natürlich die Erstellung von Einrichtungen, welche effektiv das leisten, was man von ihnen erwartet. Die Nachteile des Verfahrens (Einschränkung der Bewegungsfreiheit, große Kosten, Unterbrechung der Berufstätigkeit) liegen auf der Hand und eine radikale Heilung ist von dieser Art der „Abstinenzkur" wohl ebensowenig zu erwarten als von anderen, weniger störenden Methoden der Ausschaltung staubförmiger Allergene (Aufenthalt im Hochgebirge,

Seereisen, Reisen in entfernte Länder). Für manche Zwecke genügen auch Maßnahmen, welche auf die Zufuhr von filtrierter oder entstaubter Luft verzichten und nur die Staubentwicklung im Aufenthaltsraum bekämpfen, so für Wohnstaub- und Bettstaubasthma (W. BERGER, E. URBACH u. a.). Im ersten Weltkrieg hat man an der österreichischen Südwestfront die Beobachtung gemacht, daß Frontsoldaten, welche Heufieberkandidaten waren, während der kritischen Zeit verschont blieben, weil sie beständig durch die Gasmaske atmen mußten [R. DOERR]; solche Erfahrungen mögen für den Versuch maßgebend gewesen sein, staubdichte Gesichtsmasken zur Verhütung allergischer, durch Staubarten hervorgerufener Asthmaanfälle zu verwenden [Allergolixmasken nach E. FRÄNKEL und E. LEVY (1927, 1928)]; für prophylaktisch-therapeutische Zwecke sind sie nicht geeignet, können aber gelegentlich von Vorteil sein, um durch die temporäre Ausschaltung des Luftplanktons zu einer ätiologischen Diagnose zu gelangen.

Ein Schlußwort.

Zum Schlusse noch eine nach meinem Dafürhalten wichtige Betrachtung. Seit K. HANSEN (1930) seine Auffassung von der „Psychogenese beim allergischen Bronchialasthma und verwandten Krankheiten" entwickelt hat, mehren sich in steigendem Ausmaß die Publikationen, welche sich mit der psychischen Bedingtheit der Allergien und ihrer Manifestationen befassen. Um nur einige Arbeiten aus jüngster Zeit zu erwähnen, sei auf E. WEISS (1950), TH. M. FRENCH und F. ALEXANDER (1941), A. MITSCHERLICH (1950), TH. M. FRENCH (1950), M. L. MILLER (1950), L. W. SONTAG (1950), H. J. HARRIS (1950), S. GUNNARSON (1950), V. SCHATIA (1950), H. MILLER und D. W. BARUCH (1950) hingewiesen. Diese Bewegung schießt weit über das Ziel hinaus; vielfach gefällt sie sich in der Idee, daß nur die Geisteswissenschaften in der Allergieforschung existenzberechtigt sind und daß naturwissenschaftliche Methoden den Platz zu räumen haben (s. die Diskussionsbemerkung von G. MIESCHER zu dem Referat von A. MITSCHERLICH, l. c. S. 102). Wenn man das Referat von A. MITSCHERLICH liest, kann man nur sagen, daß er wie der Blinde von der Farbe redet und daß er seine Ideen in ein anderes Gewand gekleidet hätte, wenn er selbst an verschiedenen, in ihrer klinischen Erscheinungsform völlig verschiedenen allergischen Krankheiten gelitten hätte, wie beispielsweise der Verfasser. Da kommt einem die somatische bzw. physiologische Grundlage des allergischen Krankheitsgeschehens als unabweisbare Tatsache klar zum Bewußtsein. M. MINKOWSKI hat in seinem Diskussionsvotum zum Referat von MITSCHERLICH dasselbe, aber nur allgemeiner und eleganter gesagt, wenn er konstatiert: „Über die Erdenschwere, die allen Lebensvorgängen anhaftet, kommt aber auch die radikalste Psychosomatik nicht hinweg." Es wäre aber ein Fehler, in das andere Extrem zu verfallen und die Mitwirkung psychischer Faktoren am Zustandekommen allergischer Zustände und insbesondere ihrer Manifestationen leugnen zu wollen. Die Kasuistik, welche das Gegenteil wahrscheinlich macht, ist reichhaltig und zum Teil auch überzeugend; schließlich kann man ja auch auf einer Virusinfektion beruhende Warzen durch Suggestion zum Verschwinden bringen, und der Einfluß starker Erregungen auf den Keuchhusten ist dem Pädiater bekannt. Daraus ergibt sich die praktische Konsequenz, daß der Arzt bestrebt sein soll, das Krankheitsgefühl im Patienten nicht hochzuzüchten und zu einer extremen Allergophobie zu steigern. Wenn man aber die Anweisungen mancher Allergiespezialisten über die Aufnahme der Anamnese, die Ermittlung der auslösenden Stoffe und die Behandlung des Leidens liest, kann man sich der Erkenntnis nicht verschließen, daß gerade das geschieht. Als ein typisches Beispiel sei die neueste Publikation von A. F. Coca (1950) über die praktische Behandlung einer von ihm beschriebenen Form der Nahrungsmittelallergie angeführt, welche er erstmalig 1942 unter dem Titel „Familial nonreaginic foodallergy" in die Literatur eingeführt hat. Ihr wesentliches Symptom soll in einer Tachykardie bestehen, welche ausdrücklich als hochspezifisch bezeichnet wird, da sie nur nach dem Genuß bestimmter Nahrungsmittel eintritt und angeblich ausbleibt, wenn diese Nahrungsmittel aus der Diät ausgeschaltet werden. Die Spezifität dieser Allergie, welcher Coca den Übernamen „Idioblapsie" verliehen hat, soll nicht auf einem Antigen-Antikörper-Mechanismus beruhen; wie sie aber erklärt werden soll, darüber erfährt man nichts. In der zweiten Ausgabe des Werks „Allergy" von E. Urbach und Ph. M. Gottlieb (1946) wird der Terminus Idioblapsie nicht erwähnt und es scheint, daß die Konzeption der idioblaptischen Pulsbeschleunigung, von einigen Mitläufern abgesehen, die es immer gibt, keine Anhänger gefunden hat. Doch davon soll hier nicht weiter die Rede sein, sondern nur von der „praktischen Behandlung" der Idioblapsie, wie sie Coca (1950) vorschlägt. Er denkt an eine Organisation des diagnostischen Dienstes, der am besten funktionieren würde, wenn er von zentralen Organisationen spezialistisch geschulter Diagnostiker versehen würde; jeder einzelne Fall sollte beständig von einem oder von zwei Diagnostikern überwacht werden. Um die alimentär-allergische Konstitution eines Probanden erstmalig festzustellen, soll er nicht nur über seine gegenwärtige Diät und über die Art seiner Ernährung in seinem früheren Leben, sondern auch über eine Menge von Einzelheiten befragt werden, in denen man eigentlich nur die Gretchenfrage: „Nun sag, wie hast du's mit der Religion" vermißt. Nicht selten, bemerkt Coca (l. c. S. 174), stellte es sich heraus, daß das bedenklichste allergische Symptom (z. B. ein hoher Blutdruck) vorhanden sei, über welches sich der Patient gar nicht beklagt. Da das

Hauptsymptom der Idioblapsie die Tachykardie ist, soll den Erwachsenen und Kindern von 10 Jahren aufwärts das Pulszählen beigebracht werden, welches vor jeder Mahlzeit und in verschiedenen Intervallen nach jeder Mahlzeit stattfinden soll. Und wenn die Anzahl der pulsbeschleunigenden Nahrungsmittel zu groß ist, als daß eine Abstinenzprophylaxe in Betracht gezogen werden könnte, wird die Sympathektomie oder als temporäre Erleichterung die Blockade des Ganglion stellatum durch intraganglionäre Injektion von Novocain vorgeschlagen. Diese Art der Behandlung ist aber in hervorragendem Grade geeignet, Hypochonder heranzubilden oder, um das wissenschaftlicher auszudrücken, Nahrungsmittelallergien psychologisch zu induzieren. Und was die operative Therapie anlangt, kennt man heute sympathikolytische Medikamente, wie z. B. das Regitin, welche jedenfalls der Exstirpation des Sympathicus vorzuziehen sind. Ich habe viele Jahrzehnte an verschiedenen, auch an bedrohlichen Formen alimentärer Allergie gelitten, habe mich aber nie um Pulszahl und Blutdruck gekümmert und steuere gleichwohl der Vollendung des 80. Lebensjahres mit unversehrtem Sympathicus entgegen. Und so schließe ich dieses Werk mit dem guten alten Spruch:

ὥσπερ ξένοι χαίρουσι πάτριδα βλέπειν
οὕτως καὶ οἵ γράφουσι τέλος βιβλίου.

Literaturverzeichnis.

ABRAMOWITZ, E. W. and M. H. NOUN (1937), Arch. Dermat. a. Syph. **35**, 875.

ABRAMOWITZ, E. W. and J. J. RUSSO (1940), Arch. Dermat a. Syph. **41**, 707.

ABRAMSON, H. A. (1939), New York State J. Med. **39**, 1611.

ABRAMSON, H. A., D. H. MOORE and H. H. GETTNER (1941). Proc. Soc. exp. Biol. a. Med. **46**, 153.

ABRAMSON, H. A. and M. H. GORIN (1939), J. Allergy **10**, 159.

ADAMS, T. W. (1932), Americ. J. Med. Scienc. **184**, 342.

ADELSBERGER, L. (1929), Z. Hyg. **110**, 278.

ADELSBERGER, L. und H. MUNTER (1934, Alimentäre Allergie. Abhandlg. a. d. Gebiete d. Verdauungs- und Stoffwechselkrankheiten **12**, Nr. 5.

ADKINSON, JUNE (1920), J. Genetics **5**, 363.

ADKINSON, J. and WALKER (1920), J. med. Research. **41**, 457.

AHLMARK, A. (1944), Acta physiol. Scand. **9**, 27.

ALBERT, M. M. and M. WALZER (1942), J. Immunol. **44**, 263.

ALBUS, G. (1935), Z. experim. Med. **96**, 710.

— (1935a), Z. experim. Med. **95**, 703.

— (1936). Z. experim. Med. **97**, 756.

ALEXANDER, FR. (1950), Psychosomatic. Medicine, its Principles and Applications. New-York, Norton a. Cie.

ALEAXNDER, H. L., W. G. BECKE and J. A. HOLMES (1926). J. Immunol. **11**, 175.

ALEXANDER, H. L. and D. BOTTOM (1940), J. Immunol. **39**, 457.

ALEXANDER, H. L., JOHNSON and J. H. ALEXANDER (1946), J. Allergy **17**, 340.

ALEXANDER, H. L., M. C. JOHNSON and S. C. BUKANTZ (1948, J. Allergy **19**, 1.

ALEXANDER, M. E. (1923), J. Immunol. **8**, 457.

ALFORD, R. I. (1948), J. Allergy **19**, 240.

ALVAREZ, W. C. (1934), Proc. Staff Meet. Mayo Clin. **9**, 680.

ANCONA, G. (1922), Sperimentale **76**, 270.

— (1923), Policlinico, Sez. med. **30**, 45.

— (1926), J. Immunol. **12**, 263.

ANDRESEN, A. F. R. (1925), Med. J. and Rec. **122**, 71.

ANDINA (1937), Klin. Wochenschr. **1**, 443.

ANDRE, R. and R. C. GROVE (1934), J. Allergy **5**, 536.

ANDREWS, G. C. and G. F. MACHACEK (1935), Arch. Derm. a. Syph. **32**, 837.

ANDREWS, T. G. (1948), J. Allergy **19**, 43.

ARBESMAN, C. E., V. L. COHEN and W. OSGOOD (1947), J. Allergy **18**, 311.

ARBESMAN, C. E. and H. EAGLE (1939), J. Allergy **10**, 521.

— — (1939), J. Allergy **11**, 18.

ARBESMAN, C. E., G. E. KÖPF and A. R. LENZNER (1946), J. Allergy **17**, 275.

ARTHUS, M. (1903), C. r. Soc. Biol. Paris **55**, 817.

AUER, J. and P. A. LEWIS (1909), J. Am. med. Ass. **53**, 458.

— — (1910), J. exp. Med. **12**, 151.

AULD, A. G. (1921), Brit. med. J. **1**, 696.

AVERY, O. T. and W. S. TILLETT (1929), J. exdep. M. **49**, 251.

BAAGÖE, KAJ (1923), Ugeskrift. f. Laeger. **85**, 301.
— (1926), Bibliothek f. Laeger. **118**, 521.
— (1928). Klin. Wochenschr. **1**, 507.
BÄCHER, ST. (1927), Zentralbl. f. Bakt. I Orig. **104**, 150.
BAIN, W. A. (1949), Proc. Royal Soc. Med. **42**, 615.
BALYEAT, R. (1930), Allergic Diverses. Davis Cie.
BARLOW, O. W. and E. HOMBURGER (1941), J. Allergy **12**, 346.
BARSOUM, G. S. and J. H. GADDUM (1936), Clin. Science **2**, 357.
BARTOSCH, R., W. FELDBERG und E. NAGEL (1932a), Arch. ges. Physiologie **230**, 129.
— — — (1932b), Arch. ges. Physiologie **230**, 674.
BAYER, L. M. (1934), J. Am. med. Assoc. **102**, 1934.
BECKER, F. E. and W. C. BLACK (1931), J. Allergy **2**, 405.
BEERMAN, H. (1934), Arch. Dermat. a. Syph. **29**, 671.
BENJAMINS, C. E. (1936), Acta otolaryng. **24**, 153.
BERDEL, W. und E. BUDDECKE (1950), Beitr. z. Klinik d. Tuberkulose **104**, 214.
BERESFORD, A. B. (1945), J. Allergy **16**, 200.
BERNSTEIN, C. jr. (1935), J. exp. Med. **61**, 149.
BERGER, W. (1928), Verhandlg. d. 40. Kongresses f. innere Medizin, Wiesbaden.
BERGER, W. und K. HANSEN (1931), Dtsch. Arch. Klin. Medizin **170**, 458.
— — (1940). Allergie. Leipzig.
BERGER, W. und F. J. LANG (1931), Beitr. z. path. Anat. u. allg. Path. **87**, 71.
BERNARD, A. (1927), J. Sc. med. Lille (Belgien) **45**, 85.
BERNE, R. M. (1950), New England J. Med. **242**, 814.
BESCHE, A. DE (1929), Acta path. et microbiol. Scandinav. **6**, 115.
— (1931), Zentralbl. f. Hyg. **37**, 800.
— (1937), Acta medic. Scandinav. **92**, 209.
BEST, C. H. and E. W. MC HENRY (1940), Canad. M. A. J. **43**, 163.
BIBERSTEIN, H und W. JADASSOHN (1923), Klin. Wochenschr., S. 970.
BIEDERMAN, J. B. (1937), Laryngoscope **47**, 825.
BLACK, J. H. and J. HOLMAN (1950), J. Allergy **21**, 148.
BLACKLEY, C. H. (1873), Experimental researches on the cause and nature of catarrhus aestivus. London.
BLANK, P. (1943), Milit. Surgeon **92**, 419.
BLOCH, BR. (1928), Allgemeine und experimentelle Biologie der durch Hyphomyceten erzeugten Dermatomykosen. Handb. d. Haut- u. Geschlechtskr. **XL**, 300.
BLOCH, BR. und STEINER-WOURLISCH (1926), Arch. Dermat. **152**, 283.
BLUM, H. F., R. L. BAER and M. B. SULZBERGER (1946), J. Invest. Dermat. **7**, 99.
BLUMENTHAL, J. S. (1949), Lancet **69**, 215.
BLUMSTEIN, G. I. (1945), Ann. Allergy **3**, 341.
BONNEWIE, P. (1939), Ätiologie und Pathogenese d. Ekzemkr. Leipzig, Barth.
BOSCH, E., P. GYÖRGY und E. WITEBSKY (1931), Klin. Wochenschr. **10**, 2264.
BOSCHARDT, W. (1929), Klin. Wochenschr. **1**, 591.
BOSTRÖM und WELLENSTRÖM (1935), Zentralbl. f. Hyg. **50**, 104.
BOUGHTON, T. H. (1919), J. Am. med. Assoc. **73**, 1912.
BOWMAN, K. L. (1934), J. Allergy **5**, 341.
BOYD, W. C. (1943), Fundamentals of Immunology. New-York.
— (1947), J. Allergy **18**, 125.
BRACK, W. (1946), Schweiz. med. Wochenschr. **76**, 316.
BRANDT, R. (1933), Wiener Klin. Wochenschr., Nr. 25.
BRAY, G. W. (1931), J. Allergy, **2** ,205.

BRAY, G. W. (1939), cit. n. VAUGHAN, W. T.: Practice of Allergy.
BRONFENBRENNER, J. (1948), J. Allergy **19**, 71.
BROWN, A. (1927), J. Immunol. **13**, 273.
— (1928), J. Immunol. **15**, 301.
BROWN, E. A. (1948), Ann. Allergy **6**, 723.
BROWN, E. A. and E. M. HOLDEN (1944), Ann. Allergy **2**, 207.
BROWN, E. A. and G. P. WADSWORTH (1938), J. Allergy **9**, 345.
BROWN, E. A. and W. KRABEK (1950), Ann. Allergy **8**, 258, 408, 555.
BROWN, E. B. and S. B. CREPEA (1947), J. Allergy **18**, 214.
BROWN, O. H. (1922), Southwestern Med. **6**, 307.
BROWNING, W. H. (1943), J. Allergy **14**, 231.
BUBERT, H. M. (1935), J. Am. med. Assoc. **104**, 1469.
BUCHER, C. S. and C. E. KELLER (1934), J. Allergy **5**, 64.
BUFFUM, W. P. and B. FEINBERG (1948), J. Allergy **19**, 604.
BUKANTZ, S. C., M. C. JOHNSON and ST. HAMPTON (1949), J. Allergy **20**, 1.
BURCKHARDT, W. (1940), Dermatologica **81**, 196.

CAMPBELL, D. H. and G. E. CASLAND (1944), J. Immunol. **49**, 315.
CAMPBELL, D. H., J. R. CANN, T. B. FRIEDMAN and R. A. BROWN (1950), J. Allergy **21**, 519.
CAMPBELL, D. H. and P. A. NICOLL (1940), J. Immunol. **39**, 103.
CANCADO, J. R. (1944), Rev. med. cir. do Brasil **52**, 157.
CANNON, P. R. and C. E. MARSHALL (1940), J. Immunol. **38**, 365.
CAPPS, R. B. and R. H. YOUNG (1940), J. clin. Investig. **19**, 778.
CAPUANI, G. F.: Riforma med. **55**, 1539.
CARRYER, H. M. and C. F. CODE (1950), J. Allergy **21**, 310.
— — (1950a), J. Allergy **21**, 314.
CARRYER, H. M., G. A. KÖLSCHE, L. E. PRICKMAN, CH. K. MAYTUM, C. L. LAKE and H. L. WILLIAMS (1950), J. Allergy **21**, 282.
CAULFEILD, A. H. W., M. H. BROWN and E. T. WATERS (1936), Proc. Soc. exp. Biol. a. Med. **35**, 109.
— — — (1937), J. Labor. a. clin. Med. **22**, 657.
CAULFEILD, A. H. W., C. COHEN and G. S. EADIE (1926), J. Immunol. **12**, 153.
CAVELTI, P. (1945), Proc. Soc. exp. Biol. a. Med. **60**, 379.
— (1947), J. Immunol. **57**, 141.
— (1950), J. Allergy **21**, 532.
CERQUA, S. (1936), Minerva med. **1**, 542.
CHARGIN, L. (1922), Arch. Dermat. a. Syph. **6**, 222.
CHARGIN, L. and W. LEIFER (1940), J. Invest. Dermat. **3**, 443.
CHASE, M. W. (1941), J. exp. Med. **73**, 711.
— (1943), Proc. Soc. exp. Biol. a. Med. **52**, 238.
— (1945), Proc. Soc. exp. Biol. a. Med. **59**, 134.
— (1946), Proc. Soc. exp. Biol. a. Med. **61**, 257.
— (1947), J. exp. Med. **86**, 489.
— (1948), The allergic state in bacterial and mycotic infections of man. Philadelphia, S. 110—153.
CHERRY, J. H. and L. E. PRICKMAN (1941), Proc. Staff Meet. Mayo Clin. **16**, 38.
CHOBOT, R., H. DUNDY and N. SCHAFFER (1940), J. Allergy **12**, 46.
CLARK, W. G. and E. M. MACKAY (1950), J. Allergy **21**, 133.
CLARKE, J. A. (1933), J. Allergy **4**, 481.
CLARKE, J. A., DONALLY and A. F. COCA (1928), J. Immunol. **15**, 9.
CLARKE, J. A. and GALLAGHER (1926), J. Immunol. **12**, 461.
— — (1928), J. Immunol. **15**, 103.

CLARKE, J. A. and H. C. LEOPOLD (1940), J. Allergy **11**, 494.
CLARKSON, A. K. (1937), Brit. med. J. **II**, 845.
CLEIN, N. W. (1945), Ann. Allergy **3**, 1.
COCA, A. F. (1920), J. Immunol. **5**, 363.
— (1933), J. Allergy **4**, 354.
— (1934), J. Allergy **5**, 345.
— (1942, 1945), Familial nonreaginic food allergy. Springfield.
— (1943), Ann. Allergy **1**, 128.
— (1946), Ann. Allergy **6**, 506.
— (1950), Intern. Arch. Allergy a. appl. Immun. **1**, 173.
COCA, A. F., O. DEIBERT and E. F. MENGER (1922), J. Immunol. **7**, 201.
COCA, A. F. and E. F. GROVE (1925), J. Immunol. **10**, 445.
COCA, A. F. and E. L. MILFORD (1925), J. Immunol. **10**, 555.
COCA, A. F., WALZER and A. A. THOMMEN (1931). Asthma and Hayfever in Theory and practice. Baltimore.
CODE, C. F. (1939), Amer. J. of Physiol. **127**, 78.
— (1944), Ann. Allergy **2**, 457.
CODE, C. F. and A. D. MACDONALD (1937), Lancet **II**, 730.
CODE, C. F. and H. H. HESTER (1939), Am. J. of Physiol. **127**, 71.
CODE, C. F. and H. R. ING (1937), J. Physiol. **90**, 501.
COHEN, A. C. and G. C. GLINSKY (1951), J. Allergy **22**, 63.
COHEN, A. E. (1950), Ann. Allergy **8**, 547.
COHEN, M. B. and L. E. ABRAM (1949), J. Allergy **20**, 207.
COHEN, M. B., E. E. ECKER, J. R. BREITBART and J. A. RUDOLPH (1930), J. Immunol. **18**, 419.
COHEN, M. B. and H. J. FRIEDMAN (1943), J. Allergy **14**, 368.
— — (1945), J. Allergy **16**, 121.
— — (1947), J. Allergy **18**, 7.
COHEN, M. B. and J. A. RUDOLPH (1932), J. Am. med. Assoc. **98**, 1864.
COHEN, M. B. and R. WELLER (1941), J. Allergy **12**, 242.
COLE, H. N. and J. R. DRIVER (1938), Arch. Dermat. a. Syph. **37**, 338.
Commitee of Allergists for the study of unknown causes of Hayfever and Asthma (1944), Ann. Allergy **1**, 54.
Commitee on apparatus in Aerobiology, National research Council (1941). Techniques for appraising air-borne Populations of microorganisms, pollen and insects. Phytopathology **31**, 201.
COOKE, R. A. (1915), Laryngoscope **25**, 108.
— (1922), J. Immunol. **7**, 119.
— (1922), J. Immunol. **7**, 147.
— (1922), J. Immunol. **7**, 219.
— (1930), Laryngoscope **40**, 210.
— (1937), J. Allergy **8**, 279.
— (1941), J. Allergy **12**, 549.
— (1944), J. Allergy **15**, 203.
— (1947), Allergy in Theory and Practice. Philadelphia, W. B. Saunders.
— (1949), Fortschritte der Allergielehre II, 285.
CCCKE, R. A., J. H. BARNARD, S. HEBALD and A. STULL (1935), J. exp. Med. **62**, 733.
COOKE, R. A. and R. C. GROVE (1935), Arch. int. Med. **56**, 779.
COOKE, R. A., M. H. LOVELESS and A. STULL (1937), J. exp. Med. **66**, 689.
COOKE, R. A. and A. STULL (1933), J. Allergy **4**, 87.
COOKE, R. A. and VAN DER VEER (1916), J. Immunol. **1**, 201.

CORCORAN, A. C. (1938), Am. J. med. Scienc. **196**, 359.
CORCORAN, D. J. (1950), Virginia M. Monthly **77**, 297.
CORMIA, F. W. and G. M. LEWIS (1946), J. Invest. Dermat. **7**, 375.
CORMIA, F. W., G. M. LEWIS and M. E. HOPPER (1947), J. Invest. Dermat. **8**, 395.
COULSON, E. J. and H. STEVENS (1940), Proc. Soc. exp. Biol. a. Med. **45**, 798.
— — (1940), J. Allergy **11**, 537.
COURTRIGHT, L. J., S. L. HURWITZ and A. B. COURTRIGHT (1942), J. Allergy **13**, 444.
CRIEP, L. H. (1942), J. Allergy **13**, 591.
— (1945), Essentials of Allergy. Philadelphia, Lipincott.
CRIEP, L. H., L. D. MAYER and SH. G. COHEN (1950), J. Allergy **21**, 373.
CURRY, J. J. and F. C. LOWELL (1948), J. Allergy **19**, 9.
CURRY, J. J. (1946), J. clin. Investig. **25**, 785.
— (1947), J. clin. Investig. **26**, 430.
CURRY, J. J., J. E. FUCHS and S. E. LEARD (1949), J. Allergy **20**, 77.
CURSCHMANN, H. (1921), Münch. med. Wochenschr. S. 195.
CURTIS BROWN (1925), Brit. med. J. **I**, 155.

DALE, H. H. (1936/37), Transmission of nervous effects by acetylcholin. Harvey Lectures, Williams and Wilkins, Baltimore, P. 229.
DANIELOPOLU, D. (1946), Phylaxie-Paraphylaxie et Maladies spécifiques. Masson, Paris.
— (1948), Schweiz. med. Wochenschr. S. 567.
DANNENBERG, H. (1927), Inaug. Dissert. Berlin.
DAVENPORT, C. B. and A. G. LOVE (1921), M. Depart. U. S. Army in World War. **15**, 356.
DAWSON, W. T. and F. A. GABADE (1930), J. Am. med. Assoc. **94**, 704.
DEISSLER, K. and G. M. HIGGINS (1934), Proc. Staff. meet. Mayo Clin **9**, 678.
DEKKER, H. (1930), Praktikum der allergischen Krankheiten. Montana-Verlag.
— (1934), Münch. med. Wochenschr. **81**, 323.
DERBES, V. J. and H. T. ENGELHARDT (1943), Am. J. M. Scienc. **205**, 675.
DERBES, V. J. and W. A. SODEMAN (1946), Am. J. Med. **1**, 367.
DICKSTEIN, B. (1949), Ann. Allergy **7**, 250.
DIENES, L. (1928), J. Immunol. **15**, 153.
— (1931), J. Immunol. **20**, 333.
DIETHELM, O., E. J. DOBY and A. F. MILHORAT (1945), Arch. Neur. a. Psych. **54**, 110.
DISHOEK, H. A. E. V. and S. V. KLEIN (1943). Acta med. Scandinav. **65**, 331.
DOERR, R. (1921), Schweiz. med. Wochenschr. Nr. 21.
— (1922), Weichards Ergebn. d. Hygiene **5**, 71.
— (1924), Die Idiosynkrasien Naturwissenschaften **12**, Heft 47.
— (1925), Kongreß d. Dtsch. Dermatolog. Ges. in Dresden.
— (1926), Verhandlg. d. Dtsch. Dermat. Ges. Arch. f. Dermatologie **151**, 3.
— (1926), Handb. d. inneren Medizin **4**, 448.
— (1929), Allergische Phänomene. Bethes Handb. d. norm. u. path. Physiologie **13**, 650.
— (1929), Allergie und Anaphylaxie. Handb. d. pathog. Mikroorganismen, 3. Aufl. **1**, 759—1008.
— (1933), Relazioni Convegno Volta XI. Rom.
— (1944), Handb. d. inneren Medizin, herausg. von Bergmann u. Stähelin, 2. Teil, 341—405.
— (1946), Helvetica Medica Acta **13**, 473.

DOERR, R. (1946), Ann. Allergy **4**, 339.
— (1948), Die Antigene. Wien, Springer-Verlag.
— (1949), Lehrbuch d. inneren Medizin, 6. u. 7. Aufl., 47—151.
DOERR, R. und W. BERGER (1922), Klin. Wochenschr. **I**, 949.
DOERR, R., E. BERGER, W. JADASSOHN und G. W. SCHMIDT (1932), Schweiz. med. Wochenschr. S. 395.
DOERR, R. und C. HALLAUER (1926), Z. Immunitätsf. **47**, 291.
DOLD, H. (1925), Arch. f. Hyg. **96**, 167.
DONALLY, H. H. (1930), J. Immunol. **19**, 15.
DOWNING, J. G. (1941), J. Michigan M. Soc. **40**, 265.
— (1943), Arch. Dermat. a. Syph. **48**, 514.
DRAGSTEDT, C. A. (1945), J. Allergy **16**, 69.
DUKE, W. W. (1925), J. Am. med. Assoc. **84**, 736.
— (1930), Arch. intern. Med. **45**, 206.
DUNBAR, FL. (1947), Emotions and bodily Changes. Columbia Univ. Press. New York.
DUNBAR, W. P. (1903), Zur Ursache und spezifischen Heilung des Heufiebers.
DUNDY, H. D., B. ZOHN and R. CHOBAT (1947), J. Allergy **18**, 1.
DURHAM, O. C. (1929), J. Allergy **1**, 12.
— (1938), J. Allergy **10**, 40.
— (1941), Amer. Assoc. Advanc. Scienc., Public. No. **17**, 32.
— (1943), J. Allergy **14**, 455.
— (1944), J. Allergy **15**, 226.
— (1946), J. Allergy **17**, 79.
— (1946a), J. Allergy **17**, 70.
— (1947), J. Allergy **18**, 231.
DUTTON, L. O. (1938), J. Allergy **9**, 607.
— (1940), J. Allergy **11**, 130.
— (1943), Ann. Allergy **1**, 17.
— (1945), Lettres Internat. Club of Allergy, Series **8**, 15.
DYAKOWSKA, J. (1936/37), Acad. Polon. Sciences; Bulletin International (B) (I), **155**.

EBBEKE, U. (1923), Zbl. f. allg. Path. u. path. Anat. **33**, Ergzs.-Heft 99.
— (1924), Dtsch. med. Wochenschr. **50**, 131.
EFRON, B. (1931), Med. a. Surg. J. (New Orleans) **84**, 540.
EHRENFELD, J., A. BROWN and M. STURNEVANT (1939), J. Allergy **10**, 342.
EISELSBERG, A. von (1933), Klin. Wochenschrift **12**, 1174.
EPSTEIN, A., A. HERSCHBERG et JEANNE PIQUET (1944), C. r. Soc. Physique et d'Hist. nat. Genève **61**, 123.
EPSTEIN, S. (1944), Ann. Allergy **2**, 247.
EPSTEIN, ST. (1948), J. Allergy **19**, 333.
ESKUCHEN (1923), Klin. Wochenschr. S. 407.
EYERMANN, C. H. (1930), J. Allergy **1**, 350.
— (1945), Lettres, Intern. Corr. Club of Allergy. Series **8**, 140.

FARMER, L. and G. L. ROHDENBURG (1950), J. Allergy **21**, 120.
FEINBERG, S. M. (1946), J. Am. med. Assoc. **132**, 702.
— (1944), Allergy in Practice. Chicago.
FEINBERG, S. M. and P. L. ARIES (1932), J. Am. med. Assoc. **98**, 2280.
FEINBERG, S. M., BENGT NORÉN and R. F. FEINBERG (1948), J. Allergy **19**, 90.
FEINBERG, S. M. and S. FRIEDLAENDER (1945), J. Allergy **16**, 296.
— — (1947), Amer. J. M. Scienc. **213**, 58.

FEINBERG, S. M. and H. T. LITTLE (1936), J. Allergy **7**, 149.
FEINBERG, S. M., S. MALKIEL and A. R. FEINBERG (1950), The Antihistaminics, their clinical application. The Year Book Publishing Co.
FELDER, S. L. and L. FELDER (1950), J. Am. med. Assoc. **143**, 361.
FELL, N., G. RODNEY and D. E. MARSHALL (1943), J. Immunol. **47**, 237.
FELLNER, M. and VASCONCELLOS, zit. nach O. NÄGELI, Klin. Wochenschr. **11**, 853 (1932).
FENICHEL (1945), The Psychoanalytic Theory of Neurosis. New York.
FERNARO, A. (1944), Arch. Neurol. a. Psych. **52**, 443.
FERRARS, A. (1944), J. Neuropath. a. exp. Neurol. **3**, 239.
FIERZ, H. E., W. JADASSOHN und STOLL (1937), Helvetica chim. acta **20**, 1059.
FIGLEY, H. D. (1949), J. Allergy **20**, 198.
FIGLEY, H. D., F. W. WITTICH, J. H. BLACK, P. P. PETIT, E. D. SELLERS, J. A. MANSMANN and H. E. PRINCE (1944), Ann. Allergy **2**, 489.
FINEMAN, A. H. (1940), Ann. Intern. Med. **14**, 916.
FITZGERALD, J. D. L. and W. B. SHERMAN (1949), J. Allergy **20**, 286.
FLEISCHER, M. S. and L. JONES (1931), J. exp. Med. **54**, 597.
— — (1933), J. Immunol. **24**, 369, 383.
— — (1934), J. Immunol. **26**, 455.
FOGGIE, P. (1937), Quart. J. exp. Physiol. **26**, 225.
FOLLENSBY, E. M. and S. B. HOOKER (1947), J. Immunol. **55**, 205.
FORMAN, C., J. SEIFTER and W. E. EHRICH (1949), J. Allergy **20**, 273.
FOSHAY, L. and O. E. HAGEBUSCH (1939), J. Am. med. Assoc. **112**, 2398.
FOSTER KENNEDY (1949), Fortschr. d. Allergielehre **II**, 265.
FRANK, D. E. and H. H. GELFAND (1944), J. Allergy **15**, 332.
FRÄNKEL, E. und E. LEVY (1927), Klin. Wochenschr. S. 831.
— (1928), JKs. ärztl. Fortbildung **19**, Nr. 11.
FRANKLAND, A. W. (1949), Hayfever. Med. Illustr. **3**, 193.
FREEMAN, J. (1911), Lancet **II**, 814.
— (1925), Proc. Royal Soc. Med. (Laryng. Sect.) **18**, 29.
— (1930), Lancet **I**, 744.
FRENCH, TH. M. (1950), Intern. Arch. Allergy a. appl. Immunol. **1**, 28.
FRENCH, TH. M. and F. ALEXANDER (1941), Psychogenic factors in bronchial Asthma. Psychosomatic Medicine Monographs IV.
FRIBOES, W. (1924), Grundriß der Histopathologie d. Hautkrankheiten. Leipzig.
FRIEDEMANN, U. (1907), Münch. med. Wochenschr. S. 2414.
FRIEDJUNG, J. K. (1937), Ergebn. d. inn. Med. und Kinderheilk. 52, 76.
FRIEDLAENDER, S. and S. M. FEINBERG (1946), J. Allergy **17**, 129.
FRIEDLAENDER, S. and A. S. FRIEDLAENDER (1950), J. Allergy **21**, 303.
FRIEDLAENDER, S., S. M. FEINBERG and A. R. FEINBERG (1946), Proc. Soc. exp. Biol. a. Med. **60**, 65.
FRIES, J. H. and ST. BORNE (1949), J. Allergy **20**, 222.
FRIES, J. H. und M. MEGIL (1943), J. Allergy **14**, 310.
FROMMEL, E., E. ARON, A. D. HERSCHBERG, J. PIQUET et A. GOLDFEDER (1944), Helvetica Physiologica Acta **2**, 111.
FRUGONI, C. e G. ANCONA (1925), Policlinico, Sez. med. No. 14.
— — (1927), L'asma bronchiale. Turin.

GAARDE, F. M., L. E. PRICKMAN and H. J. RASZKOWSKI (1942), J. Am. med. Assoc. **120**, 431.
GAILLARD, G. E. (1942), J. Allergy **13**, 611.
— (1950), J. Allergy **21**, 386.

GAY, F. B. and E. E. SOUTHARD (1907), J. med. Research. **11**, 143.
GAY, L. P. (1934), J. MISSOURI M. A. **24**, 129.
— (1937), J. Missouri M. A. **34**, 332.
GAY-PRIETO (1942), Arch. Dermat. u. Syph. **183**, 287.
GELFAND, M. L. (1947), New York State J. Med. **47**, 2707.
GELFAND, H. H. (1949), J. Allergy **20**, 311.
GELFAND, H. H. and D. E. FRANK (1944), J. Allergy **15**, 332.
GELL, P. G. H., C. R. HARRINGTON and R. P. RIVERS (1946), Brit. J. exp. Path. **27**, 267.
GERLACH, W. (1923), Virch. Arch. f. path. Anat. **247**, 294.
GILMAN, A. (1948), J. Allergy **19**, 281.
GLÉNARD, R. et J. VINCHON (1929), Presse médic. **37**, 403.
GOLDMAN, L. and B. GOLDMAN (1944), Arch. Dermat. a. Syph. **50**, 79.
GOODSON, W. H. jr. (1938), Proc. Staff. Meet., Mayo Clin. **13**, 500.
GORIN, N. (1949), J. Am. med. Assoc. **141**, 24.
GOTTRON, H. (1939), Berl. Akad. ärztl. Fortbildung, Nr. 5.
GRAHAM, E. A., W. H. COLE, G. A. COPHER and S. MOORE (1928), Diseases of the gall bladder and bileducts. Philadelphia, Lea.
GRAHAM, D. T., ST. WOLF and H. G. WOLF (1950), J. Allergy **21**, 478.
GRANT, R. T., R. S. B. PEARSON and W. J. COMEAU (1936), Clin. Scienc. **2**, 253.
GREGOIRE, R. (1937), Mém. Acad. de Chir. **63**, 930.
GRIEG, M. E. and W. C. HOLLAND (1949), Science **110**, 237.
GROER, FR. VON, Die Dermoreaktionen, Handb. von ABDERHALDEN, Abt. XIII, 2. Teil, Heft 3.
GROLNICK, M. (1936), J. Allergy **7**, 341.
GROVE, E. F. (1928), J. Immunol. **15**, 3.
GROVE, E. F. and A. F. COCA (1925), J. Immunol. **10**, 471.
GUILD, B. T. (1939), Arch. Dermat. a. Syph. **39**, 807.
GUNNARSON, S. (1950), Arch. intern. Allergy **1**, 103.
GUTMANN, M. (1929), Die Pollenallergie. Gmelin.
— (1933), Dtsch. med. Wochenschr., S. 1281.
GUTMANN, M. J. (1950), Arch. intern. Allergy a appl. Immunol. **1**, 217.
GUTMAN, R. A. (1932), Presse méd. **40**, 1654.
GYOERGY, P., E. MORO und E. WITEBSKY (1930), Klin. Wochenschr. **10**, 821.

HAAG, F. E. (1932), Klin. Wochenschr. **11**, 1228.
— (1933), Klin. Wochenschr. **12**, 1091.
HAYOS, K. (1925a), Wien. Klin. Wochenschr., S. 410.
— (1925b), Z. f. exp. Med. **45**, 503.
HAMPTON, S. F. (1941), J. Allergy **12**, 579.
HAMPTON, S. F., S. C. BUKANTZ and M. C. JOHNSON (1949), J. Allergy **20**, 19.
HAMPTON, S. F., M. C. JOHNSON, H. L. ALEXANDER and K. S. WILSON (1943), J. Allergy **14**, 227.
HAMPTON, S. F. and A. STULL (1940), J. Allergy **11**, 109.
HANHART, E. (1934), Dtsch. med. Wochenschr., S. 1190.
— (1937), Klin. Wochenschr. **16**, 1407.
— (1940), In Berger und Hansen, Allergie Leipzig, Thieme.
HANKE, M. T. and K. K. KOESSLER (1920), J. biol. Chemistry **43**, 567.
HANSEL, F. K. (1941), J. Allergy **12**, 457.
— (1949), Fortschritte d. Allergielehre **II**, 129.
HANSEN, K. (1928), Dtsch. med. Wochenschr. **54**, 1447.
— (1928), Allergie, Anaphylaxie, Idiosynkrasie. Neue Deutsche Klinik **1**, 271.

HANSEN. K. (1930), Nervenarzt **3**, 513.
— (1940), In Berger und Hansen, Allergie, Leipzig.
— (1941), Dtsch. med. Wochenschr. **67**, 197.
HANSEN, K. und M. SIMONSEN (1937), Röntgenpraxis **9**, 145.
HANSEN, K und MICHENFELDER (1930), Dtsch. med. Wochenschr., S. 173.
HARA, H. J. (1939), Arch. of Otolaryng. **30**, 525.
HARLEY, D. (1925), Brit. J. exp. Path. **6**, 189.
— (1937), Brit. J. exp. Path. **18**, 469.
— (1937), J. Path. a. Bact. **44**, 589.
— (1939), Fortschritte d. Allergielehre **I**, 170.
HARRIS, H. (1949), Ann. Allergy **7**, 206.
— (1950), Intern. Arch. Allergy **1**, 109.
HARRISON, W. T. and C. ARMSTRONG (1924), Public Health Reports, U. S. P. H. S. **39**, 1261.
HARSH, G. F. and H. L. HUBER (1943), J. Allergy **14**, 121.
HARTEN, M. and M. WALZER (1941), J. Allergy **12**, 72.
HAUROWITZ, F. (1942), J. Immunol. **43**, 331.
— (1943), Schweiz. med. Wochenschr., S. 264.
HAUROWITZ, F., KARDAR and SCHWERIN (1942), J. Immunol. **43**, 327.
HAWORTH, E. and A. D. MACDONALD (1937), J. Hygiene **37**, 234.
HAXTHAUSEN, H. (1939), Acta dermato-venerol. (Stockholm) **20**, 257.
— (1943), Acta dermato-venerol. (Stockholm) **23**, 438.
— (1947), Acta dermato-venerol. (Stockholm) **27**, 275.
— (1947a), Schweiz. med. Wochenschr. **77**, 1150.
— (1949), Allergy in diseases of the Skin. Fortschritte der Allergielehre II, 167—235.
HEBALD, S., R. A. COOKE and L. M. DOWNING (1947), J. Allergy **18**, 13.
HECHT, A. (1925), Die Haut als Testobjekt. Springer, Berlin.
HECHT, R., M. B. SULZBERGER and H. WEIL (1943), J. exp. Med. **78**, 59.
HEIM, F. (1940), Arch. f. exp. Path. u. Pharmak. **196**, 50.
HEINBECKER, P. (1928), J. Immunol. **15**, 365.
HEISE, H. A. (1949), J. Allergy **20**, 383.
HENDERSON, A.T. and B. ROSE (1947), J. Canad. M. A., cit. nach B. ROSE (1947).
HEIDELBERGER, M. and F. E. KENDALL (1935a), J. exp. Med. **61**, 559.
— — (1935b), J. exp. Med. **62**, 697.
HENSCHEN, C. (1932), Arch. Klin. Chir. **183**, 488.
HENSEL, M. E. and J. M. SHELDON (1941), J. Lab. a. Clin. Med. **26**, 1586.
HERSCHBERG, A. B. et A. EPSTEIN (1944), C. r. Soc. Phys. et d'Hist. nat. Genéve **61**, 129.
HILL, L. W. (1940), J. Allergy **11**, 170.
HOFBAUER, L. (1931), Klin. Wochenschr. Nr. 26.
HOJENSGARD, I. C. and M. SCHWARTZ (1949), Acta allergologica **2**, 7.
HOOKER, S. B. (1924), J. Immunol. **9**, 7.
HOPKINS, H. H. and E. L. BURKY (1944), Arch. Dermat. a. Syph. **49**, 124.
HOPKINS, J. G. (1938), New-York State J. Med. **38**, 23.
— (1949), Ann. Allergy **7**, 377.
HOPKINS, J. G., B. M. KESTEN and O. G. HAZEL (1938), Arch. Dermat. a. Syph. **38**, 679.
HORNECK, K. G. (1940), Z. Vererbgs.- u. Konstitutionsl. **24**, 161.
HORTON, B. T., G. E. BROWN and G. M. ROTH (1936), J. Am. med. Assoc **107**, 1263.
HORTON, B. T., H. P. WAGANER, J. A. AITA and H. W. WELTMAN (1944), J. Am. med. Assoc. **124**, 800.

HOWELL, J. B. (1944), Clinics **3**, 945.
HUBER, H. L. and KÖSSLER (1922), Arch. intern. Med. **30**, 689.
HUNSCHEIDT, H. (1934), Zentralbl. f. inn. Med. **55**, 369.
HUNTER, R. B. (1947), Lancet **252**, 672.

JLAVSKY, J. (1950), Intern. Arch. Allergy a. appl. Immunol. **1**, 226.
JADASSOHN, W. (1932), Immunbiologie der Haut. Handb. d. Haut- u. Geschlechtskr. **2**, Springer, Berlin
JADASSOHN, W. und F. SCHAAF (1925), Klin. Wochenschr. **14**, 793.
JAFFE, K. (1931), Klin. Wochenschr. **10**, 304.
— (1939), Fortschritte d. Allergielehre **I**, 147.
JOHNSON, M. C., H. ALEXANDER, R. ROBINSON and J. H. ALEXANDER (1944), J. Allergy **15**, 83.
JOHNSON, M. C., H. L. ALEXANDER, J. H. ALEXANDER and H. M. WALKER (1945), J. Allergy **16**, 261.
JONES, T. D. and J. R. MOTE (1934), New England J. Med. **210**, 120.

KABAT, E. A. and H. LANDOW (1942), J. Immunol. **44**, 69.
KABAT, E. A. and M. M. MAYER (1949), Experim. Immunchemistry. Springfield, Thomas.
KABAT, E. A., A. WOLF and A. E. BEZER (1947), J. exp. Med. **85**, 117.
KAHN, I. S. (1927), J. Lab. a. Clin. Med. **13**, 77.
KAIJSER (1937), Arch. Klin. Chir. **188**, 36.
— (1939), Fortschritte der Allergielehre I.
KALK, H. (1929), Klin, Wochenschr. **8**, 64.
KALLOS, P. (1939), Gastroenterologica **64**, 234.
KALLOS, P. und L. KALLOS-DEFFNER (1950), Intern. Arch. Allergy a. appl. Immun. **1**, 189.
— — (1942), Schweiz. Z. Path. u. Ther. **5**, 97.
— — (1937), WEICHARDTS Ergebn. d. Hyg. **19**, 178.
— — (1947), Nordisk. Med. **35**, 1878.
— — (1949), Fortschritte d. Allergielehre II, 329—352.
KALLOS, P. und W. PAGEL (1937), Acta med. Scandinav. **91**, 292.
KÄMMERER, H. (1926), Allergische Diathese und allergische Erkrankungen. München.
— (1929), Fortschritte der Therapie. Heft 2, 37.
KAPLAN, M. A. and N. I. EHRLICH (1951), Ann. Allergy **9**, 105.
KAPPIS, M. (1924), Med. Klinik, S. 1347.
KARADY, S. and BROWNE (1939), J. Immunol. **37**, 463.
KARELITZ, S. and S. GLORIG (1943), J. Immunol. **47**, 121.
KARRENBERG, C. L. (1932), Dermat. Zeitschr. **63**, 169.
KARSNER, H. T. and E. E. ECKER (1924), J. infect. diseas. **34**, 636.
KATZ, G. (1942), Proc. Soc. exp. Biol. a. Med. **49**, 272.
KATZ, G. and S. COHEN (1941), J. Am. med. Assoc. **117**, 1782.
KEMPF, A. H. and S. M. FEINBERG (1948), J. Allergy **19**, 247.
KERN, R. A. (1921), M. Clin. North America **5**, 751.
— (1939), J. Allergy **10**, 164.
KERN, R. A. and S. G. STUART (1931), J. Allergy **3**, 51.
KHORAZO, D. (1933), J. Immunol. **25**,. 113.
KLINE, B. S. (1948), J. Allergy **19**, 19.
KLOPSTOCK, A. und G. E. SELTER (1927) Klin. Wochenschr. **I**, 1662.
KNEPPER, R. (1935), Virchows Arch. f. path. Anat. **296**, 364.
KNOLL, A. F. (1940), Proc. Soc. exp. Biol. a. Med. **45**, 606.

Knott, F. A. and G. H. Oriel (1930), J. Physiol. **70**, 31.
Knowles, F. C., H. B. Decker and R. P. Kandle (1936), Arch. Demrat. a. Syph. **33**, 227.
Köhler, O. und G. Heilmann (1923), Zbl. f. Bakt. I Orig. **91**, 112.
Koelsche, G. A. (1948), J. Allergy **19**, 47.
Koelsche, G. A., L. E. Prickman and H. M. Carryer (1946), J. Allergy **17**, 151.
Koenig, P. (1924), Folia otolaryng. Pt. 1, Orig. **13**, 76.
Kolmer, J. A. (1924), Infection, Immunity and biologic Therapy. 3. Aufl. Philadelphia and London.
Kolodny, M. H. and E. Denhoff (1946), J. Am. med. Assoc. **130**, 1058, 1061.
Kopeloff, L. M. and N. Kopeloff (1939), J. Immunol. **36**, 311.
Kopeloff, N. and L. M. Kopeloff (1941), J. Immunol. **40**, 471.
Krynski, A. (1932), Poln. Derm. Ges., Sitzung vom 26. IV.
Kugelmass, I. N. (1949), New-York State J. Med. **49**, 2313.
Kulka, A. M. and D. Hirsch (1945), J. Immunol. **50**, 127.
Kümmel, H. (1924), Arch. f. Klin. Chir. **133**, 593.
Kunkel, R. S. (1935), Clifton Med. Bull. **19**, 33.
Kuntz, A. (1945), Ann. Allergy **3**, 91.

Lancefield, R. C. (1923), J. exp. Med. **47**, 91, 469, 481, 483, 857.
Lands, A. M., H. C. Hoppe et al. (1949), J. Pharm. and exp. Therapy **95**, 45.
Landsteiner, K. (1921), Biochem. Z. **119**, 294.
— (1936), New England J. Med. **215**, 1199.
— (1945), The specifity of serological reactions. Harvard University Press.
Landsteiner, K. and M. W. Chase (1937), J. exp. Med. **66**, 337.
— — (1940), J. exp. Med. **71**, 237.
— — (1937), J. exp. Med. **66**, 337.
— — (1941), J. exp. Med. **73**, 431.
— — (1942), Proc. Soc. exp. Biol. a. Med. **49**, 688.
Landsteiner, K. and Jacobs (1936), J. exp. Med. **64**, 625.
Landsteiner, K. and J. van der Scheer (1932), J. exp. Med. **56**, 399.
— — (1933), J. exp. Med. **57**, 633.
— — (1938), J. exp. Med. **67**, 79.
Landsteiner, K., Rostenberg and M. B. Sulzberger (1939), J. Invest. Dermat. **2**, 25.
Landsteiner, K. and S. Simms (1923), J. exp. Med. **38**, 127.
Langner, P. H. and R. A. Kern (1938), J. Allergy **10**, 1.
Laroche, G., Richet fils et Saint-Girons (1919), L'anaphylaxie alimentaire. Paris.
Larsen, N. P. and S. D. Bell (1922), Am. J. Children Diseas. **24**, 41.
Lasersohn, M. (1930), J. Am. med. Assoc., S. 199.
Lehner, E. (1932), Zbl. f. Haut- und Geschlechtskr. **41**, 199.
Lehner, E. und E. Rajka (1925), Dermat. Wochenschr. **81**, 1731, 1777.
— — (1927), Allergieerscheinungen der Haut. Halle. Marhold.
Lehrfeld, L. (1925), Am. J. Ophthalm. **8**, 368.
— (1932), Arch. Ophthalm. **8**, 380.
Lehrfeld, L. and J. Miller (1939), Arch. Ophthalm. **21**, 639.
Leeuwen, s. unter Storm.
Leriche, R. et R. Fontaine (1939), Presse med. **47**, 241.
Lermann, J. (1944), Am. J. med. Scienc. **207**, 354.
Levine, P. and A. F. Coca (1926), J. Immunol. **11**, 449.
Levinton, J. (1944), J. Allergy **15**, 300.

LEWIS, TH. (1927), The blood vessels of the human skin and their responses. London.
LEWIS, T. and R. GRANT (1924), Heart **11**, 209.
LEWIS, P. M. and LOOMIS (1925), J. exp. Med. **41**, 127.
LOEB, L. F. (1928), Klin. Wochenschr. **7**, 803.
— (1930), Klin. Wochenschr. **9**, 890.
LOGUE, R. B. and C. LAWS (1942), J. Allergy **13**, 414.
LOVEJOY, H. B., S. M. FEINBERG and E. A. CANTERBURY (1949), J. Allergy **20**, 350.
LOVELESS, M. H. (1936), J. Allergy **7**, 203.
— (1940), J. Immunol. **38**, 25.
— (1941), J. Immunol. **41**, 15.
— (1942), J. Immunol. **44**, 1.
— (1943). J. Immunol. **47**, 165.
— (1944), J. Allergy **15**, 311.
— (1950), J. Allergy **21**, 489.
— (1950a), J. Allergy **21**, 500.
LOVELESS, M. A. and S. BALDWIN (1942), J. Am. med. Assoc. **118**, 451.
LOVELESS, M. H. and M. DWORIN (1949), J. Am. M. Womens A. **4**, 105.
LOVELESS, M. H., L. DOWNING and R. DORFMAN (1937), J. Allergy **8**, 276.
LOVEMAN, A. B. (1934), J. Am. med. Assoc. **102**, 97.
LOWELL, F. C. (1942), Proc. Soc. exp. Biol. a. Med. **50**, 167.
— (1943), J. Immunol. **46**, 177.
LUISADA (1934), Ergebn. d. inn. Med. **47**, 92.
LUITHLEN, F. (1926), Wiener med. Wochenschr. **76**, 907.
LUNDGREN, H. P., A. M. PAPPENHEIMER and J. W. WILLIAMS (1939), J. Am. Chem. Soc. **61**, 533.
LYON (1928), Am. J. Diseas. Children **36**, 1012.

MACKENZIE, M. (1885), Hayfever, its etiology and treatement, with an appendix on Rose-Cold, London, Churchill.
MADDEN, J. F. (1944), Arch. Dermat. a. Syph. **49**, 197.
MAYER, R. L. and S. CAJKOVAC (1932), Arch. f. Dermat. **166**, 325.
MCCARTHY, M. B. and J. R. WISEMAN (1937), M. Womens J. **44**, 335.
MAEGRAITH, B. G., W. H. H. ANDREWES and C. E. M. WENYON (1949), Ann. trop. Med. **43**, 225.
MAIETTA, A. L. (1949), Ann. Allergy **7**, 359.
MALHERBE, A. (1939), Presse med. **47**, 1398.
MALKIEL, S. and S. M. FEINBERG (1950), J. Allergy **21**, 525.
MANTOUX, C. et E. ROUX (1908), C. r. Acad. Scienc. Paris, S. 355.
MARCUS, H. and E. SAHLGREN (1936), Acta psychiatr. et neurol. **11**, 119.
MAUNSELL, K. (1946), Lancet **251**, 99.
MEIER, R. und R. BUCHER (1949), Fortschritte der Allergielehre **II**, 290—328.
MELLI, G. (1930), Minerva medica **I**, 1.
MENDEL (1908), Mediz. Klinik Nr. 22.
MEYER[1], L. R. (1928), Med. Klinik **24**, 193.
— (1928a), Klin. Wochenschr., S. 1958.
— (1928b), Arch. Dermatol. **156**, 331.
— (1933), Handb. d. Haut- u. Geschlechtskr. **4**, 2. Teil, 116.
— (1946), J. Allergy **17**, 153.

[1] Derselbe Autor wie L. R. MAYER (amerikanische Schreibweise).

MEYER, L. R. (1947), 3. Ann. Session of the College of Allergists.
— (1944), Northwest. Med. **43**, 287.
— (1949), J. Allergy **20**, 159.
MCGUIRE, J. A. and B. SCHAFFER (1946), Arch. Dermat. a. Syph. cit. nach URBACH und GOTTLIEB (1946), S. 151.
MELTZER, S. J. (1910), J. Am. med. Assoc. **55**, 1021.
METALNIKOV, S. (1934), Rôle du système nerveux et des facteurs biologiques et psychiques dans l'immunité. Paris, Masson.
MIESCHER, G. (1936), Arch. f. Dermat. u. Syph. **173**, 117.
— (1941), Schweiz. med. Wochenschrift. Festschrift f. R. DOERR.
MILIAN, G. (1929), Le biotropisme. Paris.
MILLER, H. and D. W. BARUCH (1950), Intern. Arch. Allergy **1**, 60.
MILLER, H. and D. H. CAMPBELL (1947), Ann. Allergy **5**, 236.
— — (1950), J. Allergy **21**, 522.
MILLER, M. L. (1950), Internat. Arch. Allergy **1**, 40.
MILLER, M. W. (1947), J. Allergy **18**, 109.
MILLICAN, R. C., S. M. ROSENTHAL and H. TABER (1949), J. Pharm. and exp. Therapy **97**, 4.
MINKOWSKI, M. (1950), Internat. Arch. Allergy **1**, 104.
MITCHELL, J. H. and C. C. CURRAN (1945), Midwest Forum of Allergy, Pittsburgh, January 21, 1945. Lettres Internat. Corr. Club of Allergy, Series **8**, 45.
MITCHELL, J. H. and J. GAMBLE (1950), J. Allergy **21**, 514.
MITSCHERLICH, A. (1949), Verh. Dtsch. Ges. Inn. Mediz. München.
— (1950), Internat. Arch. of Allergy, Supplem. ad Vol. **1**, 79.
MORGAN, I. M. (1945), J. Immunol. **50**, 359.
MORGAN, W. T. J. (1932), Brit. J. exp. Path. **13**, 342.
MORRIS, M. C. (1936), J. exp. Med. **64**, 641, 657.
MORSE, CH. O. (1950), Ann. Allergy **8**, 331.
MORROW, M. B., E. P. LOWE and H. E. PRINCE (1942), J. Allergy **13**, 215.
MÜLLER, R. und R. BRANDT (1932), Zbl. Hygiene **41**, 294.
MYHRMAN, G. und J. TOMENIUS (1939), Arch. f. exp. Path. u. Ther. **193**, 14.

NÄGELI, O., F. DE QUERVAIN und W. STALDER (1930), Klin. Wochenschr. **9**, 924.
NARANJO, PL. y E. DE NARANJO (1950), Polinosis. Univers. Quito.
NEILL, J. M., J. Y. SUGG and L. V. RICHARDSON (1930), J. Immunol. **19**, 109.
— — (1932), J. Immunol. **22**, 131.
NELSON. T. (1934), J. Allergy **5**, 124.
NEWELL, J. M. (1939), J. Allergy **11**, 35.
— (1942), J. Allergy **13**, 177.
NEWELL, J. M., A. STERLING, M. F. OLMAN, S. S. BURDEN and L. E. KREJCI (1939), J. Allergy **10**, 513.
NICOLLE, M. (1907), Ann. Inst. Pasteur, Paris **21**, 128.
NOON, L. (1911), Lancet **II**, 1572.

OBERMAYER, FR. und E. P. PICK (1906), Wien. Klin. Wochenschr., S. 327.
OLIARO, T. (1938), Klin. Wochenschr. **12**, 1185.
OLMSTED, W. H., C. G. HARFORD and S. F. HAMTPON (1944), Arch. intern. Med. **73**, 341.
OPIE, E. L. and J. FURTH (1926), J. exp. Med. **43**, 469.
ORDMAN, D. (1949), South. African M. J. **23**, 973.
OSBORNE, E. D. and E. D. PUTNAM (1932), J. Am. med. Assoc. **99**, 972.
— (1905), Leutholdsche Gedenkschr. 1.

OTTO, R. (1907), Münch. med. Wochenschr. **54**, 1665.
OTTO, R. und L. ADELSBERGER (1932), Z. Hyg. **113**, 16.

PAGNIEZ, PH. et PASTEUR-VALLERY-RADOT (1916), Presse med. **24**, 529.
PAPPENHEIMER, A. M. (1940), J. exp. Med. **71**, 263.
PAPPENHEIMER, A. M. and SHERWOOD LAWRENCE (1948), Am. J. Hyg. **47**, 233, 241.
PARETS, A. D. (1950), J. Am. med. Assoc. **143**, 653.
PARK, R. G. (1944), Brit. med. J. **II**, 816.
PARK, W. H. (1913), Transact. Americ. Physicians **28**, 95.
— (1924), J. Immunol. **9**, 17.
PARKER, J. T. (1924), J. Immunol. **9**, 515.
PARROT, J. L. (1938), Les manifestations de l'anaphylaxie et les substances histaminiques. Paris, Baillière et Fils.
PARTURIER, G. (1924), Presse médic. **32**, 849.
PATERSON, G. R. (1949), Canad. Pharm. J. **82**, 69.
PAVIOT, J. et R. CHEVALLIER (1936), J. de Méd. de Lyon **17**, 31.
PECK, S. M. (1930), Arch. Dermat. a. Syph. **22**, 40.
PECK, S. M. and F. F. FELDMAN (1950), J. Amer. med. Assoc. **142**, 1137.
PECK, S. M., S. SIEGAL, A. W. GLICK and A. KURTIN (1948), J. Am. med. Assoc. **138**, 631.
PEIPERS, A. (1931), Z. Immunitfschg. **71**, 359.
PELLERAT, J. (1945), Recherches sur l'histamine et les antihistaminiques de synthèse. Trav. Lab. Clin. Dermat.
PESHKIN, M. M. (1936), J. Allergy **7**, 477.
PETERS, G. A. and B. T. HORTON (1941), Proc. Staff. Meet. Mayo Clinic **16**, 631.
PETERS, G. A. and J. J. SILVERMAN (1946), Arch. intern. Med. **77**, 526.
PHILLIPS, E. W. (1933), J. Allergy **5**, 29.
— (1940a), J. Allergy **11**, 28.
— (1940b), J. Allergy **12**, 24.
PHILLIPS, J. Mc. I. (1922), J. Am. med. Assoc. **78**, 497.
PICK, E. P. (1922), Wien. med. Wochenschr. **I**, 761.
PINESS, G. and H. MILLER (1925), J. Am. med. Assoc. **85**, 339.
— — (1930), J. Allergy **1**, 117.
— — (1931), J. Allergy **2**, 73.
PIPES, D. M. (1937), South M. J. **30**, 1012.
PIRQUET, CL. VON (1906), Münch. med. Wochenschr. **53**, 1457.
— (1910), Allergie. Springer, Berlin.
PIRQUET, CL. VON und B. SCHICK (1905), Die Serumkrankheit. Leipzig und Wien.
POLLARD, H. M. and G. J. STUART (1942), J. Allergy **13**, 467.
PORT, T. (1932), Dtsche. Monatsschr. f. Zahnh. **50**, 877.
PRAUSNITZ, C. (1930), Handb. d. pathog. Mikroorg. **III**, 1. Teil, 125.
PRAUSNITZ, C. und H. KÜSTNER (1921), Zbl. Bakter. I Orig. **86**, 160.
PRINCE, H. E., ST. EPSTEIN, K. D. FIGLEY, F. W. WITTICH, L. DELL, HENRY and M. B. MORROW (1949), Ann. Allergy **7**, 301.
PRICKMAN, L. E. and P. D. GELBACH (1944), M. Clin. North Americ. **28**, 991.
PRIGAL, S. J. (1946), J. Am. med. Assoc. **131**, 398.
— (1951), J. Allergy **22**, 50.
PRIGAL, S. J., A. M. BROOKS and R. HARRIS (1947), J. Allergy **18**, 16.
PRIGAL, S. J. and M. L. FURMAN (1949), Ann. Allergy **7**, 662.
PRIGAL, S. J., T. H. GAVACK, F. D. SPEER and R. HARRIS (1947), J. Am. med. Assoc. **132**, 932.

PRIGAL, S. J., L. J. MORGENBESSER and F. P. INTYRE (1947), J. Allergy 18, 325.
PRINCE, H. E. and M. B. MORROW (1944), Ann. Allergy 2, 483.

QUINCKE (1882), Monatsh. f. prakt. Dermat. 1.
— (1921), Med. Klinik 17, 675.

RACKEMANN, F. M. (1931), Clinical Allergy. New York, Macmilian.
— (1940), J. Allergy 11, 147.
— (1944), J. Allergy 15, 249.
— (1945), J. Allergy 16, 136.
RACKEMANN, F. M. and A. COLMES (1930), J. Allergy 1, 2.
RACKEMANN, F. M. and F. L. WEILLE (1939), Arch. Otolaryng. 30, 1051.
RAFFEL, S. (1946), Americ. Rev. Tuberc. 54, 564.
— (1948), J. infect. diseas. 82, 267.
RAFFEL, S. and J. E. FORNEY (1948), J. exp. Med. 88, 485.
RAJKA, E. (1942), J. Allergy 13, 327.
RAJKA, E. and E. HEGYI (1950), Intern. Arch. of Allergy 1, 243.
RAMIREZ, M. and A. V. ST.-GEORGE (1929), Med. Rec. 119, 71.
RAMON, G. (1922), C. r. Soc. Biol. Paris 86, 661, 711.
RAMSDELL, S. G. (1926), J. Immunol. 12, 231.
RANDOLPH, T. G. (1948), Food Allergy. M. Clin. North America Chicago Number, January, W. B. Saunders Comp.
— (1950), J. Allergy 21, 471.
RANDOLPH, T. G. and F. M. RACKEMANN (1941), J. Allergy 12, 124.
RANDOLPH, T. G. and YEAGER (1947), J. Lab. a. Clin. Med. 32, 1547.
RANDOLPH, T. G. and J. P. ROLLINS (1950), J. Allergy 21, 288.
RATNER, B. (1937), J. Allergy 8, 273.
— (1922), Am. J. Children Diseas. 24, 346.
— (1943), Allergy, Anaphylaxis and Immunotherapy. Baltimore.
RATNER, B. and H. L. GRUEHL (1930), Proc. Soc. exp. Biol. a. Med. 27, 574.
RATNER, B., H. C. JACKSON and H. L. GRUEHL (1927), J. Immunol. 14, 249.
RATNER, BR., SILVERMAN and GREENBURGH (1941), J. Allergy 12, 272.
RATTNER, H. (1936), J. Am. med. Assoc. 106, 2230.
RAUCHWERGER, S. M., F. A. ERSKINE and W. L. NALLS (1948), J. Am. med. Assoc. 136, 614.
RAVAUT, P. et R. RABEAU (1932), Presse méd., S. 1925.
REDDIN, L. jr. and D. W. STEVER (1946), North. Amer. Vet. 27, 561.
REHSTEINER, R. (1926), Z. Gesundheitspfl. 6, 3.
RIGLER, L. G. and R. KOUCKY (1938), Amer. J. Roentgenol. 39, 353.
RINKEL, H. J. (1936), J. Allergy 7, 356.
— (1944), Ann. Allergy 2, 115.
RINKEL, H. J., T. G. RANDOLPH and M. ZELLER (1950), Food Allergy. Springfield, Thomas.
ROBINSON, H. M. (1944), Clinics 3, 834.
ROCHA E SILVA, M. (1944), J. Allergy 15, 399.
ROCKWELL, G. E. (1942), J. Immunol. 43, 259.
— (1943a), Ohio State M. J. 39, 128.
— (1943b), Ann. Allergy 1, 43.
— (1944), Ann. Allergy 2, 137.
RODNEY, G. and N. FELL (1943), J. Immunol. 47, 251.
RODRIGUEZ; OLLEROS A. (1938), Klin. Wochenschr. 17, 1375.
ROKSTAD, J. (1946), Skin reactions caused by fractions of oil of turpentine and hexanitrodiphenylamine. Helsingfors.

Root, H. F. (1943), J. Am. med. Assoc., S. 173.
Rose, Br. (1940), Science **92**, 454.
— (1941), J. clin. Investig. **20**, 419.
— (1941a), J. Allergy **12**, 327.
— (1947), Americ. J. Med. **3**, 545.
Rose, Br. and J. S. L. Browne (1941), J. Immunol. **41**, 403.
— — (1942), Ann. Surg. **115**, 390.
Rose, Br., E. v. Harkness and R. P. Forbes (1946), Ann. John and Mary R. Markle Foundation. S. 69.
Rose, Br., J. A. Pare, K. Pump and R. C. Stanford (1950), Canad. M. A. J. **62**, 6.
Rose, Br. and P. Weil (1939), Proc. Soc. exp. Biol. a. Med. **42**, 494.
Rose, J. M., A. R. Feinberg, S. Friedlaender and S. M. Feinberg (1947). J. Allergy **18**, 149.
Rosenau, M. J. and J. F. Anderson (1906), Hygien. Lab. Bull. **29**, 73.
Rosenthal, S. R. and M. L. Brown (1940), J. Immunol. **38**, 259.
Rosenthal, S. R. and D. Minard (1939), J. exp. Med. **70**, 415.
Rostenberg, A. (1947), J. Allergy **18**, 47.
Rostenberg, A. and N. W. Kanof (1941), J. Invest. Dermat. **4**, 505.
Roth, G. M. and B. T. Horton (1937), Proc. Staff. Meet., Mayo Clin. **12**, 129.
Roth, R. R. and T. Nelson (1942), J. Allergy **13**, 283.
Rothlin, E. (1927), Schweiz. med. Wochenschr. **57**, 388.
— (1933a), Schweiz. med. Wochenschr., S. 529.
— (1933b), Klin. Wochenschr. **I**, 574.
— (1933c), Schweiz. mediz. Jahrbuch.
— (1940), Schweiz. med. Wochenschr., S. 641.
Rothman, S. and J. M. Coon (1940), J. Invest. Dermat. **3**, 99.
Rothschild, J. E. (1949), J. Allergy **20**, 62.
Rowe, A. H. (1931), Food Allergy. Philadelphia.
— (1932), Am. J. med. Scienc. **183**, 529.
— (1937), Food, inhalant and other clinical Allergy. Philadelphia, Lea.
— (1944), Elimination Diets and the Patient Allergies. Philadelphia, Lea.
— (1945), Nutrition in the Allergies, Dietotherapy, Clinical Application of modern Nutrition. Philadelphia, W. B. Saunders.
Rowe, A. jr. and A. H. Rowe (1948), J. Allergy **19**, 62.
Rudder, B. de (1926), Z. f. Kinderheilk. **42**, 361.
Ruskin, S. L. (1930), Laryngoscope **40**, 751.

Salén, E. (1932), Acta med. Scandinav. **78**, 197.
Samitz, M. H., P. Horvath and S. Bellet (1950), Ann. Allergy **8**, 377.
Samter, M. (1950), J. Allergy **21**, 296.
Sanchez-Cuenca, B. (1950), J. Allergy **21**, 176.
Sanigar, B. (1940), J. Franklin Inst. **230**, 781.
Schäfer, W. (1939), Arb. Staatsinst. exp. Therapie Frankfurt **38**, 25.
Schatia, V. (1950), Internat. Arch. Allergy **1**, 93.
Scheppegrell, W. (1922), Hayfever and Asthma. Philadelphia.
Schild, H. O. (1937), J. Physiol. **90**, 34.
— (1939), J. Physiol. **95**, 393.
Schiller, J. W., F. C. Lowell, W. Franklin and C. Denton (1949), New England med. J. **241**, 231.
Schittenhelm, A. und W. Stockinger (1925), Z. exp. Med. **45**, 58.
Schloss, O. (1912), Amer. J. Dis. Child. **3**, 341.
— (1920), Amer. J. Dis. Child. **19**, 433.

Schmidt, P. (1924), Arch. f. Hyg. **94**, 209.
Schmidt-Kehl, L. (1933), Arch. f. Rassenbiologie **2**, 77.
Schmidt, Werner (1940), Z. f. Immunitfschg. **97**, 133.
Schnurman, A. G. (1946), Virginia M. Monthly **73**, 281.
Schönheimer, R., S. Ratner and R. Rittenberg (1939), J. biol. Chem. **127**, 333.
— — — (1939a), J. biol. Chem. **130**, 703.
Schönheimer, R., S. Ratner, R. Rittenberg and M. Heidelberger (1942), J. biol. Chem. **144**, 541, 545.
Schönherr, K. (1910), Fortschr. d. Medizin; Nr. 3, 70.
Schreiber, W. und W. Müller (1938), Dermat. Wochenschr. **107**, 1393.
Schreus, H. Th. (1938), Klin. Wochenschr., S. 1171.
Schultz, J. H. (1934), Münch. med. Wochenschr., S. 1749.
Schwartz, E. and H. Leibowitz (1949), J. Allergy **20**, 269.
Schwartz, E. and J. Wolf (1949b), J. Allergy **20**, 32.
Schwartz, L. (1933), Am. J. Publ. Health **23**, 1049.
Schwartz, L. and S. M. Peck (1944), Publ. Health. Rep. **59**, 546.
Scully, M. A. and F. M. Rackemann (1941), J. Allergy **12**, 549.
Segal, M. S., J. F. Beakey, E. Bresnick and L. Levison (1949), J. Allergy **20**, 97.
Selle, W. A. (1944), Ann. Allergy **2**, 493.
Serafini, U. (1948), J. Allergy **19**, 256.
Sevag, M. G. (1945), Immun-Catalysis. Springfield, Thomas.
Shapiro, P. F. and A. C. Ivy (1926), Arch. intern. Med. **38**, 237.
Sheldon, J. M., Fell, Johnstone and Howes (1941), J. Allergy **13**, 18.
Sherman, H. and B. Baron (1944), J. Allergy **15**, 163.
Sherman, W. B. (1941), J. Immunol. **40**, 289.
— (1942), J. Allergy **14**, 1.
Sherman, W. B., A. Stull and R. A. Cooke (1940), J. Allergy **11**, 225.
Sherwood, L. H. and A. M. Pappenheimer jr. (1948), Amer. J. Hyg. **47**, 226.
Sievers, J. J., G. R. Morey and M. Samter (1949), J. Allergy **20**, 167.
Silbert, S. (1940), J. Am. med. Assoc. **114**, 1442.
Simon, F. A. (1943), J. exp. Med. **77**, 185.
— (1949), Fortschritte d. Allergielehre **II**, 246.
— (1944), Ann. Allergy **2**, 15.
Simon, F. A. and F. M. Rackemann (1934), J. Allergy **5**, 439.
Simon, S. W. (1949), J. Allergy **20**, 56.
Small, W. S., R. C. Hawes, H. Miller and G. Piness (1942), J. Allergy **13**, 380.
Smith, H. D., V. Goodhill and M. E. Webb (1943), California and West. Med. **58**, 275.
Sontag, L. W. (1950), Internat. Arch. Allergy **1**, 50.
Spaich, D. und M. Ostertag (1936), Z. Konstitutionslehre **19**, 731.
Spain, W. and R. A. Cooke (1927), J. Immunol. **13**, 93.
Spain, W. C., M. B. Strauss and E. Neumann (1950), J. Allergy **21**, 318.
Spreng, W. (1945), Die Prothese und die lebenden Gewebe. Basel.
Stauffer, H. (1930), Arch. f. Dermatol. **162**, 517.
Steinberg, B. (1932), J. Allergy **3**, 139.
Sterling, W. (1926), Ref. Zbl. f. Hautkrankheiten **19**, 88.
Stevens, F. A. (1934), J. Allergy **5**, 285.
Stevenson, L. (1949), Fortschritte der Allergielehre **II**, 288.
Stewart, Z. W. (1926), J. Jowa M. Soc. **16**, 277.
Sticker (1912), Das Heufieber und verwandte Störungen. Wien. Hölder.
Stier, R. F. A., A. L. Neil and J. Ernsdorff (1945), Ann. Allergy **3**, 401.

STILES, K. A. and E. J. JOHNSTONE (1946), J. Allergy **17**, 11.
STOKES, J. H. (1942), Fundamentals of Medical Dermatology. Revision 7. Philadelphia, Univ. Pennsylvania, Dept. Dermat. B. K. Fund.
STOKES, J. H. and G. V. KULCHAR (1934), Br. J. Dermat. **46**, 134.
STOKES, J. H., G. V. KULCHAR and D. M. PILLSBURY (1935), Arch. Dermat. a. Syph. **31**, 470.
STORM VAN LEEUWEN, W. S. (1925), Allergic diseases. Philadelphia, Lippincott.
— (1926), Allergische Krankheiten, Berlin.
— (1931), Münch. med. Wochenschr. **78**, 529.
STORM VAN LEEUWEN, W. S. and H. VAREKAMP (1922), Münch. med. Wochenschr., S. 849.
— (1922a), Klin. Wochenschr. **1**, 37.
STORM VAN LEEUWEN, Z. BIEN und H. VAREKAMP (1926), Klin.Wochenschr. **5**, 1023.
STOESSER, A. V. (1944), Lancet **64**, 145.
STRAUS, H. W. (1937), J. Immunol. **32**, 251.
STRAUS, H. W. and A. F. COCA (1937), J. Immunol. **33**, 215.
STRAUSS, M. B. and W. C. SPAIN (1946), J. Allergy **17**, 1.
STROBEL, A. und A. WASITZKY (1932), Monatsschrift f. Kinderheilk. **54**, 53.
STULL, A., R. A. COOKE and J. H. BARNARD (1932), J. Allergy **3**, 352.
STULL, A., R. A. COOKE and R. CHOBOT (1932), J. Allergy **3**, 341.
STULL, A. and W. B. SHERMAN (1939), J. Allergy **10**, 130.
STULL, W. B. SHERMAN and S. HAMPTON (1941), J. Allergy **12**, 117.
SUGG, J. Y. and J. M. NEILL (1930), J. Immunol. **19**, 145.
SUGG, J. Y., L. V. RICHARDSON and J. M. NEILL (1932), J. Immunol. **22**, 401.
SULZBERGER, M. B. (1930), Arch. Dermat. a. Syph. **22**, 839.
— (1940), Dermatologic Allergy. Springfield, Thomas.
— (1950), J. Allergy **21**, 85.
SULZBERGER, M. B. and R. L. BAER (1943), J. Invest. Dermat. **6**, 345.
— — (1945), 1944 Year book of Dermat. a. Syph. Chicago, Year book Public.
SULZBERGER, M. B. and J. GOODMAN (1938), Arch. Dermat. a. Syph. **37**, 597.
SULZBERGER, M. B. and A. ROSTENBERG jr. (1939), J. Immunol. **36**, 17.
SWINEFORD, O. (1944), South. med. J. **37**, 342.
SWINEFORD, O. jr. (1945), J. Allergy **16**, 199.
— (1946), J. Allergy **17**, 24.
SWINEFORD, O. and J. HOLMAN (1949), J. Allergy **20**, 292.
SWINEFORD, O. jr. and R. HOULIHAN (1947), J. Allergy **18**, 190.

TAPELLA, P. A. (1940), Prensa méd. argent. **27**, 1553.
TAYLOR, C. B. and D. W. HILGER (1941), J. Am. med. Assoc. **117**, 1880.
TEMPLETON, H. J. (1940), Arch. Dermat. a. Syph. **42**, 138.
TEZNER, O. (1935), Klin. Wochenschr. **14**, 539.
— (1935a), Jahrb. f. Kinderheilk. **145**, 86.
THIEME, E. T. and J. M. SHELDON (1938), J. Allergy **9**, 246.
THOMMEN, A. A. (1931), In Coca, Walzer and Thommen, Philadelphia.
TOMCSIK, J. (1927), Proc. Soc. exp. Biol. a. Med. **24**, 810, 812.
TOMCSIK, J. and T. J. KURATCHKIN (1928), J. exp. Med. **47**, 379.
TOSATTI, P. M. (1936), Policlinico, Sez. med. **43**, 205.
TOUTON, K. (1932), Hauterkrankungen durch phanerogamische Pflanzen. Handb. d. Haut- und Geschlechtskrankh. **4**, 1. Teil.
TRAUB, E. F. and R. H. HOLMES (1938), Arch. Dermat. a. Syph. **38**, 349.
TRAUB, F. B., U. FRIEDEMANN and D. LANDSTADT (1947), J. Allergy **18**, 273.
TROESCHER-ELAM, E., G. ANCONA and W. KERR (1945), J. Physiol. **144**, 711.

TUFT, L. (1934), J. Allergy **6**, 25.
— (1937), Clinical Allergy. Philadelphia.
— (1938), J. Allergy **9**, 390.
TUFT, L. and G. I. BLUMSTEIN (1942), J. Allergy **13**, 574.
— — (1944), J. Allergy **15**, 346.
— — (1950), J. Allergy **21**, 326.
TURNER, H. H. (1949), J. Allergy **20**, 307.
TYLOR, A. (1945), J. Immunol. **51**, 157, 329.

ULRICH, H. L. (1928), J. Immunol. **3**, 453.
UMBER and STOETTER, cit. nach URBACH und GOTTLIEB (1946), S. 347.
UNDRITZ, E. (1937), Dtsch. med. Wochenschr., Nr. **3**, 98.
— (1939), Fortschritte der Allergielehre **I**, 352.
UNGER, L. (1945), Bronchial Asthma. Springfield, Thomas.
URBACH, E. (1928), Arch. f. Dermat. und Syph. **154**, 550.
— (1930a), Klin. Wochenschr. **9**, 2046.
— (1930b), Wiener Klin. Wochenschr. **43**, 503.
— (1933), Mediz. Klinik, S. 1435 und 1506.
— (1933), Münch. med. Wochenschr., S. 134.
— (1933a), Wiener Klin. Wochenschr. **83**, 761.
— (1934). Med. Klinik **30**, 1683.
— (1935), Klinik und Therapie der allergischen Krankheiten. Wien, W. Maudrich.
— (1937), Münch. med. Wochenschr. **84**, 2054.
— (1939), Internat. Clinics **2**, 160.
— (1940), J. Investig. Dermat. **3**, 493.
— (1941), Arch. Otolaryng. **33**, 982.
URBACH, E. und B. FASAL (1931), Arch. f. Dermat. u. Syph. **164**, 133.
URBACH, E. and PH. M. GOTTLIEB (1946), Allergy. Second Edition. New York, Grune and Stratton.
URBACH, E., G. JAGGARD and D. W. CRISMAN (1944), Ann. Allergy **2**, 424.
— — — (1945), Ann. Allergy **3**, 172, 287.
URBACH, E. und S. KITAMURA (1934), Klin. Wochenschr., S. 1573, 1575.
URBACH, E. und S. WOLFRAM (1936), Klin. Wochenschr. **15**, 1524.
URBACH E. und C. WIETHE (1931), Münch. med. Wochenschr. **78**, 2030.
URBACH, E. und B. SIDAVARICIUS (1930), Klin. Wochenschr. **9**, 2095.

VAISBERG, M. (1939), New York State J. Med. **39**, 2199.
VALLONE, D. (1930), Arch. ital. di Chir. **25**, 535.
VAN DER VEER, A. (1936), J. Allergy **7**, 578.
VAN DER VEER, A. jr., R. A. COOKE and W. C. SPAIN (1927), Am. J. M. Scienc. **174**, 101.
VAUGHAN, W. T. (1934), J. Allergy **5**, 184.
— (1935), J. Allergy **6**, 365.
— (1939), Practice of Allergy. St. Louis, Mosby.
VAUGHAN, W. T. and J. H. BLACK (1948), Allergy. St. Louis, Mosby.
VÉGH, P. VON (1937), Klin. Wochenschr. **I**, 19.
VOLLMER, H., H. W. HYSTROP and H. V. LOMANT (1942), J. Pediatr. **21**, 747.
VOSS, E. A. (1938), Z. Immunfschg. **94**, 281.
— (1938), Z. f. Kinderheilk. **59**, 612.
VOSS, E. A. und O. HUNDT (1938), Z. Immunfschg. **94**, 281.

WADSWORTH, A. B. (1939), Standard Methods. Baltimore, William and Wilkins Cie.
WALDBOTT, G. L. (1949), Fortschritte der Allergielehre **II**, 236.

WALKER, I. C. (1917), J. med. Research. **36**, 243.
— (1917a), J. med. Research. **37**, 487.
WALZER, A. (1928), Arch. Dermat. and Syph. **18**, 868.
WALZER, A. and M. WALZER (1927), Am. J. of med. Scienc. **173**, 279.
WALZER, M. (1926), J. Immunol. **11**, 249.
— (1927), J. Immunol. **14**, 143.
— (1936), Lancet **56**, 117.
— (1942), J. Pediatr. **21**, 132.
WALZER, M., J. GRAY, H. W. STRAUS and L. LIVINGSTON (1938), J. Immunol. **34**, 91.
WALZER, M. and E. F. GROVE (1925), J. Immunol. **10**, 483.
WATSONS-WILLIAMS (1938), J. Laryng. and Otolog. **53**, 181.
WEICHARDT, W. (1929), Handb. d. pathog. Mikroorg. 3. Aufl. **I**, 2. Teil, 1147.
WEIDMAN, F. (1937), Vegetable Parasitic Dermatoses. In Appletons System of Medicine, Ed. 5, **10**, 159.
WEIL, A. J. (1947), Ann. Allergy **5**, 42.
WEISS, E. (1950), Internat. Arch. of Allergy **1**, 4.
WEISS, S., G. P. ROLL and L. B. ELLIS (1932), Arch. intern. Med. **49**, 360.
WEISS, W. I., N. J. NEWARK and R. M. HAWARD (1948), J. Allergy **19**, 271.
WELLS, J. A., H. C. MORRIS and C. A. DRAGSTEDT (1946), Proc. Soc. exp. Biol. a. Med. **61**, 104.
WENNER, W. F. and C. C. BUHRMESTER (1937), J. Allergy **9**, 85.
WHITE, A. (1950), J. Allergy **21**, 273.
WHITE, W. A. jr. and R. L. BAER (1950), J. Allergy **21**, 344.
WHITFIELD, A. (1921), Lancet **II**, 168.
WIEDEMANN, H. (1921), Z. ärztl. Fortbildung **18**, 22.
WIEHLER, A. (1934), Mediz. Klinik **30**, 1653.
WIENER, A. S., I. ZIEVE and J. H. FRIES (1936), Ann. Eugenics **7**, 141.
WILLIAMS, C. M. (1927), Arch. Dermat. and Syph. **15**, 451.
WILLIAMSON, R. (1936), J. Hyg. **36**, 11.
WINANS, H. M. (1930), J. Am. med. Assoc. **95**, 199.
WINKENWERDER, W. L. (1950), J. Allergy **21**, 487.
WINKENWERDER, W. L., M. V. BUELL and J. E. HOWARD (1939), Science **90**, 356.
WINKENWERDER, W. L., H. EAGLE and C. E. ARBESMAN (1939), J. Immunol. **36**, 435.
WISE, F. (1926), Arch. Dermat. and Syph. **13**, 431.
WISE, F. and M. B. SULZBERGER (1933), Arch. Dermat. and Syph. **27**, 549.
WISWELL, J. G., J. W. IRMIN, E. F. GUBA, F. M. RACKEMANN and L. L. NERI (1948), J. Allergy **19**, 396.
WITTICH, F. W. (1941), J. Allergy **12**, 247.
— (1943), Ann. Allergy **1**, 67.
— (1949), Fortschritte der Allergielehre II, 58—71.
WODEHOUSE, R. P. (1933), J. Allergy **4**, 220.
— (1935), Pollen Grains. McGran-Hill.
— (1945), Hayfever Plants. Waltham, Mass, Chronica botanica Co.
— (1947), Ann. Allergy **5**, 558.
WOLFF-EISNER, A. (1907). Dermatolog. Centralbl. **10**, 164.
WOLFF, H. G. (1948), Headache and other head pains. New York.
WOODS, A. C. (1937), Arch. ophthalm. **17**, 1.
WORINGER, P. (1933), Ann. Inst. Pasteur. Paris **50**, 270.

ZELLER, M. (1944), Ann. Allergy **2**, 515.
ZINK, P. L. (1944), Ann. Allergy **2**, 502.

Sachverzeichnis.